慧眼視心靈

經典暢銷
大開本新序版

覺察靈魂創傷

結合印度脈輪、基督教聖禮、卡巴拉生命之樹的心靈自癒之旅

ANATOMY OF THE SPIRIT

The seven stages of power and healing

Caroline Myss

凱洛琳·密思——著　張琇雲、謝宜暉——譯

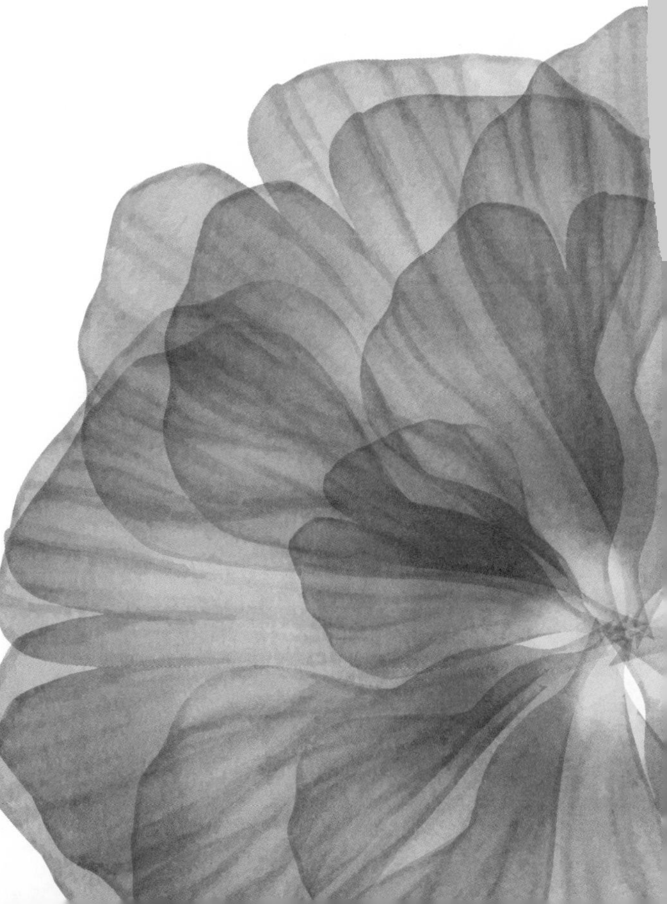

目錄

各界讚譽

「我才剛讀完《慧眼視心靈》前兩章，就發現自己對工作、對世界的想法，已全然改觀，焦點也重新調整。密斯傳達的訊息，告訴我們心靈與生理構造之間無可否認的關聯，掌握了全面治療生活的鎖鑰。這些訊息字字鏗鏘，對讀者有如醍醐灌頂。為了二十一世紀這個新世代，凱洛琳．密斯已將長達數世紀的智慧去蕪存菁，濃縮成一種健康醫療系統。」

——克莉絲汀．諾珊普（Christiane Northrup），醫學博士，《女性身體，女性智慧》（*Women's Bodies, Women's Wisdom*）一書作者

「這裡面的諸多內容都很有道理……對於整體健康有興趣的人，都應該讀一讀密斯想要說的話。」

——《書單雜誌》（*Booklist*）

「這本書是另類健康和另類靈性學最熱門、最新穎的新聲音……這裡蘊含著智慧，傳遞這些智慧的字句，避開了新世紀複雜難懂的專門術語，讓一般讀者也能瞭解原本奧祕難解的

史料。本書具有爆發性的潛力。」

——《出版人週刊》（*Publishers Weekly*）

「在個人力量上十分卓越又實用的模型。」

——《梅肯電訊報》（*The Macon Telegraph*）

「對整體療癒做出了徹底全面且引人入勝的貢獻。」

——《身心靈》（*Body, Mind, Spirit*）

「凱洛琳・密斯是位傑出的導師，我很榮幸能夠為她的新書《慧眼視心靈》背書。這本書能夠進一步闡明你身心之間的連結。」

——《創造生命的奇蹟》（*You Can Heal Your Life*）作者露易絲・賀（Louise L. Hay）

「通常只有當一個人盡可能深刻並真誠地活過，而且經過多年的累積，才可能對生命有一番領悟。凱洛琳・密斯的作品就是源自於後者。透過幾十年傾力專研與堅韌的生活體驗，她帶來了一部深具洞察力的作品，提供了許多層面上的意義，每個層面的意義都富有張力、充滿熱情，也很實用。《慧眼視心靈》是一位具有完全獨創性的思想家所撰寫的一部不可多得的作品。」

——《與狼同奔的女人》（*Woman Who Run with the Wolves*）、《故事的禮物》（*The Gift of Story*）與《虔誠的園丁》（*The Faithful Gardener*）等書作者克萊麗莎・蘋可蘿・艾斯塔（Clarissa Pinkola Estés, Ph.D.）博士

「有別於一般探討脈輪能量的書籍，凱洛琳引導讀者進入七大脈輪更深層的探索，並賦予每個脈輪『神聖真理』。這七則神聖真理將脈輪的力量提升到更宏觀的維度，再次示現了萬法歸一的理念。」

——「光的課程」帶領人Tori李智倫

無盡的愛，無限感激

僅以此書獻給我的三位天使，

若不是他們，我絕無法度過

生命中最黑暗的時刻。

母親，她是我永遠的力量泉源；

弟弟愛德華，

他一向是我幽默、樂觀的泉源；

以及弟妹愛咪，

她已然成為家中珍寶。

〈專文推薦〉

透視身心靈的慧眼

閱讀這本書是個相當愉快的經驗。

作者凱洛琳無意中發展出醫療感應力和象徵性洞見之後，針對疾病、治療與個人力量之間的關聯，參考古來三大靈性傳統的遺產：基督教的聖禮、印度教的脈輪和猶太教卡巴拉的生命之樹，將之並列、整合，而形成了一個巍然可觀的人類身心靈能量體系，並提出了非常大膽的能量醫學觀點。

凱洛琳的文字淺白流暢，脈絡分明，尤其是她以直覺感應做實際身心評估的實例，極為生動，更增加了可讀性。不但從事身心靈醫療的專家們可由之獲得珍貴的素材，即使是一般人，也都能由閱讀中對自己有更深的洞見：我們不只是肉體，我們是靈魂的意識及能量在物質世界中的具體展現；而疾病絕非是無中生有的。

作者十四年的實際經驗都融匯在本書中。她確信，案主生活中的情緒、心理以及身體的壓力，將促成疾病的發展。到了一九八八年，她已經能夠分辨出百種以上不同疾病的壓力模式。

在早期，凱洛琳診斷出一個男孩是愛滋病帶原者，隨後與諾曼‧席利醫師共同為他設計了整體的身心治療計畫。彼得對父親承認了他是同性戀，得到父親的接納，而要緊的是，彼得「心懷感激地接受『治療是他的個人責任』」。僅僅六週後，他便轉為ＨＩＶ陰性反應。

再怎麼說，這個案例都是個奇蹟。

彼得這種病例，證實了我們心中深深相信的事：奇蹟的確會發生！是什麼觸發了奇蹟？是對自己身心靈問題的深刻覺察和接受自己在其中的責任。大家往往責備新時代運動的主張：你創造自己的實相，認為這會造成自責、罪疚和憎恨。其實正好相反，如果你相信疾病是莫名其妙的發生，自己完全無法得知其起因，也無能干預其過程，那麼你只得全靠外力，並且充滿無力感了。

如果我們在面對任何疾病時，都能細細省思我們的信念、人生觀和生活方式哪裡出了問題，而積極做出巨大的改變，那麼，疾病便達成它提醒我們身心失衡的目的，可以功成身退，而所謂的奇蹟也就發生了。以凱洛琳的術語來說就是，發現到我們做的哪些事會干涉到能量，讓奇蹟得以發生。

現代人受到科學的制約，只能承認身體的存在，而無法接受捉摸不到的心靈。因此，西方醫學傳統可以說是相當唯物的，將身體當作機械看待。至多，也只當作是為了服務和傳承「基因」的一個肉體生命而已。然而，凱洛琳說出了令人震撼的話語：消耗心靈的，也能消耗身體；補充心靈燃料的，也將補充身體燃料。補充身體燃料、思想燃料和情感燃料的力量，並非起源於我們的基因，而是根植於神性本身！

當我們覺悟到我們自己在某種程度上，也參與了疾病的生成時，切勿因此而責備自己，因我們大多並不知道某些行為模式或態度對身體有害。加速疾病過程的是，明知負面想法有害，卻放任它茁壯。執著負面觀念的結果，會削弱我們的個人力量和能量。而當我們想要控制別人，或由別人的肯定來獲得自我價值時，會導致這些人成為我們的「力量標的」，我們的能量自動流向他們，令我們身心耗竭。

凱洛琳提出了一個非常重要的問題：讓你自覺有力量的是什麼？金錢、權力、地位、美貌、安全？在我們生活中，在無數的關係中，都有著力量的妥協：由誰來擁有力量，以及如何才能保有自己那份力量。

接下來，讓我們看看七個脈輪與我們身心靈健康的關係。

第一脈輪是族群力量。我想，我們國人因傳統上對族群的認同和依賴特別重，在這方面承受著自己未曾覺察的強大壓力。這個脈輪是情緒和精神健康的基礎，也主管著免疫系統。生活在社會中，我們必須處理我們的族群事件。如果覺得自己成了受害者，便得處理這種負面知覺，才不致讓自己喪失存在的尊嚴和力量。

個人往往有依賴族群共識而放棄自己主權和良知的傾向——依附於族群、逃避個人的選擇，自以為如此便不必擔負後果。所以要挑戰有毒的族群力量，除了需要有覺察能力外，還得有非凡的道德勇氣。

第二脈輪與人際關係有關，並且某種程度關係到我們想控制外在的所有事物。許多疾病起因於害怕失去這份控制。

人是社會的動物，一個人獨居時，也許看不到自己的問題，但人際關係將我們的長處和短處都暴露了出來。我們在與人互動時，必須不斷的做選擇，而選擇本身，便是創造的過程。第二脈輪的挑戰是學習覺察抉擇背後的動機。簡單的說，動機不是恐懼就是愛。永遠要選擇愛。

每個我們吸引進我們生命中的人，不論他帶給你的是幸福或痛苦，我們若有足夠的智慧，總是可以覺察他帶給我們的是什麼禮物。這樣的覺知，可以化痛苦為覺悟、為感恩。

第三脈輪是關於個人力量。個人力量與自尊自重關係極大。低自尊的人，不敢依照自己的直覺衝動行事，因為他對失敗太過恐懼。凱洛琳在這章裡談到直覺感應力的本質。她說感應力是「使用能量資料，當下做決定的能力」，直覺指引的本質是，引導我們進入有時會令我們感到不舒服的學習週期。低自尊反映一個人對自己缺乏信心，也對精神世界的力量缺乏信心。

此處，作者詳列邁向自尊與心靈成熟的四階段，我認為對任何想踏上靈性之路的人都很受用。因為，不先面對心理上的障礙，談不上真正的靈修。

第四脈輪是人類能量系統的中央發電廠，可見其重要性。由此脈輪開始，可以說我們真正開始進入內心，然後一步步的走向天人合一的境界。

這個脈輪讓我們進入對愛的深刻了解。以愛為核心的生命危機常是疾病之因。愛的匱乏或扭曲，可能令我們充滿了怨恨和創痛，而寬恕是痊癒的必要因素，令我們能開放自己、完全接納愛的治療力量。

所以「身心」的嚴重失調，經過心理治療過程或得以找出病源，但再下去的過程，便屬於「心靈」的治療了。因為，唯有能以愛來寬恕自己和別人，我們才能獲得真正的開解、輕鬆和平安。此時，病是否完全好轉已不是最重要的事，因為你的生命品質已徹底改觀，終於可以日日活在喜樂自在中。

第五脈輪以上的三個脈輪，所牽涉到的可以說是超脫世俗的精神領域，也就是與靈性修持有重大關係的範圍。

第五脈輪的重點，是將自己的意志順從上天的意旨。這並非出於恐懼地放棄自己的選擇權，而是領會到上天的愛、純然的信任上天。

第六脈輪是直覺的智慧。只追求真理，讓自己的意識清明，聆聽內在的聲音。以超然的態度接受改變，順應自然。

第七脈輪令我們渴望與上天親密地連結。這已超越了奉行宗教的教義、儀式或善行而得到安慰和安全，而是活在當下。這也是新時代所看重的，神祕主義的天人合一經驗。

現代人在無法應付世俗世界的混亂、競爭和冷漠之時，常常引發身心疾病，卻誤以為自己有某種天命。若沒有解決之前各脈輪的未了之事，只為了恐慌或空虛而一心追求所謂的超越，反而可能促成各種妄想和精神疾患。

第二篇每一章末尾的反省問題，以及最後的「每日禪修」，提供了我們一個很有價值又清楚的參考。

最後，我想提醒讀者的是，這本書或許會讓你太快的讀過去、頻頻點頭同意，卻「船過水無痕」。萬一如此，我懇切勸告有心人，再細細地、慢慢地玩味與你個人狀況最相關的章節，才能充分吸收，獲得自我覺察的效果，進而改變自己的身心靈到最佳狀況。

【推薦人簡介】

王季慶，成大建築系畢業，留學加拿大，並旅美十餘年。經歷半生的心靈追尋，遍覽各類心理、宗教、哲學、神祕學等書籍。於一九七六年首度接觸啟悟性的「賽斯資料」後，心弦震動，遂開始譯介賽斯書系列及新時代經典作品共十餘種，為國內新時代思潮的發起人，並於全省各地組織新時代讀書會，成立「新時代中心」，致力將新時代的訊息介紹給國人。

引介「賽斯系列」、「伊曼紐系列」及「與神對話」系列等書，著有《心內革命——邁入愛與光的新時代》、《賽斯讓你成為命運的創造者》。

〈前言〉

另類醫學的精華

你可能有機會遇見一位奇人異士，這個人將扭轉你對世界以及對自己的看法，可是，這種機會畢竟不多。現在，即將呈現在各位眼前的，就是這麼一位出眾的人士，名叫凱洛琳·密斯（Caroline Myss）。她是一位作家，同時也是感應醫療者。為了使你身心健康，她將用她對靈性、對責任的看法，挑動你的興趣，刺激你、激勵你。她的有些觀點聽起來雖然平淡無奇，卻會令你懷疑，為何自己從未用這種角度思考。另外有些觀念更將觸動你情感與心靈之鈕，讓你想重新檢視自己心靈的方向。

十幾年前，我第一次接觸凱洛琳的哲思。她所想傳達的理念其實很簡單，但卻強而有力。這個理念就是：我們每個人都生而有自己的心靈任務，或可說是一紙神聖的契約，要我們有責任感，學習謹慎地使用我們的個人力量，並樂在其中。數千年來，社會上充斥著「力量（或權力）腐蝕人性」的這種論調。權勢、控制、金錢、肉慾……，即是隨權力而來的外在虛榮。舉例來說，最近雜誌上有篇關於約翰·甘迺迪（John F. Kennedy）的報導，文中特別提到，約翰·甘迺迪雖有數不盡的財富，也有不少女人投懷送抱，但他卻毫無力量。這篇報導接著引述一般人的想法來窄化力量，說約翰．甘迺迪其實可以出版一本專為富商巨賈所寫的雜誌，如此一來，他便可獲得力量。如果這也是你對權力或力量的看法，那你得準備好，《慧眼視心靈》這本書將帶給你強烈的震撼，因為凱洛琳對真正的力量，提出了更有深度的解釋。根據她的說法，真正的力量，其實就是人類的心靈力量。

幾世紀以來，不少天生第六感就很強的人，或類似的神祕主義者，已發現到人體力量中的心之所在。愛麗絲．貝利（Alice Bailey）、查爾斯．李貝特（Charles Leadbetter）、魯道夫．史坦納（Rudolf Steiner）都曾針對此一議題發表論述。但在這些人當中，卻從未有人能像凱洛琳一樣，如此完整地掌握住人類的電磁心靈結構。史上也從未有人能如此有力地剖析人類心靈，而人類的精神面，也正是二十一世紀醫學發展之基石。

有史以來，人類不停追問的一個問題是：「我活著的目的何在？」凱洛琳對這個問題的解答，簡單卻深奧。人活著的目的，就是要讓自己的實際生活與精神理想一致，讓自己在每一刻都能實踐「金科玉律」（Golden Rule），讓自己的每個念頭都像是對上帝的禱告。這個道理很簡單，但實行起來卻一點也不容易。

現在，想像你正在一個擠滿人的空間裡，而你立即感受到自己的侷促不安。接下來，想像你能夠調整自己的頻道，讓自己進入每一位在場人士的潛意識裡，傾聽他們內心的對話，於是你知道了室內所有人的能量和健康狀況。接下來（這也是更重要的），想像你能清楚地知道自己的能量狀況，也知道每一個損耗你智力、體力與情緒的因子。本書所傳達的基本智慧，就是要使你看清自己與他人的能量。

量子物理學家業已證實，所有的生命體都會產生某種程度的振動，而這也正是有感應能力的人所察覺到的。人類的去氧核醣核酸（DNA）振動的頻率，為五萬二千到七萬八千兆赫，也就是每秒鐘振動好幾十億次。雖說目前科學儀器尚無法測出每個人能量振動的特殊頻率，也無法探測出阻礙能量流動的因素，但有兩件事是千真萬確的。第一，生命能量處於一種活動的狀態，而且四處游移。第二，即使人類的心智或能量系統目前尚無法具體測量出來，但像凱洛琳這種天生具有超能感應的人，卻已能評估出生命體振動的情形。在我與世界各地的超能者共事的這二十五年來，凱洛琳確實是個中翹楚，對人類能量的評估既清楚又正確。

凱洛琳能調整自己的頻率，進入我們微妙的能量系統，解讀體內電磁的狀態。她所做過的診療不斷顯示出，不管是過去或現在的情感能量，都對身體健康影響很大。她發現，深刻而創痛的經驗、信念、態度，能改變細胞的頻率與能量系統的完整性。心靈是她解讀的標的，也是人類真正力量所在。

本書詳細解析人體七大力量中心，這幾個力量中心擔任調解生命能量流動的重要角色，也可說是發動情感傳記的生物電池。「傳記變成了生物學。」如果你在這本書中什麼也沒學到，光是引號中的這句話，就足以讓你受用無窮。這本書也教你如何避免因自己的情緒而大傷元氣，或避免受別人負面能量影響而損傷自己。本書還教你如何維持自我價值與自尊，才不會讓錯誤的力量標記（如金錢、性愛、外在權勢等）侵蝕你的個人力量基石。你還可以在本書中學會如何發展自己的感應能力。

《慧眼視心靈》這本書教你了解人體內七個能量中心，描述方式新穎而引人入勝。這本書結合猶太教、基督教、印度教和佛教對力量的觀念，並整合成有關心靈真理的七項法則。誠如凱洛琳本人所說：「這四大宗教思想的共同瑰寶，也就是：神聖經由七個力量步驟，被鎖入我們的生物系統內。這七個步驟，使我們的個人力量更趨完美而脫俗。」

融合蘊含在基督教聖禮、卡巴拉（Kabbalah）[1]、與印度脈輪（chakra）觀念的玄學哲思，其所產生的力量，將永永遠遠改變你這個人。俗云：知識就是力量。本書的知識，將是你開啟個人力量之鎖鑰。

本書清楚呈現另類醫學的精華，將激勵你去實踐你的精神理想，引導你進入自我治療的奧妙境地。我很榮幸能全程參與這本大作的醞釀過程。這種我連作夢都想不到的知識，豐富了我的生命。但願你也能和我一樣，讓凱洛琳的智慧增添你生命的光采。

1 譯注：猶太教神祕哲學的核心觀念，所談的是一種人藉以臻於完美的方式，經由這個方式，人所有的感官知覺都可以上達天聽。

諾曼・席利（C. Norman Shealy），醫生，醫學博士
席利綜合醫療機構（Shealy Institute for Comprehensive Health Care）創辦人
美國整體醫療協會（American Holistic Medical Association）創始會長
研究心理學暨臨床心理學教授
佛瑞斯特專業心理學協會（Forest Institute of Professional Psychology）會員
《奇蹟降臨》（*Miracles Do Happen*）一書作者

願上帝在我腦中助我理解
願上帝在我雙眼助我視見
願上帝在我口中助我言談
願上帝在我舌尖助我嘗鮮
願上帝在我唇間助我寒暄

願上帝在我鼻中助我嗅聞
願上帝在我耳中助我聽聞
願上帝在我頸間助我謙恭
願上帝在我雙肩助我負重
願上帝在我後背助我站穩

願上帝在我雙臂助我收受
願上帝在我雙手助我勤奮
願上帝在我雙腿助我步行
願上帝在我雙腳助我立足

願上帝在我關節助我待人

願上帝在我腑臟助我感受
願上帝在我腸內助我寬恕
願上帝在我腰間助我傳宗
願上帝在我雙肺助我呼吸
願上帝在我心中助我愛人

願上帝在我皮下助我觸碰
願上帝在我體肉助我忍痛
願上帝在我血液助我生存
願上帝在我骨骼助我彌留
願上帝在我臨終助我重生

——取自吉姆．卡特牧師（Reverend Jim Cotter）由傳統禱詞所改編的詩句，收錄於其著作《夜禱詞》（*Prayer at Night*），英格蘭雪菲爾的凱恩斯出版社（Cairns Publications）於一九八八年發行

〈作者新序〉

走向神祕命運的牽引

《慧眼視心靈》出版至今已有二十年了。我從來沒有預料到，這本書會在國際上獲得如此巨大的成功。假如有人在二十年前告訴我，《慧眼視心靈》的出版將會讓我擠身國際級的靈性講師，我會認為那是不可能的事。但它成真了。對於這樣的結果，我心裡依然懷抱著深深的感激。

無數來自於不同國家的人告訴我，他們的人生是如何因為讀了這本書而發生改變。有很多很多人說，《慧眼視心靈》給了他們新的視野，重新思考他們宗教傳統中的價值。也許（只是也許）經文中確實隱藏著神祕的真理。也許那些傳統信仰所賴以生存的「古老典籍與經卷」並非都是假象。讓這些真理再次發聲，揭示他們在現代背景下的存在，是每一個新世代的任務。畢竟，永恆的真理顧名思義，就是永恆。

現在回想起來，我很容易就能理解為什麼《慧眼視心靈》常會被稱為開創性的作品。藉由引介一個人類能量系統的範本，來描述我現在認為是「有機神性」（organic Divinity）的機制，這本書的確開創了新的領域，並且在該領域中具有重大的意義。也就是說，脈輪、基督教聖禮與猶太教生命之樹（Tree of Life）的結合，提供了一種明確的方式，來設想我們確實擁有一種神聖的內在本質，這種本質實際上會在人類靈性品質的提升中更加茁壯。聖禮的神聖儀式不僅僅是社會活動而已。靈魂本身會以某種方式，與神聖儀式中所賦予它的恩典產生共振；此外，聖禮也會為個人打開一個持續終生的恩典儲蓄庫。雖然神聖儀式不一定要是基督教的，但我在工作中了解到，每個人的靈魂都渴望與神聖接觸。我們渴望體驗「敬畏」的感覺。正是我們內心的這種需求，吸引我們去欣賞美麗的日出日落與山高海闊。我們非常想要被某種、以我們的平凡腦袋無法解釋的更偉大事物所淹沒。我們永遠都會把自己放在某種位置上，來吸引靈魂以某種可觸及的方式，向我們展現自己。

忽視自身的靈魂是危險的。然而時至今日，我們忽略了人類靈魂的存在，彷彿那只不過是一種宗教物件，或者較深奧的心理學術語。然而，靈魂是人類生命的能量電池，也是一個人生命所包含的一切。現在我明白了這個道理。靈魂的強度跟純鈦一樣。而靈魂的創傷足以導致我們破碎的一生。如果我們沒有意識到有可能是靈魂受了傷，如果我們忽視靈魂的存在與力量，就幾乎不可能成為一個完整的人。

我們之所以會有神聖儀式，是有原因的。神聖儀式跟社會儀式不同，因為它們會把恩典傳遞給接受的人。神聖儀式是宇宙或神聖存在發給的邀請函，邀請我們見證地球上正在發生的事。真正的神聖儀式很少是人類經驗的一部分，因為它們承載了相當多的宇宙力量與權威，而且常常包括了誓言或神聖的承諾。舉例來說，我曾在工作中看到人們靈魂受到些許傷害的證據；對我而言，唯一的解釋，就是他們從未以神聖存在的身分被正式迎接到此生來。

長久以來，宗教都有神聖的儀式或慶典，來彰顯一個孩子的出生不僅代表了家庭新成員的到來，也代表了新靈魂降臨到地球上。例如基督徒有受洗聖禮。一些印度教徒會在出生的幾天內或頭三年進行嬰兒禮和剃頭禮；剃頭禮也是伊斯蘭教很常見的儀式。割禮是猶太教男性的神聖儀式；給予女孩的相對儀式則稱為命名禮或嬰兒禮，意思是「女兒的慶典」。不同的傳統有不同的做法，但最重要的，是新生兒被認為是一種神聖的存在，從他進入實體生命的那一刻起，就被恩典所包覆。事實上，這些儀式遠比我曾經意識到的還重要得多。容我強調，這些儀式的重要性在於彰顯人類生命的神聖，讓新生兒融入恩典之中，也讓族人們承認這個孩子生命的神聖性。

雖然我在天主教徒的背景中長大，多年來也參與了在我的文化傳統與其他傳統下不勝枚舉的神聖儀式，但直到我自己的靈性生活轉變成神祕主義的靈性道路時，我才有辦法意識到神聖儀式真正的重要性。總結我內心所發生的深刻轉變的一種說法是，我「體驗」了神，而不僅僅是「閱讀」了關於神的知識。對我來說，神性成為一種真正的存在，而不是一種理論，也不再是某種臆測出來的東西。用一個簡單的類比，這就好像女人生頭一胎時所經歷的轉變，立刻從只是口頭上討論媽媽經，變成真正體驗過生產、抱過第一個孩子並真切感受到那種愛的羈絆。這樣的經驗會使每一種理論上的討論都相形失色。我認為，我之所以會走上

「脫離修道院的神祕主義者」這條漫長而曲折的道路，就是從撰寫《慧眼視心靈》這本書開始的，甚至是更早——因為在我的記憶裡，想要寫這本書的掙扎，就是帶我走向神祕命運的純粹牽引。而如今，當我寫下自己對於過去二十年的想法，還有這本書是如何改變了我的生活，以及如何影響了這麼多人的生活時，我突然靈光乍現：或許是時候分享一些創作《慧眼視心靈》的故事中，帶有神祕色彩的部分了。

在二十年前，我沒有把如何寫成這本書的神祕或靈性細節放在序或引言裡，不僅是因為當時這部分的故事看起來跟書中所要表達的訊息不同步，而且我也還沒有真正意識到我被賦予了多麼深刻的神聖時刻。然而，我決定在《慧眼視心靈》的新序裡分享這部分的故事，因為我需要經過這麼多年，才能適應這個所謂神祕主義者的身分，並且由衷感激智識上獲得啟示的經驗。在過去二十年裡，我看到了這種經驗（或者餽贈）的果實造福了非常多人。而就像任何一種恩典真正的餽贈一樣，我繼續透過自己內心的冥想回到那個神祕瞬間的感受，而我仍然能從其中獲得力量。那個記憶成為了我心中永不枯竭的聖井。我們都需要永不枯竭的聖井。接下來的部分，是催生《慧眼視心靈》那些特殊時刻的重要亮點。我正在盡我的棉薄之力，將你帶進我內心的聖井。

這本書原本打算命名為《能量解剖學》（*Energy Anatomy*）。在一九九〇年代中期，我曾錄製過一張CD版的《能量解剖學》，介紹我是如何設想人類能量系統，以及當我進行感應醫療解讀時，在脈輪中感知到的數據。這個人類能量系統的範本從此就成為了整體學領域中人們依循的標準。然而在當時，這個模型以及我介紹的所有資訊造成了轟動，而我的《能量解剖學》CD版系列發行的成績非常成功。因此，趁著錄音版熱銷出版一本書，是很順理成章的。

當然，拿到第一份紐約出版的書籍合約讓我感到非常興奮，興奮到幾乎要靈魂出體。當我發現自己實際上已經跟蘭登書屋（Random House）簽下《能量解剖學》的書籍合約時，我整個人情緒激動、心情亢奮，同時也感到驚訝不已。雖然我一想到要準時交稿並實際交出一份出色的稿件就感到很緊張，但我也明白，在我跟我的專業夥伴兼好友諾曼・席利（C. Norman Shealy, M.D., Ph.D.）醫學博士一起進行了幾千次的直覺解讀後，我已經累積了龐大的知識庫。我熟知人類的能量系統，而且我也知道，我是個很好的感應醫療者（medical intuitive）。我知道，我的數據很準確。

然而，那時我還沒有意識到自己有個怪癖，這是我在嘗試撰寫《能量解剖學》時才發現的：一旦我寫下或錄下關於某個特定主題的課程後，屬於那個主題的能量或靈感就會消失不見。我跟那種我只能描述為「原創思想國度」之間的連結變得疏離，或者脫節，而我卻無法挽回。用另一種方式來說，我當然可以描述或談論該主題，我絕對沒有失去這些資訊或知識本身。然而，靈感與原創思想的那種火花、預感與概念洞察力出現的那種頻率，都無法再現。就好像我身上有某種機制在說：「你已經說過一次了——繼續下一個吧。」為了恢復那種連結，我需要重新回歸研究或學習場域之中。我需要重拾好奇心，去追求我不知道或不了解的東西。我需要對神祕的事物產生興趣，才能再次感受到在我一生中持續吸引著我那個的內在引力場。

我的意見不能代表其他作者，但我是個不會看自己作品的人。我錄了很多音檔，但我從來沒有聽過其中的任何一個；而除了出於編輯或個人精進的目的之外，我也從來沒有看過自己演講的錄影。我一直都有這種「這些都完成了，下一步要做什麼？」的做法。我總是能分辨自己什麼時候到達「空」的境地——意思就是，我已經在某個主題上傳授並寫下了我所能做的一切。舉例來說，我決定停止進行個人感應醫療解讀，並不是經過幾個星期或幾個月的反思和煎熬的結果。相反的，當我在佛蒙特州的一個工作坊中，正在對所有參與者進行感應醫療解讀時，這樣的頓悟或指引才突然浮現腦海。就在進行到一半時，我突然收到指引，告訴我必須在工作坊中途停止個人解讀（而我也這麼做了）。就像俗話說的：「板上釘釘。」很明顯的，我已經達到「空」的境地。

在我預期要開始寫《能量解剖學》的第一天，就沉浸在這種「空」的感覺之中；不是對於這個主題的知識感到空虛，而是缺乏寫下這個主題所應具有的動力。我的心裡沒有恩典在流動，而我很清楚這一點。我嚇壞了，因為我知道這對我來說意味著什麼。我明白，如果缺少了這種跟我原創思想源頭的超凡連結，我就不會被引導到對於人類能量系統更深層的了解。我的頭腦不會突然變得清楚，重新了解到療癒需要什麼。換句話說，我別無選擇，只能寫下跟我錄音檔裡一模一樣的想法和語句。

儘管我明白（我絕對明白），我對於自己所感應到的訊號做出了正確的解讀，但我仍試著撰寫《能量解剖學》。我沒有其他選擇。在某些日子裡，大把大把的時間就在我一遍遍嘗試寫下與重寫一個想法中流逝。每一天，我不是離完成這本書更近一步，而是離作家們稱之為「靈感沙漠」或「江郎才盡」那種噩夢般的內在空間更近了。那是個所有內在創造性系統都停滯的境地。在那裡，你的內心一片死寂，只有你心裡的爬蟲類，在即將埋葬你創造性生活的墓地上不停地爬行著。

最終，我罹患了非常嚴重又糟糕的鼻竇感染。坦白說，我很慶幸。我需要一些身體上的痛苦，來與內心的動盪不安相抗衡。我的鼻竇感染從一九九四年的春天一直持續到夏天，這讓我有藉口請求延遲交稿，也獲得了准許。

在一九九四年秋天，我不得不拖著病體，來到諾曼．席利位於密蘇里州春田市（Springfield, Missouri）附近的農場去教授一個工作坊。我不僅身體不舒服，情緒也很糟糕。我一個字都還沒有寫出來，而我的編輯萊絲莉（Leslie）此刻就想知道，她什麼時候可以在她的辦公桌上看到一個（或者幾個）章節的稿子。（我不得不承認，我很想知道，如果我發送一封「三、四年後交稿如何？妳覺得可以嗎？」的電子郵件給她，她會說些什麼。）

然後，那件事就發生了。我們的工作坊只有二十八名學生，他們的座位圍成一個橢圓形，在橢圓形的一端設置了白板和講台。我記得，在三日工作坊的頭一天早上，我正一邊講解人類能量系統，一邊在學員圍成的橢圓形中來回走動。我走到橢圓正對著白板和講台的另一頭，邊講課邊看向窗外，就背對了大家那麼一下子。我原本打算一邊講，一邊慢慢走回白板畫出脈輪系統（一條由七個圓圈組成的垂直線），然後開始講解每個脈輪。

就在我轉身準備往回走的時候，卻無緣無故地停了下來，直盯著白板。我沒辦法忍住不看它。然後我有了這種內在的感覺，感覺到「下載資料」進入了我的整體存在之中。在「下載資料」連結到我的智識時，我一直盯著掛圖看。在那一瞬間，我領悟到即將成為《慧眼視心靈》內容的每一個細節，包括了我不自覺知道的細節，例如生命之樹的具體細節。我擁有了內在視野（inner vision）。

內在視野跟你用肉眼看的方式不同，看到的東西也不一樣。內在視野是種神祕的感知，是種同時看到／知道／理解／吸收／掌握新領悟的體驗。也就是說，你的所有感官都會被帶進體驗之中，而這個體驗會改變你對於自己整個現實片段的理解。在那一瞬間，你會從毫不知情，轉變為深度且深刻地理解某件事。就在那神祕的一剎那，我從認為脈輪系統是只跟健康有關的身體能量系統，轉變成具有宇宙意識，了解到我們的靈魂也受到古老經典及自然本身的法則中闡述的宇宙神祕真理所支配。神性不是宗教性的；它是廣大無邊、普遍存在且有機的。每個生命系統都是神聖的——而不是要達到某種層次才算是神聖的。

我立刻就離開了教室，打電話給我蘭登書屋的編輯萊絲莉。我告訴她，我想要改變這本書的寫作方向。我講述了這個想法，聽起來就好像我已經花了好幾個星期甚至幾個月來制定大綱，而不像是個剛發想的點子。她告訴我放手去做吧。

一種平靜的感覺湧上我的心頭，那是一種深沉而安寧的平靜。我對於剛剛經歷的事情並沒有感到吃驚或震撼，甚至沒有一點驚訝，一丁點都沒有。我由衷感激，並且再次感受到了這股敬畏之情，因為我再次體驗到與神性的親近。

最後，我要感謝你們所有人對我作品的支持，尤其是本書。這本書所傳達的訊息將會為世世代代的人們服務。今天，我想在《慧眼視心靈》這本書中加入的訊息，是關於你靈魂的解析：當你研讀聖禮、生命之樹與脈輪時，不要把它們的影響侷限在你的身體或心靈上。把自己想像成神聖的存在，並理解你所做出的每個選擇——任何一個，都是與創造本身的契約。

愛你的，凱洛琳·密斯

二〇一七年

〈作者序〉
擁有醫療感應力

一九八二年秋天，我剛結束報社記者的工作，同時取得神學碩士學位。於是，我和兩位友人共同創辦了靜點出版社（Stillpoint），出版另類醫療相關書籍。儘管我對另類療法有商業上的興趣，但我卻一點也不想涉身其中。此外，我絲毫未有會晤那些治療者的念頭。我不願冥想，對於風鈴聲、新時代（New Age）音樂，以及關於有機栽培的談論，也極端反感。我在抽煙的同時，也狂飲咖啡，刻意擺出一副報社記者的酷模樣。當時，我一點也不想接觸任何神祕經驗。

然而，就在那年秋天，我卻漸漸發現我的感知能力大幅提升。舉例來說，有位朋友提到，他有個認識的人目前身體微恙，當時我腦中立即閃過一些有關那個人問題根源的影像。我的猜測異常正確，因此名聲傳了開來。不久後，許多人打電話到出版社，要求我為他們的健康狀況進行感應診斷。到了一九八三年春天，我已開始運用感應力，為那些患有重症（如癌症）或陷入生活危機（如沮喪）的人，從事醫療診斷。

當時的我其實內心困惑不已。我腦中一團混亂，心裡更是惶恐莫名。我猜不透為何我能產生那些影像。那些影像，就好像是誰都可能做的白日夢，每當我獲得他人許可，知道了他們的姓名和年齡之後，腦中便會閃過一些影像。不管我接觸的是誰，我都可以產生這些影像，而且不帶任何感情在內。對我來說這很重要，因為這可證明，這些影像並非我刻意製造或投射出來的。就好比看陌生人的照片，和看自己家人的照片，感覺並不相同。看陌生人的照片，並不會使你產生情感上的連結，但看自己家人的就會。我看到的影像很清楚，但卻完全無法激起我的情感。

由於我並不十分肯定這些影像的準確度，於是，在我開始提供醫療諮詢數月後，我發現自己非常害怕面對前來求助的人。每次諮詢對我而言，都像是一場高風險的經歷。

前六個月，我告訴自己，使用醫療感應力不過像是玩遊戲罷了，只有靠著這樣的想法，我才能夠撐下去。每當我的診斷正確無誤時，我就會備感興奮，因為這表示我的心智還算正常。但即使如此，我還是會懷疑：「這次也會準嗎？如果沒有任何影像出來的話，該怎麼辦？如果我說錯了怎麼辦？如果有人問的問題我答不出來怎麼辦？如果我告訴那位女士說她很健康，結果卻發現她正在接受癌症末期治療，又該怎麼辦？我本來在報社工作，後來跑去念神學，之後又開了一家出版社，像我這樣的人，幹嘛來蹚這場渾水，做起這種邊緣行業來了？」

我從未接受過相關的專業訓練，卻得面對數十位傷心、害怕的人，向他們解釋上帝的旨意，這真是出乎我意料。諷刺的是，這些人越想知道上帝在對他們做什麼，反而讓我越想知道上帝在對我做什麼。我所感受到的壓力，最後轉變成為時數年的偏頭痛。

我想要把這突如其來的感應能力看做是一般的天分，就像有些人天生就很會烹飪，用這種心態來繼續提供感應醫療服務，但我知道這不是事實。我生長在一個天主教家庭，之後又接受了神學教育，我深知擁有這種超凡能力的人，最後的下場不是出家就是發瘋。在靈魂深處，我知道自己正與某種神聖的事物相連結。也因為這樣，我才會感覺到自己正遭受撕裂之苦。一方面，我害怕我會像以前擁有神祕力量的人一樣，最後終將失去這種能力。但另一方面，我又覺得我注定要過著同時被相信的人和懷疑的人評斷、審判的生活。不管我如何籌劃我的未來，我都覺得我的下場一定很悲慘。

雖然如此，我對於自己這種新的感知能力還是深感著迷，而且忍不住要繼續診斷別人的健康狀況。早期從事感應醫療時，所出現的影像多半是有關病人當時的健康狀況，以及相關的情緒或心理壓力情形。但同時我也能看見環繞在他們身邊的能量。我所看見的能量，載滿了有關病人的歷史資料，而我將能量視為個人精神狀態的延伸。我開始覺思從前在學校未曾學過的問題，亦即：心靈其實是我們日常生活的一部分，它是我們思想和感覺的具體呈現。我們每一次的想法和感覺——無論是事實的或想像的——都會被記錄下來。雖然我從前或多或少學過，死後靈魂不是上天堂就是下地獄，而靈魂會往何處去，則看我們這一生過得有無道德良知。但現在我發覺，靈魂不只是這樣而已，其實它無時無刻都存在於我們日常生活當中。它其實是一種有意識的力量，是有生命的。

我就像身不由己一般，雖然對自己的醫療感應能力仍抱有懷疑，但仍繼續從事健康診斷的工作。直到有一天，我再也不懷疑自己的能力。當時我正在晤談一位身患絕症的女性，那天天氣很熱，而我也累了。那位女性和我面對面坐在靜點的小辦公室裡，我已經完成對她的診斷，正遲疑著該不該告訴她結果。我害怕告訴她，癌細胞已擴散到她全身。當時我覺得有點生氣，因為我知道她一定會問我，為什麼這麼不幸的事會發生在她身上，而我必須要回答她的問題。果然，當我張嘴準備說話時，她伸出手，將手放在我的腿上，問道：「凱洛琳，我知道我有很嚴重的癌症。妳可以告訴我為什麼這會發生在我身上嗎？」

聽到這個討厭的問題，我的憤怒更是強烈，而我也幾乎脫口說出：「我怎麼知道？」突然間，我臉頰脹紅，並感受到一股前所未有的能量。這股能量穿透我全身，彷彿要把我推到一旁，因為它要借用我的聲帶說話。我再也看不到坐在我面前的那位女病患了；我覺得自己好像被縮小成硬幣般的尺寸，同時，我的腦中發出要我「在旁邊看」的命令。

有個聲音透過我對那位女病患說：「讓我牽著妳，走過妳的人生，走過妳這一生每一次的人際關係。讓我牽著妳，走過妳所經歷的所有恐懼。讓我告訴妳，長久以來，這些恐懼感是如何控制著妳，使妳的生命能量再也無法滋養妳。」

這個聲音陪伴著那位女病患，一同走過她生活中的每個細節，包括瑣碎的小事。它甚至回顧那位女病患最不重要的對話，重新喚起她獨自低泣而感到最孤單的時刻，並回溯所有對她有意義的人際關係。這個聲音帶給我的感覺是：我們這一生，每一刻，所有的活動，包括心智、情感、創意、肢體和休憩方面的活動，都會被得知、被記錄；我們所做的任何評斷，都會被登錄下來；我們所抱持的每種態度，都是我們力量的來源，不管是正面的或負面的，而我們必須對此負責。

這場經歷使我心生敬畏。在旁觀看的我開始禱告了起來，一方面是出於畏懼，另一方面是由於面對宇宙這種親密而極致的設計，我不由得湧起謙恭之心。我一向認為上帝聽得到我們的禱告，但我從來不知道上帝是用哪種方式得知我們的心聲。以人類單純的推理方式，我從來沒辦法了解，某些系統——即使是神聖系統，是如何能夠掌握住所有人的需求，而且還把醫療的順位排得比財務支援要高。當時我還未準備好接受這麼神聖的景象，看到生命中每一瞬間都被當成極有價值的物品，被如此小心翼翼地保存著。

我在心中禱告——當時的我仍只是旁觀者的身分。我在禱詞中問道：這位女病患還渾然未覺現在對她說話的人並不是我。既然我無法回答她「為什麼我會有癌症？」這個問題，同樣地，我也無法解釋為何我如此清楚她的過去。禱詞一出（當時我的目光又再度回到女病患身上），我驟然發覺自己的手正放在她的膝上，正如她先前將手放在我腿上一樣，但我卻絲毫未覺自己是在何時做出這個動作的。

我將手移開，感覺全身都在顫抖。那位女病患開口說：「真是太謝謝妳了。現在我已經有辦法面對每一件事，堅強地活下去了。」她停了一下，接著說：「現在即使是死亡也嚇不了我，沒什麼大不了的。」

說完後她便走出我的辦公室。過了一會，我也起身離開，感覺到自己深受震撼。離開公司後，我走到靜點旁的一塊美麗曠地，暗自允諾，我將繼續與自身的感應能力攜手同心，不管結局會是如何。

自從一九八三年秋天發生那件事之後，我便全心全意投入感應醫療的工作。也就是說，我用自己的直覺感應能力，去幫助他人了解引起身體不適或生活危機的情感、心理與心靈能量。當別人尚未察覺到自己生病時，我已能感應到那是哪一種病症。不過，前來諮詢的人多半知道他們的生活不平衡，也知道有事情不對勁。

大部分的人是在經歷所謂「戲劇性的第一次」事件後，才擁有這種直覺感應能力，但我卻不是如此。這種能力就這樣在我體內甦醒，好像它一直就在那裡，只是等待適當時機出現。一路走來，其實我也跟許多人一樣，擁有強烈的第六感，而且通常都順著自己的本能直覺行事。同樣的，你也會直覺地，或是有意識地，去評估他人的能量狀況。但我和各位不同的是，你所評估的那些人，多半是你認識或接觸過的，但我卻能診斷自己從未接觸過的人。

事實上，我還寧願不認識這些人，因為筆直地望著一張張驚恐的臉，將嚴重影響我的能力，使我無法「看」清楚。

使用感應能力的次數越多，我的準確度就越高。我現在覺得，感應能力雖然有些神祕，但其實也沒多特別。儘管我能夠教各位如何強化自己的感應力，但其實我並不清楚自己是如何獲得這種能力的。我猜想，我的感應能力能變得這麼強，是因為我對精神方面的事物一向深感好奇，再加上並不十分順遂的生活引發了我的挫折感。另一方面，也有可能是因為我曾吃過某種食物，而那種食物引發我醫療上的感應能力。既然已經歷過上帝的奧妙，如果後來證實真的是食物引起我的感應能力，我一點也不會覺得訝異。

即使我已經承諾要與感應能力同心協力，但要熟練這種能力仍不是件容易的事。雖說後來我認識了一些醫療同儕，彼此互相支持、互相引導，但還是缺少仿效的對象，也沒有師長指導。從事感應醫療工作十四年之後，這項技能現在就有如我的第六感。這表示由我去教導其他人能量語言和醫療感應的時候到了。

使用感應能力診斷他人的健康情形，使我證實在生理疾病背後，定有相伴的情感和心理因素。無疑地，身體、情緒壓力和某些病症之間，有著強烈的關聯，而這種關聯是有跡可循的。舉例來說，心臟病和高血壓，與所謂的A型人格有關。不過，我的見解還要更特別些。我認為所有生理疾病的成因，不外乎是情感和精神壓力。此外，有些情感或精神危機，會反映在特定的身體部位。舉例來說，前來求助的心臟病人，都曾有過讓他們不再愛人、或不再親近人的生活經驗。下背部有問題的人，長期有財務上的困擾。罹患癌症的人，通常與他們過去的經驗、未竟事務和情感事件，有著無法解決的牽連。血液方面有問題的人，表示和血親家人之間的衝突已久，而且次數頻繁。研究人類能量系統越久，我就越明白，我們的身體（或生活）不會莫名其妙地出問題。剖析人類的能量系統，最能夠了解情感或精神壓力與特定生理疾病之間的關聯，其實這也就是在剖析我們的心靈。我現在的教學重心（我不只在美國授課，也在其他國家講學）是心靈解析，也就是本書焦點所在。

醫療感應能力不僅讓我了解疾病的能量成因，也讓我明白，我們在治療自己時，是需要面臨挑戰的。對我而言，更重要的是，我了解到療癒並不一定是指身體的康復。療癒也意味著一個人的心靈，從長期對自我與他人的恐懼及負面想法中解放出來。這種心靈的解放與痊癒，即使是在生命垂危時刻，也有可能發生。

學習人類能量系統的語言，是一種透過挑戰心靈去了解自我的方式。研究能量剖析，能讓你看清自己的生活模式，認識自己思想、身體與心靈之間密切的交織。這種自我認識能帶給你喜樂與心靈祥和，也能治療你的情感與身體。

本篇對醫療感應能力的簡介，可說是我這十四年來，研究解剖學與感應力、身體與心靈、精神與力量之間關係的摘要整理。在這短短數頁中，我教導各位的，是我所使用的能量語言。等到你也精通能量分析之後，便可將自己的身體看得一清二楚。了解能量，能讓你看清肉體中的靈魂，了解靈魂的成因，讓靈魂和你自己變得更強而有力。能量語言將使你從全新的角度看待自己的個人力量，使你知道導致靈魂和個人力量減弱的原因有哪些。如此一來，你就能夠避免消耗更多的能量。使用能量語言，了解人類能量系統，將使你更清楚地看見透過感應能力所產生的影像，並提供你以身體為基準的具體標的，可讓你不再盲目地從虛無中搜尋資訊。

在本書中，我採用了幾種古老心靈傳統中流傳已久且寓意深遠的智慧，包括印度的脈輪觀、基督教的聖禮，以及卡巴拉的生命之樹，用全新的角度，解釋人類肉體和心靈如何結合在一起。各位是否注意到，以上所列的古老心靈傳統中，獨缺回教。這並不是因為我不尊敬回教真理，其實回教有著極為豐富的教義，但由於我接觸回教的時間不長，因此我不認為我有能力完整地闡述回教教義。藉由古老的真理來認識自己的身體和心靈，你便能開始發展自己的感應力，了解並管理自己的心靈。

在動手寫這本書之前，我本來只想在書中提到人類的能量系統、能量診斷的哲理與演練，以及醫療感應能力。但下筆後，我才發現如果我不介紹以上那些心靈架構，就無法正確描述有關能量的概念。我相信我們生來注定要去了解身心，它不僅是個人的心靈力量，也代表了另一個更神聖的能量。我們注定要發掘自己的個人力量，以及我們生存在這個心靈架構中共有共享的目的。

我們有著相同的肉身，也因同樣的原因而生病、而康復。所有的人都有過類似的情感及心理危機。每個人都害怕被遺棄，擔心失去，不願被背叛。不管是猶太人、基督徒或印度人，因憤怒而產生的毒素都是一樣的。而且，我們也都有愛人的需要。只要是牽涉到身體、心靈健康的問題，所有人都是一樣的。

因此，本書的焦點雖在身體與心靈，但字裡行間卻瀰漫著象徵性洞見（symbolic sight）的心靈語言。象徵性洞見，是從一般性、原型（archetype）類型的角度，來看清並了解自己、他人與生命事件。象徵性洞見將教你一種健康而客觀的方法，引導出關於事件、他人、挑戰，尤其是與疾病搏鬥的痛苦歷程等的象徵意涵，進而提升你的感應能力。象徵性洞見讓你直視自己的靈魂，使你明白，你有無限潛力療癒自己，並使心靈漸趨完整。

來聽我演講或參加工作坊的人來自各行各業，其中有健康專家、尋求醫療協助的人、或想發展自己醫療感應能力的人。儘管來自四面八方，他們卻都有個共同點，就是希望了解自己的心靈力量，發展出內在的清明和屬於自己的感應語言。來參加工作坊的多位醫師告訴我，他們有時能感應到病患生理疾病的情感成因、甚至精神成因，但卻不敢做出精神診斷，因為到目前為止，心靈治療在傳統科學中尚無立足之地。這讓他們感到沮喪。許多醫生因而壓抑自己所感應到的影像，原因正如有位醫生說的：「保險公司接受的是證據，不是感應力。」還有位醫生對我說：「我不需要醫療感應力，因為這方面我已經夠強了。我想要了解的，是病患的家庭模式和深層的精神狀態，因為我知道這才是他們需要治療的地方。他們需要的不只是藥物。藥物只能暫時抑制他們的症狀而已。」一般大眾都想知道自己或他人的精神狀態，以及對生命的詮釋。我相信能量語言與象徵性洞見的練習，有助於拉近傳統醫學與心靈療法對健康和醫療看法的差距。

然而，就像我之前提過的，我剛開始做感應醫療的工作時覺得很惶恐、很困惑，因為我缺少醫學和心靈方面的知識。因此，剛從事感應醫療的前兩年，我隱藏了不少自己感應到的訊息。我限制了自己在詮釋他人身體疾病的情感、心理和精神壓力的成因時，所能提供的協助。我並不告訴病患明確的醫療方式或外科程序，而只是將病患交給醫師處理。但是，到了一九八四年，我認識了諾曼．席利，他是位博士及醫生。我開始接受他有關人體解剖的密集訓練。藉由對諾曼提及病患的生活和病況，並透過他向病患傳達這些訊息，我得以更了解自己所感應到的影像。我的心開始定了下來，感應技能也更為純熟，但我還是不直接醫治病人，而只向他們解釋引起他們情感或生理危機的精神因素。

如今諾曼已經成為我的醫療伙伴和親密友人。在與他共事的這些年來，我得知自己所擁有的感應能力，在病患尚未發病前是最有用處的。人體產生病痛之前，能量指標——例如長期的疲憊或精神沮喪——其實就已經在告知我們，身體正在損失能量。尚未發病卻覺得身體不適的人，通常會求助醫生，因為他們知道自己不舒服，也就是說，他們注意到身體正在失去能量。但是，現代醫學卻常常查不出這些人快要生病了，因為目前醫學連生理的病徵都未必能完全檢驗出來。傳統醫學檢查並無法測量到能量的損耗，而且大部分的醫生並不相信有能量機能障礙（energy dysfunction）這種問題。然而，傳統醫學所無法醫療的棘手新病症，如愛滋病，卻正方興未艾。有些疾病能被傳統醫療方法診斷出來，但另外一些疾病卻似乎是因我們生活步調太快、以及長期暴露在電磁波下所造成的。電磁波的來源包括電腦、衛星天線、行動電話，以及過度裝載於我們環境中的電子儀器。諸如慢性疲勞和由環境所引起的疾病等，目前都尚未被納入正統疾病名冊中。從傳統醫學的標準來看，這些疾病缺少可辨識的細菌病因。但是，若從能量的角度來定義健康障礙，這些疾病當然是正式的疾病，因為這些病徵顯示出病患的能量正在耗損。

有些醫生了解，人類的身體雖然是一個生理系統，但同時也是一種能量系統。他們知道要對人類的經驗作精神上的診斷，辨識造成生理疾病的能量狀態。他們不只治療外在病徵，同時也治療潛在病因。醫療感應能力正能幫助這些醫生。能量治療的療法有多種，包括心理諮商、針灸、按摩及順勢療法（homeopathy）[2]。不過，能量治療最基本的要素，還是病患本人的積極參與。無論感應醫療者如何強烈地告知病患他所可能罹患的疾病，但警告畢竟只

2 編注：假使健康的人大量服用某種藥物會產生類似某病症的症狀，那麼就讓罹患這種病症的患者服用少量此類藥物以為治療。

是警告，無法產生療效。只有行動，才能產生療效。

透過本書和我舉辦的工作坊，直接將我所擁有的感應技能傳達給各位，是我最高興的一件事。但是，唯有透過多年的練習，才能使你完全發展出自己的直覺技能。我和諾曼（哈佛畢業的神經外科醫師，也是美國整體醫療協會的創辦人）所做的「感應力練習」，使我能夠成為一位專業人士。只要遵照本書教導的方法去做，任何人都能有所收穫，而且感應的清晰度也將提升。然而，因為練習對發展感應技能非常重要，因此我和諾曼計劃在近期內，讓學習感應醫療的學生到全美各地的整體健康中心去實習。諾曼有個農莊位於密蘇里州春田市（Springfield），我和他在那裡開設了感應科學的課程，目的是要教導大家將感應能力當作自己感知技能的一部分，並加以利用。

為學習感應醫療的學生開設實習課程，在十年前是非常不可思議的一件事。但如今我們所生存的社會已經越來越開放，也逐漸能接受古老的能量知識，認為人體內有股能量不停流竄著。當今社會也越來越不排斥另類療法，如針灸、針壓止血法、氣功等。誠如賴瑞・多賽（Larry Dossey）醫生在《意義與醫學》（*Meaning and Medicine*）一書中所說，我們需要實施「第三世代醫學」（Era III Medicine），亦即結合心靈與生理、整體與對抗等療法，來治療病患的生理和情緒病兆。我認為感應醫療者必將成為醫療保健團體中的必要成員——無論是在美國或其他國家。

傳統醫療世界正逐漸體認到能量或心靈機能障礙與生理疾病之間的關聯。總有一天，分隔身心的界線將被破除。在這之前，我們可以藉由學習能量語言與象徵性洞見的技能，幫助自己建立與心靈之間的橋樑。透過本書，我希望你能清楚看見自己的能量，就好像你現在能清楚地看見自己的身體一樣。也希望你能開始關心自己的心靈狀況，就像你現在是有意識地在關心自己的身體健康一樣。

〈引言〉個人簡史

我常對參加我工作坊和聽我演講的人說：「我正帶領各位進入位在『我視線範圍之外』的世界。」但是，如果我先告訴各位那一連串造成我今日想法的暮鼓晨鐘，先向你們介紹這些年來引導我成為醫療感應者的那許許多多不同的人事物，或許能讓各位更注意自己生活中運轉著的內在指引。

轉捩點

任何在專業、個人和心靈上對我有價值的事，都是我在從事醫療感應工作中所習得的。但是在大學時期，我卻是朝著截然不同的方向前進。當時的我野心勃勃，學的是新聞學。大二時我立定志向，要在三十歲前得到普立茲獎。等到我從事第一份報社工作時，卻發現自己的這項計劃有個很大的問題：我根本就缺乏成功的新聞記者所需的天賦條件。

於是我離開報社，但卻不能接受我唯一的夢，我那搖筆桿的美夢，竟無法成真。當時的我並沒有替代的夢想，於是我陷入一種有毒而膠著的沮喪狀態，一種典型的「靈魂暗夜」。情況最糟的那幾個月，我寢不成眠，整夜呆坐在家中書房地板上，雙眼直盯著寫了一半的雜誌文章。

有天早晨，我剛從沉睡中醒來，仍在半夢半醒之間的我，滿腦子卻只有一個念頭：其實我已經死了，現在的我只不過是在回憶這一生罷了。生命已逝，我感覺欣喜。等到我終於睜開眼睛，發覺自己還活得好好的，忽然一陣欲嘔的感覺一湧而上，於是我整個早上都在嘔吐我的失望。吐得渾身乏力後，我爬回床上，試著評估我對人生的規劃究竟哪裡出了差錯。在那當下，我突然回想起有次新聞學的回家作業。

那位新聞學教授花了相當多的時間，強調客觀對正確新聞報導的重要性。她說：「所謂客觀，指的是將自己的情緒抽離所報導的主題，只找尋能描述狀況的『事實』。」她請我們想像，若有一棟大樓失火，當場有四位記者分別站在四個不同的角落報導這件事，這些記者報導的都是同一件事，但每位的看法卻不相同。每位記者訪問的，都是在他那個角落的人。那位教授問我們的問題是：哪一位記者握有真正的事實和準確的觀點？亦即，哪一位記者看到了真相？

剎那間，多年前那個簡單的作業，給了我極大的象徵意義。當時我想，也許「真相」與「事實」只不過是感官知覺的問題而已。也許到目前為止，我只用一隻眼睛觀看人生，只從一個角落看那棟失火的大樓，並與其他缺少深度知覺的人分享這件事。我明白我必須睜開另一隻眼，走出這個角落。

當時我雖然身心俱疲，但卻又回想起多年前的另一件事。大學畢業後的那一年，我離開故鄉芝加哥，到阿拉斯加工作了整個夏天。我偕同數位好友越過大半個美國，在西雅圖搭乘渡船，在內陸河道上航行了三天，才到達海恩斯（Haines）。我們全程從未闔眼，因此在抵達海恩斯之前，每個人可說都已兩眼昏花了。

碼頭上有個人來接應我們。他開了一輛廂型車從渡船口載我們到當地的旅館。一進房間，我們全都癱在床上。除了我之外，其他人馬上沉入夢鄉。我心情太過亢奮，於是離開旅館到街上蹓躂。那位廂型車司機看到我，於是停下車，問我要去哪裡。我告訴他我只是出來四處走走。他叫我上車，我也照做，最後他在一間老舊的二樓木造建築前放我下來。「走上二樓，」他說：「住哪兒的人叫瑞秋（Rachel），妳去和她聊一會，我等會兒再來接妳。」

若在今天的芝加哥，這會被認為是相當危險的行為。但在那時候，我的思考能力早已被身體的疲憊以及對阿拉斯加的迷醉所掩蓋，因此我便照那位司機的建議，走上樓梯，並敲了房門。應門的是一位八十來歲的原住民婦女（也就是先前提到的瑞秋），她說：「哦，進來吧！我泡茶給妳喝。」這是阿拉斯加式的禮貌：優雅、信任、殷勤招待。她好像並不訝異看到我，也似乎不覺得我打擾了她。對她而言，有人到她那兒喝喝茶、聊聊天，只是家常便飯。我如夢似幻地坐在瑞秋家裡，覺得自己彷彿置身在兩個不同的世界之間。瑞秋的住處有半邊裝飾著俄羅斯的文化飾品：黑聖母的畫像、瑞秋用來泡茶的銅壺，以及俄羅斯的蕾絲窗簾。公寓的另外半邊，則全都是阿撒巴斯卡印第安人的物品，包括一根小圖騰柱，以及一張掛在牆上的印第安毛毯。

瑞秋放下手邊的俄國銅壺，抬起頭來，注意到我正瞧著那根圖騰柱。她問道：「你知道如何解讀圖騰柱嗎？」

我回答：「不知道。沒想到它是有涵義的。」

「喔，拜託，當然有。圖騰是有關部落領導的精神宣言。」瑞秋說：「看看那根，最上頭的那隻動物是熊，代表熊的精神：強壯、擅長追蹤獵物，但從不純粹為了殺掠而殺戮。熊殺害其他動物，是為了自我保護，而且牠需要長時間的睡眠才能恢復體力。這種精神領導著我們部落，我們必須效法這種精神。」

聽到這些話，我完全清醒了。在我面前的是一位好教師，只要是好老師，都會立刻引起我的注意。

瑞秋告訴我，她有一半俄羅斯血統，一半阿撒巴斯卡血統。早在阿拉斯加變成美國的一州時，她就已經住在這裡了。雖然她只簡短地與我分享她的背景及阿撒巴斯卡的精神傳統，但卻永遠改變了我的一生。

「看到牆上的毛毯了嗎？那可是很特別的毛毯，在阿撒巴斯卡文化裡，製作毛毯、寫歌，或任何的職業，都擁有無上的光榮。你必須經過寫歌者的同意，才能詠唱他的歌，因為在他寫的歌曲中，蘊含著他的靈魂。如果你是編織毛毯的人，除非你知道你能活得夠久，能完成那張毯子，否則你就不能動手編織毛毯。如果你發現你一定得死（請注意，她用的是『一定得死』這幾個字），你就必須和同意替你完成任務的人舉行儀式，因為在死之前，你不能留下任何未完成的工作，否則就是將部分的靈魂留在世上。

「當大靈（Great Spirit）託夢給編織這張毛毯的婦女，告訴她該準備離開人世時，她幾乎就快完成這張毛毯了。她問大靈是否能讓她完成這張毯子再走，大靈回答說可以，祂會給她足夠的時間。毯子完成後兩天，她便與世長辭。她以一種良性而有力的方式，將靈魂留置在那張毛毯內，也因此那張毛毯能賦予我力量。」

人生其實很簡單，瑞秋說。「誕生在這世上，是要照顧彼此、照顧這個世界。然後，等到你接獲訊息，得知你將不久於人世，你就必須做出最妥善的安排，不留下任何『未竟事務』，才能離開。該道歉就道歉，傳承你的部落責任，接受部落對你曾和他們同在的感激與對你的愛。就這麼簡單。」

說到這兒，瑞秋停下來倒杯茶，接著繼續說：

「明天晚上我要去參加一個慶典，那是冬季贈禮節的慶典。有個人準備要離開人世，他將把他所有的東西都交給部落。他會把他的衣物和工具放在一個長型碟子裡，部落會象徵性地接受他的東西，意思是說，他將除去所有的部落責任，如此他就能完成他靈魂的工作。之後他就會離開我們。」瑞秋說。

瑞秋那一副平靜而理所當然的態度，尤其是她對死亡的冷靜態度，使我目瞪口呆。我的文化由來已久對死亡的恐懼，到哪裡去了？瑞秋打碎了我對這個世界的認知，尤其是我對人生心靈層面、或者說是對上帝的看法，她就像一場夏日驟雨。我想將她在這次喝茶時所傳遞的真理，看成只不過是原始部落的信仰，而將之驅逐出腦海，但我的直覺卻告訴我，她所認識的神，比我所知道的還要真實。

我開口問：「那個人怎麼知道自己快死了？他病了嗎？」

「喔，」瑞秋說：「他去找過巫師，巫師看了他的能量，他的能量能夠顯示即將發生的事。」

「巫師怎麼會知道這些事呢？」我的無知似乎嚇到了瑞秋。她直視我的雙眼，對我說道：「告訴我，妳又是為什麼不知道這些事？妳怎麼可能活著，卻不知道妳的心靈在做什麼，也不知道妳的心靈在對妳說什麼？」

接著她又說：「每個到巫師那兒去的人，都是想知道他自己的心靈在說什麼。幾年前巫師告訴我：『如果妳再不好好走，就會遭到斷腿之禍。』我知道他指的並非肢體上的行走，他指的是我不誠實，因為我想奪走另一位女人的男人。我必須停止和那個男人見面，但這很難做到，因為我深愛著那個人。但不誠實卻使我的心靈生病，於是我暫時離開這裡。等我回來時，我已經能抬頭挺胸地走路了。」

我絕望地想要在瑞秋那兒多待一會，從她那兒多學到一些，因此我提議幫她打掃房屋、跑跑腿，或做任何事都可以。但是，等到廂型車司機來接我時，瑞秋便請我離開，從此我就再也沒見過她。我鑽進廂型車時，司機對我說：「她真了不起，對吧？」

那年秋天，我自阿拉斯加返家，但回家的只有我的軀殼，沒有靈魂。我花了好幾個月的時間，才將身體與靈魂重新結合在一起。在遇到瑞秋之前，我從未用她所說的那種方式思考人類心靈的力量。我從未想過靈魂會與我們所做的每件事和遇到的每個人都有關聯。我也從未想過，我對人生的抉擇竟表達著我的靈魂，也影響我的身體健康。

我現在明白，瑞秋所說的有關情感和身體治療的故事，正好可用來說明象徵性洞見能如何改變我們的生活。雖然當時的我並不明白這一點，但與瑞秋共處的那個下午，卻開啟了我踏入感應醫療的大門。雖然在接下來的八年中，我並未開始從事這方面的工作，但對瑞秋的記憶，卻將我拉出無法擔任記者的沮喪情緒中，帶領我走上不同的道路。我決定在研究所修讀神學，希望能獲得更深遠、與瑞秋所說的觀點相近的看法，也希望最後能讓我脫離現狀，改變先入為主的觀念，開展我的心智。既然上帝並未回應我想當作家的祈禱，也許我所知道的上帝，並非真實存在的神。也許我所不知道的神，能證明祂對我更有回應。

我這輩子第一次感到無力，然而就在這種危機狀態下，我進了研究所。儘管如此，我還是取得神祕學和精神分裂症研究的碩士學位（所謂精神分裂症，即是在通往心靈健全的路上，所遭遇到的精神狂亂）。之後我漸漸明白，當時我所感受到的無力感，引導我去了解力量，因為神祕主義者的生活，就是一種與身體、情感和心靈上的失常失能有關的課程，在經過這些歷練之後，他們將重新進入一段與力量的新關係。神祕主義者閉門潛修，在經歷極度的痛苦與狂喜後，獲得通往靈魂的途徑，由於這途徑深奧異常，因此獲得的人將能在平常的言行舉止中，吐納出一種像神聖電流的能量。他們變得能夠使用真愛、寬恕和信仰來治療人們。

基督教文化中，最著名的神祕主義者有：阿西西的聖方濟各（Saint Francis of Assisi）、阿西西的聖克萊爾（Saint Clare of Assisi）、諾里奇的朱利安（Julian of Norwich）、亞維拉的聖女大德蘭（Saint Teresa of Avila）、西恩納的聖凱薩琳（Saint Catherine of Siena），以及較近代的畢奧神父（Padre Pío）。傳說中這些人都與上帝保持親密對話，他們生活清澈、超乎常人。在「他們視線範圍外」的世界，無疑比他們眼前的世界還要真實。這些神祕主義者對現實和力量的認知與一般人不同，用基督教的語言來說，神祕主義者是「身在此世，卻不屬此世」（in the world, but not of the world）。用佛教和印度教的語言來說，神祕主義者與物質世界的幻象分離，他們可清楚而象徵性地看見，因為他們是清醒的（「佛陀」一字即意指「開悟者」）。雖然到達這等意識、這般清明的路途艱辛困苦，但不管這些神祕主義者在路上承受了多少肉體上的折磨，他們也從未要求回歸與常人一般的意識。

我自己在使用感應力和象徵性洞見助人了解病因時，常會想到那些神祕主義者的生活，尤其是個人與力量的關係這個主題。剛開始使用感應力時，我並未發覺疾病、療癒與個人力量之間的關聯，但現在我相信，力量是健康的基石。我自己的客觀性，也就是我對生命的象徵性洞見，幫助我評估人與力量的關係，以及力量對人類身體與心靈的影響力。

這些日子以來，我使用瑞秋的語言告訴人們，他們將自己的靈魂編織成了負面的事物，若想恢復健康，就需要暫時退出，將靈魂拉回，並學著抬頭挺胸走路。真希望大家都能遵守這些簡單的指示，因為我們的靈魂確實包含了我們的生活及我們所做的抉擇。生活中的人事物，確確實實是由我們的靈魂編織而成。生命就是如此簡單。

初有感應力

回首過去這十四年，現在我明白我所受的教育是早已安排好的，我的教育歷程教導我去詮釋能量語言，提供感應力診斷。一九八三年到一九八九年間，我還只是個初學者，就有特別的機緣巧合讓我知道我該知道的事。

首先，我注意到我所遇到的人，都是一群群患有同樣疾病的人。例如，在一星期之內，就有三個人因為同一種癌症與我聯繫。數星期後，我又接到另外三個人的電話，這三個人同樣為偏頭痛所苦。最後我遇到一群人，他們患有糖尿病、乳癌、結腸癌、前列腺癌、二尖瓣脫垂、憂鬱症，以及其他各種身體問題。在我還沒接受自己的感應能力之前，和我接觸的人從未如此這般以特定的模式出現。

同時間，我所接收到的訊息品質也在提升，這些訊息告訴我，案主生活中的情感、心理以及身體的壓力，將促使疾病發展。剛開始我只注意到自己接收到的每個人的個別影像，而沒想到要比較他們之間的壓力模式。但是，到了後來，我開始明白疾病絕非無中生有，於是我重新檢閱之前的案例，企圖找出一種疾病發生前的情感與心理模式。到了一九八八年，我已經能夠辨認出近一百種不同疾病的情感、心理和身體的壓力模式。直到現在，這些模式還是非常有效，對我所教導的許多醫生和其他健康專業人士也很有用。

遇見諾曼・席利則是另一件特別的事。他是一位神經外科醫生，也是美國整體醫療協會的創辦人及美國疼痛管理權威專家。一九七二年起，他開始對形而上的問題感興趣。

一九八四年春天，我受邀參加一場只有特定人士才能參加的中西部會議。我受邀的原因並不是因為我有感應能力，而是因為我是靜點出版社的人，當時那還是我的主業。在會議中，有位心理學家指著諾曼叫我看。他不經意地說：「看到那個人了嗎？他是個醫生，對感應醫療很有興趣。」當時我變得異常緊張，但還是決定接近諾曼，告訴他我是位醫療感應者。

有天午餐時間，我坐在諾曼旁邊，我告訴他我能夠做遠距診斷。他似乎一點都不覺得這有什麼特別，反倒開始削起蘋果，同時問我：「妳能做到什麼程度？」我告訴他我也不確定。他接著問道：「妳可以看出一個人有腦瘤嗎？妳可以看到一個人體內的疾病正在成形嗎？我不需要有人來告訴我說某人的『能量』很低，這我自己就會了，我需要的是有人能像X光一樣掃瞄人的身體。」

我告訴他我不確定我有多準，因為我也才剛接觸這領域。他說，改天如果他認為有病人能因我的能力而受益，會再打電話給我。

隔月，也就是一九八四年五月，他打電話到靜點給我，說他辦公室裡有個病人，然後告訴我那個病人的姓名、年齡，並等待我的反應。當時我所做的評估至今仍歷歷在目，因為那時我非常緊張。我用描述意象的方式（而非病理學名稱），說出我所看到的影像。我告訴諾曼，我覺得他的病人好像有塊水泥卡在喉嚨裡，然後我以自己的觀點去推斷是何種情感狀態導致了他的疾病。那個病人有毒癮，他害怕說出自己的狀況，因此在身體上他也無法吐露實情；也就是說，他的話梗在喉嚨裡。我診斷完畢後，諾曼說了聲謝謝便掛上電話。我不知道自己是否做得夠好，但事後他告訴我那個病人罹患了食道癌。

此後，我開始和諾曼合作。當初他對我的診斷毫無情緒反應，後來我發現這是極大的恩惠，因為如果他對我的能力有所評斷，我就會表現得不自然，並且很可能試著要讓他對我印象深刻，這無疑將影響我診斷的精準度。他超然的態度使我能夠保持客觀而看清真相。我從新聞學老師那兒學到，抽離情感是達成準確評估的基本要素，現在我自己在教別人時也會提到這一點。沒有其他事情比想要「正確」，或想證明自己有感應力，更會妨礙感應能力的發揮。

接下來那一年，諾曼幫助我研習人體解剖學，也打過好幾次電話給我，請我評估他的病人。評估的病人越多，我的準確度也就越來越高。我不只能接收有關身體器官的模糊影像，還能辨認出那是哪一種疾病的振動，以及該疾病在身體的哪個部位。我明白了每種疾病及身體器官，都有自己的頻率或振動模式。

那時候，我從未想過諾曼和我有一天會成為工作伙伴。雖然我已花費全副心力去了解自己的感應能力，但心中卻仍懸念著靜點出版社的成敗。到了一九八五年三月，我遇到一位勇於面對疾病、治療疾病的年輕人，他的勇氣鼓舞了我，讓我以全新的方式接受自己的感應能力。

與諾曼一同工作的這段期間，我對自己用姓名辨認疾病的感應力，以及病患的能量壓力與前兆，越來越有信心，但我避免引導病人接受某種特別的療程，而把這事交給諾曼。我對治療的粗淺知識，僅止於我所閱讀的手稿，及同事之間的對話。

一九八五年三月，某個星期六早晨，我接到喬打來的電話，他是我去堪薩斯演講時所認識的。他告訴我，他覺得他的兒子彼得不太對勁，問我能不能評估一下他兒子的狀況。因為彼得已經成年了，因此我請喬聯絡他，徵詢他的同意。十分鐘後，喬再度來電，告訴我彼得願意接受我所提供的任何幫助。我請他告訴我彼得的年紀，喬告訴我彼得的年紀，我馬上就有感覺他得的是血癌。我並未告知喬實情，只是請他給我彼得的電話號碼，並告訴他我希望直接和彼得聯絡。

等到我記錄我所接收到的影像時，卻發覺我所感應到的振動根本就不是血癌，但我卻無法辨認出那種頻率，因為那種頻率為我前所未見。然後我突然明白，彼得是HIV（Human Immunodeficiency Virus）[3]帶原者。至今我仍清楚記得我和他的對話，因為我知道，如果有個住在美國大陸另一端的陌生女子突然打電話給我，對我說：「嗨，我剛檢查過你的能量系統，你不但HIV反應是陽性的，而且相關症候群也已開始在體內發展。」我一定會覺得很莫名其妙。事實上，彼得已經開始出現卡氏肺囊蟲肺炎（*Pneumocystis carinii* pneumonia）的症狀，這是HIV帶原者最常得的一種肺疾。

那天早上我對彼得說的是：「彼得，我是你爸爸的朋友，也是一名醫療感應者。」接著我嘗試對他解釋我的工作內容。最後我說：「彼得，我已經評估過你的能量，你罹患了愛滋病。」他的回答是：「老天啊，凱洛琳，我很害怕。之前我已經接受過兩次檢驗，結果都證明是HIV陽性反應。」

他的聲音，他對我立即的信任，使我油然生起一股情感，於是我們討論他接下來該怎麼做。彼得告訴我，他父親甚至還不知道他是同性戀，當然更不可能知道他得了愛滋病。我告

3 編注：人體免疫不全病毒，即後天免疫不全症候群（俗稱「愛滋病」）之致因。

訴他我不會跟喬說，但我鼓勵他對喬坦陳他的生活和健康狀況。我們聊了大約半小時。我一掛上電話就接到喬的來電，詢問我結果如何。我告訴他，彼得需要和他談談，但是我不認為應該由我來告訴他我和彼得的談話內容。他說：「我知道我兒子有什麼問題。他不想再念法律了，但他不敢告訴我。」我沒有回應，然後我們結束談話。

二十分鐘後，喬又打電話給我。這次他說：「我已經想過我兒子可能發生的最糟狀況，如果我兒子打電話對我說：『嗨，爸爸，我有愛滋病。』我知道我還是很愛他。」我回答說：「希望你說的是真心話，因為這正是你將聽到的消息。」

過了三十分鐘，喬又打電話給我，告訴我彼得正在回家的路上，明天中午以前，他們會到我在新罕布夏的家。我大驚失色，趕緊打電話給諾曼。

諾曼和我為彼得設計了一套治療計畫，其中包括幾乎是全素的健康飲食、有氧運動、戒菸、心理治療，以及每天用蓖麻油塗抹腹部四十五分鐘，幫助他從同性戀的祕密中解放出來。彼得對這套計畫照單全收，毫無怨尤，而且也不覺得治療是件苦差事。事實上，他反而有一種「就這樣而已？」的態度。

我想在此一提的是，許多人會覺得他們所接受的治療計畫是一種懲罰。諾曼和我到目前為止已治療過無數的人，其中有位女性深受肥胖症、糖尿病和長期疼痛所苦。與她談話時，我們告訴她，如果她採用一種健康營養計畫，並且適度運動，情況立刻就能改善。但她的反應是：「我才不要，我永遠都做不到這些事。我一點意志力也沒有。你們還有沒有其他的建議？」相較之下，彼得心懷感激地接受「治療是他個人的責任」，而且認為治療計畫中的要求輕而易舉。六週後，他的血液檢驗呈現ＨＩＶ陰性反應。他後來成為執業律師，而且直到現在，他的ＨＩＶ反應仍為陰性。

後來諾曼和我將彼得的個案寫成我們的第一本書，書名為《愛滋病：蛻變之路》（*AIDS: Passageway to Transformation*，一九八七年，靜點出版）。與彼得一同努力，使諾曼和我開始為ＨＩＶ陽性反應或愛滋病患舉辦工作坊。我們深信，如果有人已經能夠治癒他自己，其他人當然也可以。

從興趣到職業

彼得戲劇性地治好被認為是絕症的疾病，讓我第一次接到演講的邀請，之後我好幾次受邀到美國各地演講，主題通常與愛滋和治療有關。彼得這個案例是我的轉捩點，使我開始思索疾病的起因，尤其是疾病是如何、又是為何而產生？治療疾病需要的是什麼？以及為什麼有些人能痊癒、有些人卻不行？我尤其好奇有哪些可能的因素，會讓整個文化感染某種傳染病。哪些情感和身體壓力會觸發群體的化學物質，使他們全部患病？

從象徵性的角度思考，我幾乎可以預見愛滋病將成為全球性的疾病。卡氏肺囊蟲肺炎可能是雨林被毀的象徵，因為雨林供應地球上最多的氧氣。同樣的，卡波西氏肉瘤（Kaposi's sarcoma，許多愛滋病患罹患的一種皮膚癌病變）象徵了地球天然表面受損，最大的破壞可能來自核子武器試爆，另外，有毒廢棄物和其他各種污染物質也是致因。最後，人類的免疫系統可能象徵了地球的臭氧層，現在的臭氧層，就和身患重症的人身上的免疫系統一樣脆弱。

有些人認為彼得的案例是個「奇蹟」，言下之意，是上帝給彼得格外的恩典，協助他痊癒，如果沒有這份恩典，彼得根本就不會痊癒。這也不無可能，但有個不得不問的問題是：「什麼才能讓奇蹟發生？」我相信我們的細胞組織擁有一些振動模式，這些振動模式與我們的態度、信念系統，以及精細的能量頻率或「恩典」的存在與否有關，我們能夠藉由將靈魂從負面依附中召喚回來，來啟動這種頻率或恩典。

誠如《奇蹟課程》（*A Course in Miracle*）一書中所說：「奇蹟原本就存在著；少了奇蹟，就表示有問題。」彼得的痊癒，使我了解到我們做的哪些事會干涉到能量，讓奇蹟得以發生。舉例來說，你可能吃素，而且每天跑上六英哩，但如果你處於受虐關係之中、厭惡你的工作，或者每天都和父母爭吵，你就是在失去能量或力量，因為你的行為模式將導致疾病，或使你患病時無法復原。另一方面，如果你的心靈有重心，而且已將能量從負面想法中喚回，即使吃的是狗罐頭，依然也能保持健康。

請了解我並非在鼓吹各位吃不健康的食物或不做運動，我要說的是，光只有這些，並不足以讓你保持健康。我也不是在說，只要努力保持心靈空明，就能保證你健康無虞。但是，心靈澄澈卻能增進生活品質，增加自我了解，並可能讓治療發揮最大效果，無論是自動治療或是漸進治療，身體治療或是心靈治療。

我越了解人類內在動力與健康品質（以及日常生活）之間的關係，就越專注於感應醫療的工作。諾曼和我仍共同研究，並在一九八八年將我們對疾病發生前的情感和心理問題的研究結果，寫成《創造健康》（*The Creation of Health*，靜點出版）這本書。

方向確定

《創造健康》這本書完成後不久，我便發生意外，差點因失血過多而死。那次外傷原本只是鼻出血，後來卻轉變成血崩。當救護車往醫院急駛時，我坐在擔架上，腿上放著一個大碗盛接我所流的血。倘若我原本是躺著的，那麼當我的頭猛然向前傾時，我會被血嗆到。然而，就在我的頭突然向前傾的那一剎那，我的身體卻已到了救護車外，沿著高速公路漂浮，透過救護車窗口看著我自己的身體，也看到急救人員正在拚命救我。

我突然變得很亢奮，身體輕飄飄的，用一種我從未體驗過的振動方式活著。我飄離了肉身，也或許我已經死了。於是我等著那種我已經聽過千萬遍的「通道」[4]出現，但卻沒有

4 編注：許多有過瀕死經驗的人，都聲稱他們在過程中曾經通過一條通道。

任何東西出現。我只覺得自己正在飄離地面。我進入一種平靜狀態，這平靜的感覺是如此強烈，以致現在我回憶起來都還會震撼不已。然後我看到了諾曼，他站在講台上，正準備演講，手上拿著一本《創造健康》。我聽到他說：「我原以為這是我們合作的開始，沒想到卻不幸成為我們合作的終點。」

我急忙想回到我的身體裡重獲肉體生命。馬上，我就感覺到自己又跑回身體裡。在這次事件後，我只問自己一個問題：「為什麼在這種狀態時我並沒有看到我的出版公司？」於是我明白我將離開公司，終其一生從事醫療感應的工作。

身為專業的醫療感應者，我已和全國十五位醫生合作過，其中包括克莉絲汀・諾珊普（Christiane Northrup），她是婦產科醫生，也是緬因州「女人對女人」（Women to Women）女性醫療機構的創辦人，曾著有《女性身體，女性智慧》（*Women's Bodies, Women's Wisdom*）一書。一九九〇年秋天，她打電話給我，請我評估她的健康狀況。會談過後，她曾數次來電，請我用感應力評估她多位病患的健康。與諾珊普及其他醫師合作，代表我的醫療感應力已臻成熟，也表示我研究人類能量系統的成果，能協助執業醫師幫助其他人。

從一九九〇年到一九九二年，除了擴大和其他醫師的合作，我也同時舉辦多場的工作坊，有時是自行舉辦，有時與諾曼合辦，地點遍布美國、澳洲、歐洲、墨西哥以及加拿大。在這些早期的工作坊中，我會先針對人類能量系統的主題進行演講，之後再用感應力評估每一位學員的健康情形。有時這意味著我在一個週末的課程中評估了一百二十人。工作坊結束時，我經常已滿身大汗。一整天工作下來，我筋疲力竭。這樣工作了兩年後，我精力耗盡。

一如以往，每當我力量耗盡時，就會有另一扇門開啟。

一九九二年二月，我在新罕布夏北部辦工作坊。學員吃完午餐回來，開始下午的研習。我坐在一位女學員身旁，問她：「今天我能為妳做什麼？」我以為她會提出一個健康問題，就像其他參加工作坊的人一樣，接著我就會離開座位，四處評估會員的身體狀況。沒想到她卻交叉雙臂看著我，彷彿我是個花言巧語的騙子，她開口說：「我不知道啊，妳告訴我啊！我付了錢的。」

說我當時怒火中燒還著實太客氣了。我開始呼吸急促，真想一把抓起這個女人，把她丟到門口。我深吸一口氣對她說：「妳知道嗎？我打算一直坐在妳旁邊，直到我想出一個謝謝妳說出這種話的理由，但這麼一來我們可能會在這裡耗很久。」會場中氣氛凝重，大家動也不動。

但剎那間，我靈光乍現。我從座位上跳起，對大家宣布：「我不再對任何人做私人的健康評估，相反的，我會教你們如何自我評估。我只有一個人，如果再這樣下去，我一定活不久。如果有人想退費，現在就開口，否則就拿出你們的筆記本，因為我們要開始工作了。你們將學習看自己的身體，就像我看你們的身體一樣。如果我能教會你們自己找出身體出差錯的地方，而毋需自己做這件事，我就可以幫你們更多的忙。」

我看著那位現在渾身顫抖的女學員，對她說：「我想妳剛才可能救了我一命，真是感謝。」在場沒人要求退費，於是那天我開始教人「自我診斷」。

一九九二年秋天前，諾曼和我正討論著要為感應科學舉辦訓練課程。我們會晤了一位荷蘭實業家，他同意資助我們前幾階段的訓練計畫。一九九三年，我們開始密集教授醫療感應力，最後促成我寫這本書。在工作坊教導能量系統，給了我傾聽許多會員人生故事的特權，其中有些個案被收錄在這本書中。這些例子是人們自我療癒的故事：有些人以能量治療的方式消弭了致病的因素，有些人則是扭轉或治癒了已經出現的疾病。

本書的編排方式，是依照我在工作坊中教導醫療感應力和健康感應評估的技術面的教學順序，這樣的順序在工作坊中成效斐然。第一篇第一章介紹我所了解的醫療感應力原則，也教導各位讀者如何應用這些原則。

第一篇第二章介紹人類能量系統的輔助模型（我相信這是人類能量系統的新模型），這個模型乃是集三大心靈傳統之大成，包括印度教中有關脈輪的教義、基督教七種聖禮的象徵意涵，以及《光輝之書》（*Zohar*）中對十道神聖光輝[5]（或生命之樹）的玄祕註疏，《光輝

---

5 編注：Sefirot，亦譯為「神聖輝耀」或「原質」。

之書》是猶太神祕傳說卡巴拉的主要文本。七個脈輪、基督教七種聖禮，以及生命之樹，象徵著人類能量系統的七個層次以及人類發展的七大階段，或說宇宙心靈路途的七大基本課題或英雄之旅（坎伯〔Joseph Campbell〕可能會這樣說）。第二章在許多方面，都是本書精髓所在，因為本章為人類能量系統勾勒出一個心靈與生理的輪廓。

第二章的結論為心靈和能量觀點提出了透徹的解釋。這些觀點引導著我現在的工作，也提供了各位讀者學習能量語言和象徵意象的基礎知識，它們或許能幫助各位洞察自己及鍾愛之人身心健康的能量模式。

第二篇從第一章到第七章，依次詳述人體的七個力量中心，並提出基礎資訊與真實案例，說明我們如何將能量資料運用於心靈發展。

在〈後記：給當代神祕主義者的指引〉中，則建議各位如何使用象徵性洞見，評估健康情況與個人發展。

在每一場工作坊開始時，我都會告訴來參加的學員：你只要將內心覺得正確而真實的知識帶走就好。

第一篇

心靈新語

A New Language of the Spirit

• CHAPTER 1 •

能量醫療與感應能力

Energy Medicine and Intuition

在我談論感應力時，有些人會大失所望，因為我深信，感應力或象徵性洞見並不是天賦，而是一種技能，一種奠基於自尊自重的技能。等你能夠用能量醫療的文字、觀念與原則思考時，發展這種技能及健康的自我認知，就會變得比較容易。因此，閱讀本章時，要將學習使用感應力，想成是學習詮釋能量語言。

人類能量場

任何生命體都有能量脈動，這種能量無處不是資訊。這個觀念為另類醫療或輔助醫療執業醫師所接受，這並不令人驚訝。但連有些量子物理學家都承認，身體在生物過程中會產生電磁場，這才叫人訝異。科學家相信，人類的身體會製造電流，因為所有生命組織都會製造能量。

一個人伸直雙臂的寬度，再加上身高的長度，就是圍繞在身體四周能量場的範圍。這個能量場不但是個資訊中心，也是個高度敏感的知覺系統。這個系統是一種有意識的電流，能將信息傳送給其他人體，同時也接收其他人所散發出的信息。我們透過這個系統，不斷與周遭的人事物「聯繫」。從能量場散發出的信息，以及位在能量場內的信息，也就是有感應能力的人所感測到的事物。能量醫療的執業醫師相信，人類能量場包含了每個人的能量，也反映出所有人的能量。能量場環繞著我們，並攜帶著我們內外在及正負面經驗所創造出的情感能量。這種情感力量影響了我們體內的生理組織。如此一來，你的傳記（也就是構成你這一生的經驗）也就成為你的生理活動史。

在人類能量系統中，承載著情感能量的經驗包括：過去和現在，以及個人和職業上的人際關係；深沉或創痛的經驗與記憶；以及信仰模式和態度（包括所有精神信仰與迷信）。來自於這些經驗的情感，被編碼在我們的生理系統內，影響了細胞組織的生成，然後細胞組織將產生一種能反映這些情感的特殊能量。這些能量影像形成了一種能量語言，所承載的原始資訊和象徵訊息，也就是感應醫療者所解讀的事物。

以下例子說明能量場所可能傳遞的信息。假設你小學時數學就是學不好。學會「十二個等於一打」這個事實，通常不帶有情感電荷，因此不會改變你細胞組織的健康狀況。但是，如果你因為學不會十二個就是一打的觀念而被老師羞辱，這樣的經驗就會承載著情感電荷，並且可能損害細胞。如果你一直到長大成人都還存活在這種記憶的陰影下，或將這種經驗當作是決定如何面對批評、如何應付權威人物，或如何應付教育、如何應付失敗的準則，那麼，這種經驗尤其會傷害到細胞組織。醫療感應者可能會重拾你與老師互動的直接意象，或其他任何與這個經驗有關的負面符號。

正面意象，以及正面經驗所產生的能量，也存在於能量場中。想想有人稱讚你工作做得很好的時候，或稱讚你善行可風，或讚美你熱心助人。這時你會感受到一股正面能量，也就是體內有股個人力量正在翻騰。正面和負面的經驗將被登錄在細胞組織中，也會在能量場裡留下記憶。神經生物學家康德喜．波特博士（Dr. Candace Pert）證明，神經胜肽（neuropeptide，一種因情感而引發的化學物質）是轉換成物質的思想。情感存在於人體內，並與人體細胞組織互動。事實上，波特博士表示，她再也無法將身心分離，因為在頭腦裡製造與接收情感化學物質的細胞，也同樣遍布在人體內。有時候，身體甚至在頭腦記錄下問題之前，就已經產生情感反應，製造出情感化學物質。想想看，當你聽到一聲巨響，在你有時間思考之前，身體就已出現多快的反應。

誠如波特博士在比爾．莫爾斯（Bill Moyers）所著的《治療與思想》（*Healing and the Mind*）一書中所說：「顯然還有另一種形式的能量是我們尚未了解的。例如，人死後似乎有一種能量會離開體內……你的思想存在於體內的每個細胞中。」莫爾斯問道：「……你是說，我的情感被儲藏在我的身體裡嗎？」波特回答：「對極了。你還不明白嗎？……除非進入能量的角度思考，否則有太多現象我們無法解釋。」

解讀能量場

除了判讀童年時期某些戲劇化的經驗之外，有時候感應醫療者甚至能感知到你的迷信觀念、個人習慣、行為模式、道德信仰，以及對音樂與文學的偏好。另外有些時候，能量影像較具有象徵性。例如，我曾經在一位深受呼吸急促所苦的病人身上，不停接收到槍決行刑隊在他身上開了一槍的象徵影像。這件事當然沒有真正發生在他身上，不過，他已接受徹底的醫療檢驗，但都無法找出他呼吸急促的生理病因。等我告訴他我所感應到的影像之後，他告訴我，他太太數次背著他和人私通；心臟中了一槍，正好就是他太太的行為帶給他的感受，他之前一直試著忽略這種感受。在承認了這種情感之後，他也就能夠處理他在婚姻和身體健康上的問題。

我們的情感能量是透過一種非常複雜的過程，轉換成生物物質。就好像廣播站是根據某種特定的能量波長操作，人體的每個器官、每個系統，都已被調整好要吸收、處理特定的情感及心理能量。也就是說，人體的每個區域，都以某種特定而精細的頻率傳送能量。身體健康時，體內每一區頻率都很協調。若體內有個區域未以正常的頻率發訊，就表示那一區出了問題。頻率強度的變化，代表疾病本質與嚴重程度的轉變，也顯示出造成身體病變的壓力模式。

這種詮釋人體能量的方式，有時也被稱為「振動醫學」（vibrational medicine）。這種方式類似世上最古老的醫療實務和醫療信念，包括中國的醫學和美國本土的薩滿（巫術）醫療。這種方式幾乎囊括了每一種民俗療法或另類療法。事實上，能量醫療並非新玩意；但我相信，不論是對於能量醫療本身，或者對於如何使用能量醫療配合現代醫療來療癒心靈，我的詮釋都獨樹一格。倘若有人能夠憑直覺感測出自己因為處在壓力情況下而正在失去能量，並且著手改善能量流失的情況，那麼因壓力而引發生理危機的可能性，即使無法完全消除，也勢必會降低。

雖然我能為各位分析能量語言，使各位能開始看見、感覺到人類的能量場，開始了解與能量場相對應的精神狀況，知道自己個人力量的泉源，發展自己的直覺感應能力，但我卻很難精確地解釋我自己是如何獲得能量資訊。其他有感應力的人似乎也面臨著相同的難題，但我們所拾取的，都是脈衝最劇烈、強度最大的訊息。這些脈衝通常直接關係著正在開始變得虛弱或患病的身體部位。人體能量通常只會傳送能讓意識察覺到不平衡或疾病的訊息。正如以上所提到「心臟中了一槍」的心像，象徵訊息有時可能會讓人很不安，但這種強度卻是必要的，因為這樣，身體的訊息才能突破導致疾病成形的慣性思考或情感模式。

醫療直覺，與身體想要提升健康、增強生命的意圖攜手並進；換言之，不管我們對自己的身體做了什麼，我們的能量將永遠在追求健康。舉例來說，如果我們說了謊，我們的能量場通常會傳達「能量事實」給對方，讓他知道我們不是在說實話。能量不會撒謊，也不能撒謊。

與第一影像同在

當你接收到有關自己或判讀對象有關的感應影像時，不管出現什麼影像，你都要提高警覺。大部分人找尋的是安全的直覺感應，而非健康的感應；他們所追尋的是安全的洞察，而非健康的洞察。因為他們通常想要有個進入未來、進入未知的安全路徑。因此，你有可能想要擺脫自己所接收到的擾人影像，或驅除與你自己或判讀對象的想望不符的影像。來找我檢視身體狀況的人，多半都已察覺到有事不對勁，但他們希望我用另一種方式解釋他們的感覺，例如：「你不過是在經歷正常的身體變化，你沒什麼健康問題」。但對人坦承相告卻非常重要，我們不是要告訴別人他們想聽到的話。我需要反覆再三地對前來尋求我協助的人確認他們所感應到的負面影像。他們的感應能力和我一樣準確；這些人知道自己病了。但是，因為我並沒有他們所感受到的恐懼，因此我比他們更能用直覺來感應和詮釋他們的資料。

人必須要面對自己所恐懼的事物。如上例中感覺到「心臟中了一槍」的那個人，表面上看來，避免與不忠的妻子對質、不說出自己的懷疑，似乎是比較安全的作法。於是他並未依直覺行事，反而將他的傷害和憤怒「埋藏」起來，導入體內，最後身體出現胸口疼痛的症狀。這位丈夫的身體和心靈都努力想喚醒他，讓他醒悟到他有必要處理他妻子欺瞞的行為。但就像許多人做的，他反而心想：只要不去面對這個問題，自然就會雨過天晴。然而，他的身體卻顯示出，這條「安全」途徑的真正代價，是身體出問題。這個人的故事，說明了直覺的力量有多大，也說明直覺能如何突破最執著的想法，引導我們走向痊癒之路。

生命有時讓人痛徹心扉，但從心靈層面來看，我們本來就要面對生命所呈現的苦楚。然而，在西方世界裡，我們卻常扭曲、誤解上帝對我們的計畫，反倒希望生活安逸舒適、風平浪靜。我們以自身的舒適，衡量上帝是否存在於我們生活中；如果我們的禱告應驗了，我們便相信上帝與我們同在。但是，不管是上帝、佛陀，或其他的心靈領袖、精神傳統，都不保證人生毫無苦痛，也並未鼓勵人有這種想法。這些精神垂訓鼓勵我們穿越痛苦的經驗，並因這些經驗而有所成長，因為每則痛苦的經驗都是一堂心靈課題。發展感應能力，能幫助我們學習到原本就存在人生經驗裡的課題。

反省能力

發展感應能力，並無可依循的通則。有些人透過冥想發展感應能力；有些人是在精熟某項才藝或運動後，就自然而然產生直覺感應力。我常聽人說，感應能力是一種心靈生活方式的結果，其實這並不正確。其實每個人都有感應能力，因為那是一種生存技能，而非一種心靈意圖。不過，保持反省或沉思的態度，能幫助你接收直覺感應。另一方面，保持客觀的態度，則能幫助你詮釋你所接收到的影像，並將這些影像放置在象徵性的心靈脈絡中。

客觀是為關鍵

累積了無數經驗後，我學會了辨別與個人有關與無關這兩種影像的差異。我對這次感應正不正確的判斷方式，端看其中是否有任何情感牽涉在內。正確的感應不會有情感牽扯在內。對我而言，清晰的影像不會有情感能量與這影像有關聯，無論是何種情感。如果我對這影像產生情感關聯，那麼我會認為這個影像不夠純淨。然而，你的判讀對象常會從你所接收到的影像中，感受到情感電荷。

我聽不到、也看不到我感應到的影像，這些影像反倒像是快速閃動的心像，其中包含非常微細的電流。當我掃瞄別人身體的時候，我會專注在每個能量中心上，並等待影像出現。大約過了五秒鐘之後，影像便開始出現，而且一直持續到影像自動停止為止。影像持續的時間因對象而異，有時需要花上一小時，有時候卻花不到十分鐘。

有時候我會遇到無法判讀或無法幫助的人。遇到這種情況，我只能思索為什麼會這樣。有時候我會覺得，那是因為我說的話沒有一句對他們有意義，有時我又會覺得，那個人只是想找到某個特定答案，而這答案是我無法提供的，例如為什麼他的婚姻會失敗這類的問題，因此我才無法解讀他。此外，如果我精力耗盡，或腦子裡一直在想著某件私事，這時我就幾乎無法幫助任何人。

當你學習解讀人類能量系統時，首先要學習這項本領背後的原則，其次要獲得一些實務經驗。本書給予的，是理論觀念，以及一些在探索自己的感應能力時所能依循的指示。但是，當發展出自己的感應力並實際應用在生活中時，就必須信任自己的直覺反應——這一點值得我再三強調。

原則一：傳記成了生物學

從能量醫療的角度來說，每個人都是活生生的歷史書。我們的身體蘊含了我們的歷史，包括我們生活中的每件事、每段關係的每一章、每一行與每首詩篇。在我們生命開展之際，我們的生理健康也成為活靈活現的傳記宣言，傳達著我們的優點、缺點、希望與恐懼。

你的所思所想，均行經你的生物系統，並啟動生理反應。有些思想如深水炸彈，能引發全身反應。例如，恐懼的感覺能啟動體內每個系統，包括胃抽緊、心跳加速、冷汗直冒。充滿愛意的想法則能讓全身放鬆。有些想法較細膩，有些則屬潛意識範疇。許多思想毫無意義，在體內流過有如微風吹過紗網，不需我們花心力注意，對身體健康的影響也微乎極微。然而，每個有意識的思想，以及許多無意識的思考，卻的確會引發生理反應。

無論思想內容為何，我們所有的思想首先是以能量的形式進入身體系統。帶有情感、思想心理或心靈能量的想法，將造成生理反應，而後這些生理反應再被儲存到我們的細胞記憶裡。如此這般，我們的傳記被編織成為我們的生物系統，漸漸地、慢慢地、日復一日地。

諾曼有位年輕病患的故事恰好可用來說明以上歷程。諾曼打電話給我，要我在電話上診療一個病人。這位病人是個牙醫師，他覺得全身不舒服，而且越來越容易疲倦，右腹部也劇烈疼痛。除此之外，他還感到非常沮喪。持續而漸增的疲勞會減弱思考及情感的清晰程度，而且這種疲勞也是一種能量徵兆，指出身體有地方不對勁。大部分的人並不認為這種疲勞是一種病徵，因為疲勞並不會造成身體疼痛。但是，即使睡眠時間增加，而這種疲勞狀況還是一直持續下去，就表示身體正試著傳達「你的能量生病了」的訊息。在能量階段即對這種訊息有所反應，通常就能避免疾病發生。

沮喪則是身體出狀況的另一項徵兆。醫學界一般將沮喪視為情感和心理障礙問題，但長期沮喪卻常是身體疾病發展的前兆。從能量的角度來說，沮喪其實是人在釋放能量（或釋放生命力，如果你想這麼說的話），而且是無意識地釋放。如果說能量像金錢，那麼沮喪就好像是打開皮夾宣布：「誰要我的錢就來拿吧，愛怎麼花就怎麼花，我不管了。」長期陷入沮喪狀態一定會造成慢性疲勞。如果你不在意誰花了你的錢或花了多少，最後你一定會崩潰。正因如此，失去能量，身體也就無法保持健康。

諾曼在檢查這位牙醫師病人的時候，就已經感覺到這個人生病了。因為他的右腹部疼痛，所以諾曼替他實施胰臟癌檢查，但檢驗結果為陰性。於是他打電話請我診療。我們的慣例是，諾曼只告訴我病人的姓名、年齡，對患者的疼痛或他本身的懷疑則絕口不提。當我檢視這位牙醫師的身體狀況時，我看到這個病人身體右側，大約在胰臟附近，正在產生有毒的能量。我告訴諾曼這個人背負著沉重的責任感，而且這種感覺變成了他長期苦惱的根源。他強烈感受到他無法過著自己想要的生活，而他除了這個感覺之外，幾乎無法感受到其他的情感。（顯而易見，每個人都會有負面感覺，但並非所有的負面感覺都會造成嚴重的生理疾病。負面感覺必須變成強勢情感，像本例中的牙醫師這樣，才會引發疾病。）

我告訴諾曼我檢視的結果，告訴他這個病人罹患了胰臟癌。諾曼坦承他也有此懷疑，但檢驗結果卻都否定了這項猜測。他向我說聲再見，便回到那位病人身邊。他建議那位牙醫評估他的生活對他有何影響，並對他說他極可能需要做些改變，才能得到他所想要的。那位牙醫承認他想離開牙醫界，但卻覺得自己不能這麼做，因為這項決定將影響依賴他的人。諾曼並未告訴他，他散發著胰臟癌的能量頻率，反倒與他談論職業生涯的挫折心情，試著幫助他轉移負面態度。然而，不幸的是，那位牙醫無法遵照諾曼的建議去做。他將責任感定義為一種義務，即使照顧他人會犧牲自己，也在所不辭，而且他也無法想像自己過著照顧自己、實現自我的生活型態。

兩週後，最初替這位年輕牙醫看診的醫師，也幫他做了胰臟癌檢驗，檢驗結果為陽性。那位醫師馬上替他動手術，但在動完手術四個月後，他卻撒手歸西。

要讓自己痊癒，有時還需要同時努力改變思想。雖然上例中的牙醫師無法接受自己職業生涯的悲哀和受限的感覺，正改變著他體內的化學物質及健康情形，但旁觀者卻比較容易看出他的這些模式。生活中每一部分，包括生理歷史、人際關係、思想態度、看法見解，以及信仰觀念，都影響著生理構造。接受這個觀念，只是治療過程的一部分而已。除了在思想層面接受這種觀念之外，你還需要讓身體也接受這種觀念，讓體內的一腑一臟、每個細胞，都完完全全相信這種觀念。

學習新觀念，並偶爾應用這種觀念，這很容易。傳記變成生物學的這種看法，暗示著我們本身在某種程度上，也參與了疾病的生成。但是，我們不能濫用這個事實，因而自己生病就責備自己，別人生病就責怪別人；這也是最重要的一點。很少人是刻意選擇讓自己生病；相反的，疾病的出現，是某些行為模式或態度的結果，而一直到自己真的生病之前，我們並不知道這些行為模式或態度對身體有害。只有當疾病迫使我們檢視自己的態度時，我們才稍微能夠領悟到，自己日復一日的恐懼或尖刻的態度，其實是對身體有害的物質。

同樣的，我們都有負面感覺，但並非所有負面感覺都會讓人生病。負面情感必須變成主導感覺，才能引發疾病。而加速這個過程的，是你明知道負面想法是有毒的，卻還是允許它在你知情的狀態下成長茁壯。例如，你可能知道你需要寬恕別人，但卻決定讓自己繼續生氣下去，因為你認為這樣會給予你更多力量。讓自己處在一種強迫性的憤怒狀態之中，更有可能身染疾病。執著負面觀念的結果，是能量無力。能量就是力量。讓自己沉溺在痛苦的事件中，將能量傳導到過去，會將能量從你現在的體內排出，最後可能導致疾病。

力量是治療的要素，也是保持身體健康的必要條件。讓自己感到無力的態度，不但會減損自尊，也將耗盡身體能量，削弱身體健康。因此，原則二就是要探討力量對身體健康的根本重要性。

原則二：個人力量是身體健康的必要條件

有一天，諾曼打電話給我，要我評估一位女性，這個女性正深受沮喪以及長年頸部、下背部疼痛所苦。諾曼問我，是否覺得各種不同的電磁治療法對她會有幫助。我說：「絕對不會。她的系統缺乏足夠的力量，因此這些方法對她都沒有用。」

這是我第一次評論個人力量與治療之間的關係。諾曼請我做進一步的說明，那時我才真正了解到自己剛剛說了什麼。剎那間，我對人類的能量系統有了全然不同的想法：能量系統是個人力量的展現。

我對諾曼解釋說，這位女性的態度導致她的生活失去力量。我說，她覺得力有未殆，總是在尋求他人認同，而且極端恐懼孤獨一人。只有當她有能力控制別人時（主要是她的小孩），她才覺得有自尊。她恐懼與不足的感覺就像是黑洞一樣，把每個人都吸進這個洞裡，尤其是她的小孩，最後只會摧毀每個人。她不停批評她的小孩，只為了要他們依賴她，因為軟弱的小孩將難以離巢。不管他們有何成就——學術成就也好，運動成績也好——她總是能挑三撿四，因為她不能冒險用情感支持他們，使他們壯大。由於控制他人需要耗費強大的能量，也因為她從未真正覺得大權在握，因此她持續感到疲勞。她身體長年的病痛，是無能控制他人的結果。踏進諾曼的辦公室時，她看起來像隻鬥敗的公雞。

這位女性無法接受子女終有一天會離家的事實，但卻否認自己過度操控小孩，她認為她所做的一切都是為了孩子好。她認為自己是個凡事支持孩子的母親，因為她給予孩子們乾淨的家、健康的食物和體面的衣服。但她卻有系統地、用盡心力地去破壞孩子們的情感發展，這是她無法承認的事實。

既然傳統醫療無法幫助她，因此諾曼考慮用其他的治療方式，包括心理治療、用電子裝置刺激頭蓋骨，以及顏色聲光治療。我明白，如果她使用這些治療方法，也許一星期或一個月內，情況會有所改善。但是，除非她放棄想要控制他人的病態掙扎，否則便無法徹底痊癒。

那天下午我體認到，若想讓另類治療發揮效用，病患本身必須要有**內在**的力量觀念，也就是產生內在能量和情感資源的能力，例如相信自己能夠自給自足。這位女性只有外在的力量觀念，而且這個力量是她從外界（也就是她的小孩身上）所獲取的。這個病人當然可以接受心理治療諮商，但除非她自己面對真相，否則接受心理治療只表示她每星期能夠抱怨一小時，而無法真正治療自己。誠如史考特．佩克（M. Scott Peck）在《邪惡心理學：真實面對謊言本質》（*People of the Lie*）與《精神成長之路》（*The Road less Traveled*）兩書中指出：看清並承認與自己有關的事實、有關自己在製造自己問題上的角色，以及有關自己如何與他人相處的狀況，這些都與能否痊癒密切相關。

檢視這位女性的身體狀況，使我明瞭力量在生活及能量系統中的角色。力量扎根於人類經驗。我們的態度和信仰模式，無論正面或負面，都是我們如何定義、如何使用、或如何不使用力量等事件的延伸。沒有任何人能置身於力量議題之外。或許我們會試著處理不足或無力的感覺；或許我們會試著繼續控制我們相信能讓我們有力量的人物或情境；也或許我們會試著在人際關係中保有一份安全感（力量的同義詞）。許多人失去對他們而言象徵力量的事物，諸如金錢、工作或遊戲，也或許有許多人失去讓他們有自我認知或力量的人，諸如配偶、情侶、父母或小孩。這樣的人都會生病。我們與力量的關係，是身體健康的關鍵。

想想之前提到的原則一（傳記變成生物學），再想想現在提到的原則二（個人力量是身體健康的必要條件）。力量在我們的內在與外在世界之間斡旋，也因為如此，力量是用一種神祕、象徵的語言溝通。例如，想想看最常見的權力象徵：金錢。當有人將金錢內化為力量象徵時，獲取金錢、控制金錢，就象徵著這個人的身體健康：有錢的時候，這個人的生理系統便接收到有力量進入體內的信號。他的思想發送著無意識的信息：「我有錢，因此我安全無虞。我有力量，事事順利。」這個在生理系統內發送的正面訊息，能讓身體健康。

當然，日進斗金並不保證身體一定健康，但貧窮、無力與疾病卻顯然有相關性。無法順利賺錢或突然失去財富時，生理系統便可能衰弱。

我記得在一九八〇年代中期，有個人似乎得到了財神眷顧，公司業務蒸蒸日上，而他也好像擁有十個人的精力。他工作入夜，應酬達旦，每天早上又是第一個到公司的人。他隨時保持著機警、快活的心情，而且成功順利。接著到了一九八七年十月，股市崩盤，他的公司也隨之瓦解。數月之內他的健康急速惡化：先是偏頭痛，接著是下背部疼痛，最後是很嚴重的胃腸疾病。他再也無法忍受熬夜或應酬活動，因此除了讓公司重整旗鼓的行動之外，他謝絕一切活動。

這個人並不知道他的身體健康維繫在賺錢這件事上。但等到生病時，他馬上就看出這兩者之間的關聯。他領悟到，對他而言，金錢代表了他有自由、有能力過著他一直夢想著的生活方式。失去了財富，他也就失去了力量，於是在短短數星期內，他的身體也崩潰了。當然，重建事業的壓力會使人衰弱，然而這個人在他公司往上爬升時也感受到同樣大的壓力，但這種壓力卻給了他力量。

我們每個人都有許多力量象徵，每個象徵都有生理上的對應部位。前例中，罹患胰臟癌牙醫師的力量象徵，就是他的工作。但因為他鄙視自己的職業，因此每天都在失去能量。這種能量流失的情況引發生理反應，直到變成癌症末期方休。

我們的生活架構環繞著力量象徵：金錢、權勢、頭銜、美貌、安全等。在我們生活中出現的人，以及我們每分每秒所做的抉擇，都是我們個人力量的展現和象徵。我們常遲疑而不敢質疑我們認為更有力量的人，也常因為相信自己無力拒絕而同意某件事。在無數情況、無數關係中，潛在而運作著的動力，是力量妥協：由誰來擁有力量；如何才能保有自己那份力量。

了解能量的象徵語言，意味著學會評估你與他人的力量互動狀態。能量資訊永遠是真實的。雖然有人在公眾場合口口聲聲說同意，但他的能量卻會說出他真實的感覺，而他真正的感覺，將以某種象徵方式說出真相。我們的生理和心靈系統總是試圖說出真相，而它們也總能找到說出真相的方法。

你必須知道讓你有力量的是什麼東西。找出你自己的力量象徵，找出你和這些象徵的象徵關係和生理關係，並注意你的身體和直覺傳送給你有關這些象徵的信息，將能幫助你從疾病中痊癒。

原則三：你自己就能幫助自己痊癒

能量醫療是一種整體哲學，所教導的是：「我對自己的健康負責，因此我在某種程度上也參與了疾病的生成。我可藉由療癒自己而參與疾病治療，這意味著同時療癒情感、心理、身體、以及心靈狀態。」

療癒（healing）和治療（curing）是不同的兩件事。成功地控制或減緩疾病在身體上的進展，叫做「治療」。但是，醫治某種身體疾病，並不表示該疾病的情感和心理壓力因素也同時減緩。在這種情況下，這種疾病非常可能、而且通常也會復發。

治療的過程是被動的；也就是說，病人通常會將主權交託在醫生手中，接受醫師所指定的治療方式，而非主動挑戰疾病，恢復健康。療癒就不同了，它是一種主動、內在的過程，其中包括檢視自己的態度、記憶和信念，企盼能釋放所有阻礙個人情感與心靈徹底痊癒的負面模式。這種內在檢視的過程，勢必引導一個人重新審視自己的外在環境，以活化意志的方式去努力重建自己的人生。這種意志就是去看、去接受自己生命的事實，以及個人是如何使用能量的事實；這份意志就是開始使用能量來創造愛、自尊與健康。

傳統醫學的語言，聽起來比能量醫療更像軍事戰鬥。傳統醫學的說法是：「病人受到病毒攻擊」，或「某物質污染了細胞組織，導致惡性腫瘤」。傳統醫學的哲學觀，將病患視為無辜或近乎無能的受害者，無端遭受攻擊所苦。

接受傳統醫學治療的病人遵照醫師指定的療程，因此治療的重責大任落在醫師身上。在這樣的治療方式中，病患是否和提供健康的醫師合作，當然也會受到注意，但病患的態度卻被視為無關緊要，藥物和手術才是最重要的部分。相反的，整體醫療將病患是否願意全程參與治療，視為治療成功的必要條件。

整體醫療和傳統醫學對力量採取兩種不同的態度：前者積極，後者消極。傳統醫學的化學療法不需要病患有意識地參與治療，但整體療法（例如觀想法）

圖1　能量迴路流經人體，並導向力量標的

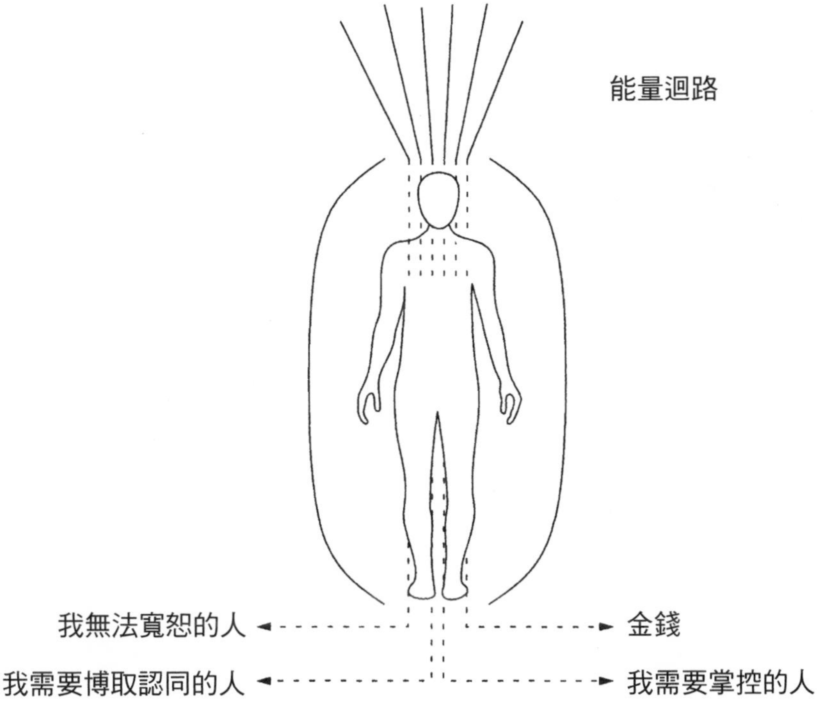

的效果，卻會因病患積極參與而提升。換句話說，病患的意識和治療方法的療效（有時候甚至是治療者的效能）之間產生了能量關聯。倘若有人態度消極被動，也就是抱持了「對我那樣做就好」的態度，他便無法完全痊癒。這個人有可能康復，但卻可能永遠無法徹底處理疾病的根源。

寄居者

之前提到那位情感沮喪、長年頸部酸痛、背部疼痛的母親，就是只擁有消極力量的例子。這類依賴外界的人覺得他必須從外在環境和他人身上獲得力量。無論有意或無意，這種人自認為「若孑然一身，我什麼都不是」。這種人會想辦法透過金錢、社會地位、政治權威、社會權威、軍事權威或宗教權威等來獲得力量，也會試著與有權勢的人建立關係。他們並不會直接表達自己的需要，反而變得擅長容忍或操弄令他們不滿的狀況。

在人類能量系統中，個人與環境的互動可象徵性地想成是一種電磁迴路。這些迴路流經人體，將我們與外在物體或其他人相連結。我們被牽引到「力量他人（物）」身上（或稱「力量標的」〔power target〕），如此一來，我們便能將這些標的的力量汲取到我們的系統內。然而，我們與力量標的的連結，也會讓一些能量從我們自身的能量場流向力量標的。

一開始我是用象徵的角度思考這些能量迴路問題，但後來我相信，這些能量迴路其實就是能量的真正路徑。我常聽人說，他們覺得被某個人或某個過去經驗給「困住」了。有些人說，在與某人相處、或處在某個環境之後，他們整個人似乎被「掏空」了。這些耳熟能詳的詞語，其實比我們所能想到的任何形容詞，更能描述我們的能量場與外在環境的互動情形。

當有人用負面的方式訴說他被某個人或某件事「困住」，或者過度認同某個物體或財產，就表示這個人不自覺地在做直覺診斷，試圖弄清楚自己的能量是如何失去的。這種人，我稱為「寄居者」（acquisitioner）。

最極端的一種寄居者是癮君子。不管染上的是哪種癮（毒癮、酒癮，或需要控制他人的癮），這種人的能量迴路完全流向力量標的，使他們再也無法使用自己的思考能力。

有個悲慘的案例能說明這種上癮而導致能量流失的後果，這個案例是我在丹麥舉辦的一場工作坊上注意到的，那場工作坊是為了ＨＩＶ陽性反應或已罹患愛滋病的患者所舉辦。參加工作坊的學員中有一名叫安娜的女性，她之所以成為ＨＩＶ帶原者，是由於她的職業所致，她從事娼妓業。她的舉止就像個小女孩，而且體型非常嬌小。當時她走路一跛一跛，因為四星期前，有位「恩客」打斷了她的肋骨。

在工作坊中，我討論到病患該做些什麼才能夠療癒重症，並提到成癮的行為——不管是菸癮、毒癮或酒癮——都會減損治療效果。有節下課安娜來找我，對我說：「凱洛琳，那如果每天只抽兩根菸，結果會有多糟？」我看著她，心裡明白：假使我左手握著愛滋病的療方，右手拿著一根香菸，對她說：「選個妳要的。」她的理智會想選愛滋病療方，但她所有的能量迴路，卻都會直接流向那一根香菸。

我要大力強調下列重點：寄居者的能量迴路所連接的力量標的，也就是他們付出自己力量的人或物。這些人或物，就是能控制他們的力量。安娜的菸癮比她渴望痊癒的力量還大。她不習慣選擇讓自己有力量，因此陷入一種將能量釋放給他人的模式中，而獲得她力量的人，常是皮條客和香菸，這兩個力量標的完全控制了她。痊癒對她而言遙不可及，因為她的力量存在於她身體邊界**之外**。

我們的理智無法輕易地與我們的情感需求抗衡。安娜十分清楚她的職業和菸癮對身體健康有害，但情感上她仍渴望香菸，因為她相信香菸能讓她放鬆心情；她也繼續和皮條客在一起，因為她相信他會照顧她。安娜的理智將她的情感依附合理化，而她的理智現在正試著對我說：兩根香菸應該不會傷害她的身體健康，因此治療方式應該有得商量。安娜無法脫離菸癮和皮條客，也就無法重獲痊癒的力量。

控制著我們、要我們依附力量標的的，不是我們的理智，而是我們的情感需求。有句名言：「心的理由，理智全然不知。」這句話精確掌握了以上的動力關係。寄居者一定會覺得使用自己的直覺極為困難，因此他們的自尊依附在力量標的對他們的看法上，於是他們便自動否決了一切直覺所傳遞的資訊。想要有清晰的直覺或感應力，就必須能夠尊重你自己所感應到的影像。如果還需要他人來肯定你所感應到的影像，便是徹底妨礙了自己的感應能力。

既然療癒是無法妥協的，因此寄居者比自覺有積極力量的人，更覺得療癒是難以達成的挑戰。畢竟，療癒是需要獨力完成的任務，沒有人能夠代替誰讓身體復原。沒錯，我們能互相協助，但，舉例來說，卻沒有人能夠代替誰去寬恕另一個人，也沒有人能讓另一個人釋放療癒所需釋放的痛苦記憶或經歷。由於消極力量的本質是「由依附他物而得來的力量」，因此與寄居者本身的生理構造相違背，因為人的生理構造，是要讓自己脫離損耗自身能量的標的。寄居者所接受的治療方式，幾乎全都是傳統醫療，但這不一定就不好；只要他們仍處在這麼被動的狀態中，傳統醫療就是最適合他們的治療方法。

重新引導力量流向

多數人之所以會來參加我的工作坊，是因為他們知道需要改變自己的生活。有些人害怕分手、害怕辭職；有些人設法過著違背自己情感需求的生活。我已數不清有多少人說過：「我想，在我明白自己有多不快樂之前，我過得比較愉快。」

然而，一旦察覺到自己的情感需求，就不可能將之遺忘。一旦知道自己不快樂的起因，就無法讓自己重回無知的境地。我們必須抉擇。選擇的能力也是一種積極力量。感覺到自己擁有積極力量很刺激也很危險，因為這種感覺會讓自己想要改變生活中那些不再合宜的部分，而改變這些部分，又會促使自己去質疑生活中另外一些自己所不滿的方面。

改變生活通常很難，因為我們會忠於原貌。這種忠誠通常是在家庭結構中習得，而且這種忠誠也連結著自己和家庭。不過，忠於自己，卻又是另一種截然不同的美德，而且堅持忠於自己，也可能在家庭中挑起軒然大波。例如，如果女性開始忠於自己，便可能體認到自己再也無法忍受這種婚姻。如果她將這種想法告訴丈夫，他可能會對她說：「想想孩子吧。」這是忠於群體與忠於自己兩相矛盾最常見的例子。

生活在一種不滿的情境之中，我們有時可能會試著尊重群體對忠誠的要求，同時避免去考慮自己的情感需求。但是，有些時候，我們的情感需求卻變得「氣勢磅礡」，使理智再也無法愚弄感覺。上例中鬱鬱寡歡的妻子可能會繼續這段婚姻，但內心掙扎永無止息；或者她也可能離婚，但卻滿懷對群體（也就是家庭）不忠的罪惡感。老實說，若這個環境是在你發現自己的需求之前就已經存在的，那麼要將自己的需求成功地引介入這樣的環境中，方法實在不多。

茱莉深受卵巢癌及乳癌所苦，因此參加我舉辦的一場工作坊。她的婚姻出現問題已經好幾年了。她想治療癌症，但與她同住的，卻是個極度輕視她的男人，這樣的模式在他們婚後兩年開始出現。他不斷地告訴茱莉，他一看到她就倒胃口，但其實茱莉非常有魅力。為了獲得他的肯定，茱莉經常挨餓不吃，而且持續運動。茱莉將自己描述成善於操弄的人，這是她用來處理婚姻的方式，雖然這種方式並未讓她得到她所想要的。例如，她若想讓丈夫注意她，就會杜撰一些能引起他注意的事，內容是關於她逛街時所遇到的人。有一次她還打電話到他辦公室，騙他說慢跑的時候有人想強暴她。但不管她揑造什麼故事，似乎都無法使她先生關懷、尊重她。

金錢是他們之間出問題的另一項導因。雖然茱莉的丈夫薪水非常高，但他卻只給她微薄的零用金，而且要求她每分錢的開銷都要報帳。儘管遭受這種羞辱，茱莉卻從沒想要找個工作增加個人收入，因為她自認自己缺乏

圖2 能量迴路從一位女性的身體流向她的丈夫

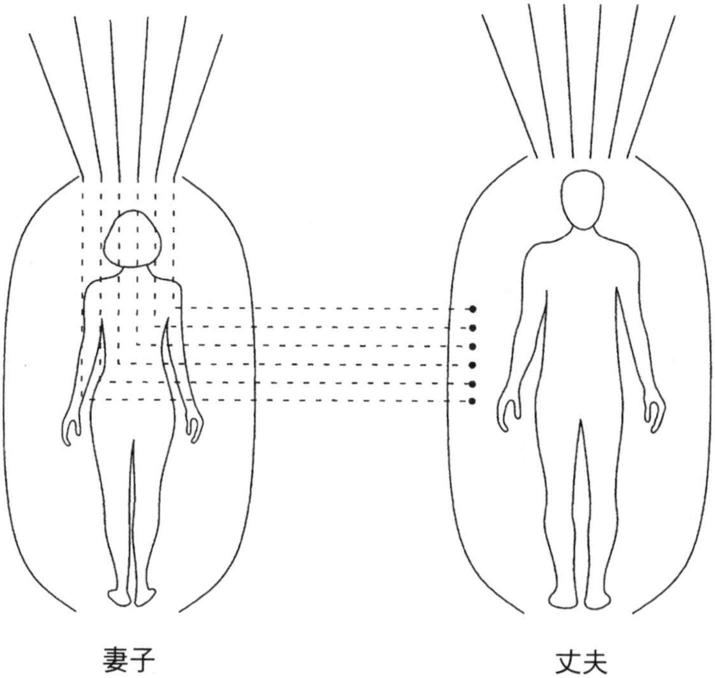

註解：由於這位女性完全依賴她的丈夫，因此她所有的能量迴路都依附在她丈夫的能量場上。這種不平衡的狀態，導致這位妻子完全缺乏讓自己身體健康的能量，同時也讓丈夫產生「窒息」的感覺。

工作技能。

婚後兩年，茱莉和她先生就不再有性生活。茱莉嘗試讓兩人的性生活再度活躍，但反而招來更大的羞辱。在診斷得了癌症之後，她先生更是拒絕與她同房。對於先生的拒絕，茱莉的反應是睡在臥房門口。每天早上她先生離開房間去上洗手間時，都會用腳踩在她身上，有時當她抬起雙眼看他、請他幫助她時，他還會在她身上吐口水。

當茱莉被問到為何不離開她先生時，她回答說：不管在感情上或財務上，她從沒能夠自己照顧自己，而現在是她最需要別人照顧的時候。諷刺的是，每當她提到她先生，臉上就會流露出飄忽的神情，好像中邪一樣，她會說他其實是個體貼入微的好丈夫，只不過他現在事業壓力太大。她還會補充說，他是真心愛她的，只不過他不善於表達自己的情感。

我建議茱莉去看心理治療師，她回答說她先生認為治療師一點用都沒有，所以她不能去。我還建議她吃些對身體有益的食物，例如健康的飲食，再加上大量維他命，這樣體力多少會恢復一些。茱莉又回答說，如果她先生同意的話，她就會照著做。

從能量的角度來看，茱莉在女性特有的部位罹患癌症，這是個很重要的訊息。首先她在卵巢發現癌細胞，接著又發現乳癌。這些病是她內心感受的象徵聲明：她身為女人，卻被丈夫拒於千里之外。下一章將提到，我們的性器官包含了我們一生的能量，尤其是我們的人際關係，以及與外界的互動方式。茱莉無法將自己視為有個人力量的人，因為她將先生視為自己安全感的來源。她的身體系統不斷接收到「我是無力的」此一訊息。不到一年，茱莉就病逝了。

擁有積極力量的人，與茱莉這類的寄居者截然不同。擁有積極力量的人自己就能產生動機；他們相信自己照顧自己是最優先的事；他們的能量迴路連接到意識、力量、情感毅力等特質上。自己有動機的人，有能力做任何保持身、心、靈三者平衡所需的事。

喬安娜和茱莉一樣，婚姻出現問題，也罹患了乳癌。雖然喬安娜的婚姻不像茱莉的婚姻那樣，是一齣情感恐怖片，但她有自己的問題。喬安娜的先生尼爾，同時與數位女性交往。喬安娜對此心知肚明，但卻試著視而不見。在她忍受丈夫不忠的同時，也開始參加女性自主研習會。參加了這些研習會後，喬安娜終於明白，她先生的行為侵犯了她的情感邊界。在參加研習會之前，喬安娜從未用個人情感邊界的角度思考。她就像許多人一樣，時間到了就結婚，而且認為兩個人的情感應該會合為一體。

喬安娜不久就領悟到，只有當她開始尊重自己、開始培養自尊，她的乳癌才有治癒的希望（乳癌發生在與給予、滋養有關的部位）。慢慢地，喬安娜在心中將自己看成一位強壯的個人。藉由將自己當作一個**獨立的個體**，她開始與自己建立關係，這是她從前認為不可能的，因為她一向認為配偶是個人所**不可或缺**的。

喬安娜逐漸看出自己的需求，於是她發揮內在權威，挺身要求尼爾遵守婚姻誓約。尼爾答應改變自己的行為，但他的諾言維持不到一個月。喬安娜最後終於明白自己無法改變尼爾，但她已無法忍受尼爾情感上的背叛。如果她還想治療癌症，就必須讓自己脫離這個損害健康的情境。於是她和尼爾離婚，最後也治好了癌症。

疾病互助團體常教導成員重新定義自我。在承認自己的需求、繼而評估自己的生活之後，與會成員們承認，觀念改變之後，他們不但再也無法接受目前的狀況，而且目前的狀況也無益於疾病治療。他們知道自己必須設法改變。在治療過程中，他們學會脫離那些從他們體內汲取力量的人或物。

對許多人而言，改變是必要的，因此治療變成了可怕的經驗。不管是真正清楚或隱約明白，這些人都知道，讓自己的能量迴路遠離力量標的，也就是向力量標的說再見。他們內心躊躇猶豫：一方面他們想脫離力量標的，但另一方面，他們又想緊抱力量標的不放。有些人最後放棄，試著讓自己游移在兩個世界之間：他們並不完全處在不再適合他們的世界裡，但也從未真正邁向另一個世界。結果，有許多人朝著痊癒之泉邁進，但到了那兒之後，卻發現自己喝不下那口泉水。

要想痊癒，就得採取行動；療癒不是被動的事。我們本來就要依賴內在資源，找出重要的力量，拋棄過時的信念與行為，用全新的、健康的方式看待自己：提起行囊，勇往直前。

學習象徵性洞見

本書第二篇將描述編織成我們心理與生理系統的力量議題。閱讀該篇時，試著診斷你自己與體內七大力量中心的關係。將自己作為你直覺感應判斷的第一個對象。在這過程中，你將發現自己越來越了解肉眼所無法看見的那個奇異世界。最後，你將學到**象徵性洞見**（symbolic sight），也就是使用感應力詮釋生活中力量象徵的能力。

在第二篇之前，我先在此提示一些重點。若視見更清明，則痊癒指日可待。但是，你還需要有個能讓你吸收以上訊息、並讓這項訊息真正為你所用的內在方法。

首先（也是最重要的一點），專注於學習如何用象徵的角度地詮釋生活挑戰；找出這些挑戰的意義；思考、並感覺這些挑戰和你的身體健康有何關聯。每天都要注意你所面臨的挑戰，並注意你的理智和心靈對這些挑戰有何反應。觀察哪些事物會讓你失去能量，而你在體內何處感覺到能量在失去。最後，評估這些事物在你心靈上、身體上所造成的結果。

其次，隨時都要將自己想成是一個**能量體**（energy being），而不只是個生命體。你的能量發送並記錄你所有的思想和互動關係。隨時記得：你的傳記就是你的生理活動史。養成習慣去評估經你允許而進入你生命中的人、經驗與資料。要發展象徵性洞見，首先要有念頭：

有意識地、定期地評估你與周遭環境的互動，以及評估這些互動在你情感和生理力量上造成的影響。記住，如果你有個人的一套作業程序，也就是如果你想用某種特定的方式看待事情，就會妨礙自己接收能量資訊的能力。

第三，每天都要評估自己的能量。等你熟練之後，自我掃瞄只需花費數分鐘即可。練習的時候，可參考第二章所列的人類能量系統模型，安靜、客觀地仔細思考每個能量中心一、兩分鐘。別等到生病了，才開始注意自己能量系統的健康情形。學著感受累積在自己能量場中的壓力，一步步治療自己的能量。讓自我評量變成一種習慣。

第四，當你發現能量漏洞時，要將注意力完全集中在能幫助你復原的要素上。常問自己一個問題：「我為什麼會失去力量？」不管是能量失衡或生理失衡，只要是想治療失衡的情況，就必須全心全意參與。永遠都要努力看透危機的物質成分。參考能量的七則神聖真理（第二章將作介紹）。當你感受到壓力時，這七則神聖真理中，一定會有一則或數則與你的狀況有關。這時要問你自己：哪幾則真理象徵性地呈現在你的壓力情境中。

例如，面臨工作危機時，你或許會想參考七則真理中「敬重自己」那一則。這則真理或許對正發生在你生活中的事件，有著精闢的見解。緊守這則真理的觀念，就能讓自己飄離幻象的流沙，飛昇到能客觀詮釋你所處情境的心靈或象徵層次，也學習到這種情境為你而設的力量課題。

心靈教誨教導我們要將重心擺在自己身上，但並不是用一種本位主義的方式，而是用一種有意識地管理自己能量與力量的方式。由此得出你的第五項任務是：去了解是**什麼**（而非誰）將力量從你身上抽離。要了解，那位似乎正將能量從你身上抽離的人，事實上只是你自己某部分的投影而已。例如，如果你嫉妒某個人，對你來說，重要的不是那個人，而是在那人身上所反射出你本性的陰暗面。事實上，那個人可說是你的老師。將全副心神放在你嫉妒的那個人身上，並無法療癒自己。你只會遇到更多更多的老師，後來的老師，將比先前出現的，讓你感受到更大的壓力。你的任務，是要學習老師所帶給你的課題，而非學著去憎惡那位老師。

當你下了錯誤的結論，認為那個人是讓你筋疲力竭的根源時，你便墜入了恐懼、怨懟的深淵裡。你需要將重心重新放在你的力量中心，直到你獲得影像，知道那個人與你有著何種力量關係為止。一旦你將眼光放在自己所學習的課題，而非那位老師本身，你便已得到象徵性洞見的一項重要好處：你明白，真理是透過這個挑戰傳遞給你。

第六，簡化你對療癒的要求。基本上，療癒任何疾病的基本要求都一樣。將疾病想成一種力量障礙，好像機器故障一樣。等你找出能應用在你情況的神聖真理之後，便根據你從這個真理所學到的知識，組織你的內在療癒過程。將你的內在療癒與任何重要的傳統醫療結合，執行計畫，堅持到底。取得所需的任何支援，並加以妥善運用。記住，你該做的是穿越傷痛，而非沉緬於傷痛中。別浪費時間讓自己像個受害者般地思考、行動或祈禱。感覺自己像個受害者，只會讓自己病上加病。假如你無時無刻都認為自己是受害者，那麼這種想法本身就足以導致疾病。

維持身體健康所需的每件事，你都要做到，例如服用適當的藥物、每天運動、飲食合宜等等。同時，你還要做到維持能量體健康所需的每件事，例如釋放未竟事務、原諒過去的傷害等。要想有效療癒，不管個人需要做何改變，都要去做，例如辭去壓力四伏的工作、結束充滿緊張的婚姻、開始練習冥想，或學習越野滑雪。重要的不是做改變，重要的是要做出療癒所需的改變。

坐而言並不能讓你痊癒，起而行才會。不管罹患哪種疾病，除了努力維持積極的態度之外，若想痊癒，還需要專心一致、堅持到底。如果你一星期只觀想一次，那麼這種觀想法便不會有效；假如你一輩子只運動一次，身體並不會從此變得硬朗。療癒身體或生活上的挑戰，或發展象徵性洞見，都需要每日練習、全神貫注。雖然你可以簡化完成療癒所需的步驟，但療癒疾病極有可能會是全天候的工作。

如果你使用的是整套而複雜的療程，也就是合併數種不同的療法，由多名治療師與內科醫師執行，加上數種草藥和維他命治療計畫，但卻覺得自己的病況幾乎仍是毫無進展或完全停滯不前，就可能是你自己阻礙了自己的治療。也許身體變健康在某方面給你的威脅，比你所知道的還龐大；也許你無法拋棄過去的某件事，也或許身體變健康將改變你和另一個人的力量平衡關係。用腦好好想想這件事。有些疾病顯然真的比其他疾病嚴重，因此治療無效，並不一定表示是你自己阻礙了療程。但是，倘若十種不同的療法再加上十位不同的治療師，都無法讓你的生活有點起色，那麼你就需要想想：是否你有意無意妨礙了治療；或者你的治療，也許包括了做好離開這個物質世界的心理準備。

第七，簡化心靈。我所做過有關天堂的研究全都導向一個結論：天堂並非複雜的領域。既然如此，我們的個人神學也不應該很複雜。試著讓自己只相信天堂所發出的重要訊息。例如：

- 世間事物皆可在瞬間改變，任何疾病都能痊癒。神並不受限於人類時空或俗世煩憂。
- 貫徹始終：實踐你的信念。
- 人世變化無常。每個人在這一生都會經歷艱困的轉變時期，也會有安詳時刻。學著順應變化；別試著阻礙變化發生。
- 永遠別將自己的快樂牽繫在別人身上。快樂是內在的個人態度和責任。

- 生命基本上是一個學習的歷程。每種情況、每項挑戰、每段關係，都包含著某些值得學習、或值得教導他人的訊息。
- 無論何種情況，正面能量都比負面能量更能有效運作。
- 活在當下，學習寬恕別人。

相信神是以複雜的方式「思考和行動」，這對自己沒半點好處。學著用神的方式思考，用簡單、不朽的真理思考，會來得更好、更有效。

我們很可能讓自己活得比實際需要的複雜許多。達到健康、快樂、能量平衡的唯一方法，是下定決心正面思考，盡量不要負面思考，同時用一種與我們所知的真理在精神上相互契合的方式過活。只要專心致力於以上兩件事，就足以使我們神性生理系統內的力量，影響我們生活的內容與方向。

我們本來就要學習相同的真理，讓人類固有的神性能在我們內部運作，遍及全身。這是很單純的工作，但絕非簡單的事。我們的生活場景、人事各有不同，但它們呈現給我們的挑戰，卻完全相同，對我們身心所造成的影響也全然一致。我們越了解這個事實，就越能發展出象徵性洞見——也就是能看透俗世幻象的能力，看清生命挑戰所賦予我們課題的能力。

• CHAPTER 2 •

依上帝形象而造

Made in the Image of God

雖然醫療直覺所描述的是人類的生理問題，雖然我是用能量語彙向別人解釋這些問題，但從我第一次獲得醫療感應力開始，我便清楚明白地知道：醫療直覺基本上是關係著人類的心靈。「能量」是一個中立的詞，無關宗教，也無關人與上帝關係中隱含的恐懼。「你的能量耗盡」這句話，比「你的心靈中毒了」，更容易讓人接受。然而，大多數來找我的人，事實上都處在心靈危機中。我對他們說，他們的危機是一種能量障礙，但這麼說，卻不如用心靈語彙來描述這些危機來得有用。

我在領悟到東方脈輪和西方宗教聖禮之間的一致性之後，便將心靈語言納入我所做的能量敘述。這種領悟突如其來，發生在我所舉辦的一場能量分析的研習會中。

當時我正在作演講的開場白，我在黑板上畫了垂直排列的七個圓圈，代表人類能量系統的七大力量中心。等我回頭望向這七個空心圓，心頭卻為之一震：黑板上排列著的，不只是七個脈輪，而且還有基督教七種聖禮。就在那一刻，我了解到：原來脈輪和基督教所傳遞的心靈訊息是相同的。稍後，等我更深入研究、探索這兩者的相似點時，我才知道，原來卡巴拉也有七則相對應的教義。這三大傳統之間的一致性使我明白：人類的靈性不只是心理和情感需求而已，而是一種與生俱來的生理需求。我們的精神、我們的能量，以及我們的個人力量，全都是一種力量，而且是相同的力量。

這三大傳統所共有的七則神聖真理，存在於人類心靈力量的核心。這些真理教我們引導那股穿越我們系統的力量（或生命力）。事實上，我們將這些真理收編在體內七個力量中心裡。這些真理是我們內在身心引導系統的一部分，同時也是所有人共有的外在引導系統；引導著我們建立心靈行為，並創造身體健康。我們這一生的心靈任務，是學習平衡身體與靈魂、思想與行動，以及生理與精神力量的能量。人們的體內，就藏著一幅治療藍圖。

〈創世記〉將亞當的身體描述成「依上帝形象而造」。這個說法所傳達的神諭，可依照字面解釋，也可從象徵角度解讀。這句話的意思是：人類是神聖力量的能量複製品，是有著七種基本能量的系統，我們注定要在這趟稱為人生的歷練中，探索並發展這個系統所蘊含的真理。

一旦領悟到人類的能量系統包括了這七則真理，我就無法再將自己侷限在能量字彙中，於是我開始將心靈觀念納入我所做的感應診斷中。由於我們的生理設計也是一種心靈設計，因此同時使用能量和心靈語言，可跨越各種不同的信仰體系。這種語言開啟了各種不同信仰間的溝通管道，甚至還讓人回歸原先排拒的宗教文化，但卻不必背負沉重的宗教教條。參加我研習會的人，已經採納了這個結合能量與心靈的語言，並使用這種語言來陳述存在於他們生理疾病、壓力障礙或情感痛苦中的挑戰。用心靈的架構來檢視自己的問題，能加速療癒過程，因為這麼做，能替危機增添意義與目的的向度。於是自己就能幫助自己療癒，共創自己的身體健康，也重新打造自己的生活。因為所有的人類壓力都代表著心靈危機，同時也是心靈學習的契機，因此你幾乎可以在每種疾病中，看出你是否使用、誤用或誤導了自己的心靈與個人力量。

大部分的宗教或文化傳統，從古老的希臘、印度到中國、馬雅教義，都認為人類意識、心靈或力量的根源，是帶有神性的。幾乎所有的文化神話都有著以下的故事，用來說明神與人類的互動關係：眾神與人類交媾，製造出像神或半神的後裔。這些後裔代表了人類所有層面的行為，從偉大的創造活動、毀滅與報復行為，到瑣碎的嫉妒、競爭、不悅的舉止，進而到變形、性與感官的超越行為。早期文化創造出這些神話，是為了探索自身的情感和心理本質，並探討存在於人類心靈的力量。每個文化都表達了自己對人類共有的心靈旅程和心靈蛻變的看法——按照喬瑟夫．坎伯（Joseph Campbell）的說法，就是英雄的旅程。

在與神有關的故事中，猶太傳統的故事最為獨特，因為猶太故事從未將耶和華敘述成有性的神。在猶太故事中，上帝有左右兩手，但有關上帝形體的描述，卻從未超過「腰部以下」。猶太教不像其他心靈傳統，它只將部分的人類特質轉移到耶和華身上，並與那位難以接近的上帝保持較疏遠的關係。

但是等到基督教竄起，當時信奉基督教的猶太人，卻給了上帝一副人類的軀體，並名之為耶穌，意謂上帝之子。對其他猶太人而言，基督教最邪魅的學說，是跨越上帝與人類之間的生理藩籬，並用一則生理／心靈事件，開啟了基督教的新神學，這則新事件就是天使報喜（Annunciation）。在天使報喜事件中，天使加百列（Gabriel）對聖母瑪莉亞宣布，上帝選中了她，她將生育一子，命名為耶穌。這件事的言外之意是，上帝是這個孩子的生身父親。突然間，猶太教中那位被稱為耶和華的抽象的神，居然與一位人類女子結合。

基督徒使耶穌的誕生成為「生物神學」，並將耶穌的一生當作是人類被依「上帝的形象、外貌」而造的例證。猶太教徒和基督徒，都同樣相信人類的身體（尤其是男性的身體）酷似上帝。近代的神學著作質疑人類外貌酷似上帝的論述，並將這種學說修改為：酷似上帝的，是人類的心靈。儘管如此，最初的主張，亦即我們的生理構造是按照上帝形象而造的觀念，仍然是猶太基督教傳統中，訴諸於文字的主要原型觀念。

所有心靈傳統共有的觀念是：人類必得要將身體與上帝的本質結合；我們要將神性放在我們的骨血中、放在我們思緒與情感的架構中。世上的信仰系統對上帝心靈本質的觀念，反映出人類最良善的特質與特性。例如，假使我們偶爾能做到悲天憫人，那麼上帝一定慈悲為懷；既然我們能夠寬恕別人，那麼上帝必定會寬恕世人；既然我們能愛，那麼上帝一定滿懷愛心；既然我們會試著保持公正，那麼上帝必定會主導我們，使我們努力平衡對與錯。東方傳統認為，神的公正公平表現在輪迴法則上；基督教世界認為，上帝的正義就是金科玉律（Golden Rule）。我們用各種方法將神性編織成生活思想和行動的所有層面。

當今有許多追求靈性生活的人，試圖將對神的高度意識注入每日生活中，並努力表現得好像他們的每個態度，都表達了他們的心靈本質。這種有意識的生活，是對神的祈求，向神祈求擁有自己的心靈主權。這揭露了古老宗教中神與人的典型父子關係，也表示人朝著心靈成熟的方向邁進。心靈的成熟，不僅意味著有能力詮釋意境深遠的宗教文本，也代表能夠閱讀身體的心靈語言。等我們越來越明白，也認清自己思想、態度（也就是我們的內在生活）對身體和外在生活的影響，我們就不再需要想像有個為我們而存在、完全為我們所仰賴的外在天父。心靈成熟之後，我們將能負起自己參與生活創造、健康創造的責任。自身參與創造，其實是心靈成熟的要義：它代表做出抉擇，並接受自己對這些選擇的責任。

管理自己的選擇力量，是神聖的挑戰，也是我們降臨人世所履行的神聖契約。管理自己的選擇力量，始於我們對思想及態度的選擇。從前，選擇表示我們對上帝為我們所創事物的反應能力，但到了現在，選擇卻表示我們也參與了自己所經歷的事，也就是我們藉由思想與情感的獨創力量，參與了自己身體健康的創造。卡巴拉的七則神聖真理、基督教的聖禮，以及印度教的脈輪，在在證實了我們正逐漸蛻變為有意識的靈性成人。這些字面和象徵的教誨，重新定義了心靈和生理健康的涵義，幫助我們了解是什麼讓我們健康、生病和痊癒。

這七則神聖真理跨越了文化疆界，而且在象徵層面上為我們的人生旅程建構了一幅地圖，一幅鏤刻在我們生物構造內的地圖。這些宗教文本一而再、再而三地告訴我們：生活的目的，是要了解並發展心靈力量，而這份力量，攸關著我們思想和生理的健康狀況。濫用這種力量，將耗盡精神，並流失人體生命力。

由於神的能量原本就存在於我們生理系統內，因此我們心頭浮現的每個想法、所支持的每種信念、所依戀的每項回憶，都能轉化成對身體、心靈正面或負面的命令。用這種角度看待自己，是很莊嚴，但也令人恐懼，因為這表示我們的生活或思想，沒有一部分是軟弱無力的，甚至沒有任何一部分是屬於你自己的。我們是神所設計、所創造的生物。一旦這則真理成為你意識的一部分，你將永不可能再過著凡夫俗子的生活。

脈輪的象徵力量

東方宗教有言，人體內有七個能量中心，每個能量中心都包含著一則人類所共有的心靈生命課題，那是我們在進化到更清澈的意識時所必須學習的。我在定期從事醫療感應評估多年後才領悟到，其實我就是憑直覺專注於這七大能量中心。這個神聖而古遠的意象，非常精確地描述了人的能量系統、能量習性，以及能量傾向。

脈輪體系是種原型，描述人類經歷七個階段後達到個人的成熟。這七個脈輪垂直排列，從脊椎底部延伸至頭頂。這種排列方式，意味著我們藉由逐漸克服來自物質世界的誘人拉力，朝向神聖攀升。在每一階段，我們對個人力量及心靈力量，將有更精闢的了解，因為每個脈輪都象徵著一則心靈人生課題，或代表全人類共有的挑戰。精通每個脈輪之後，即獲得了力量與自我認知，而所獲得的力量與自知，將融入個人心靈中，推動著個人走上傳統英雄之旅的靈性意識之路。

以下簡述這七個脈輪所代表的靈性人生課題（參見下頁圖3）：

- 第一脈輪：與物質世界有關的課題。
- 第二脈輪：與性、工作、生理欲望有關的課題。
- 第三脈輪：與自我、個性、自尊有關的課題。
- 第四脈輪：與愛、寬恕、憐憫有關的課題。
- 第五脈輪：與意志、自我表達有關的課題。
- 第六脈輪：與思考、直覺、洞察力、智慧有關的課題。
- 第七脈輪：與靈性有關的課題。

這七則心靈人生課題指引著我們，使我們意識更澄澈。但是，倘若我們忽略了自身的責任，而需要有意識地處理這七大心靈課題，這七大課題的能量就會顯現在疾病上。東方的心

圖3 拙火體系的七個力量中心或脈輪

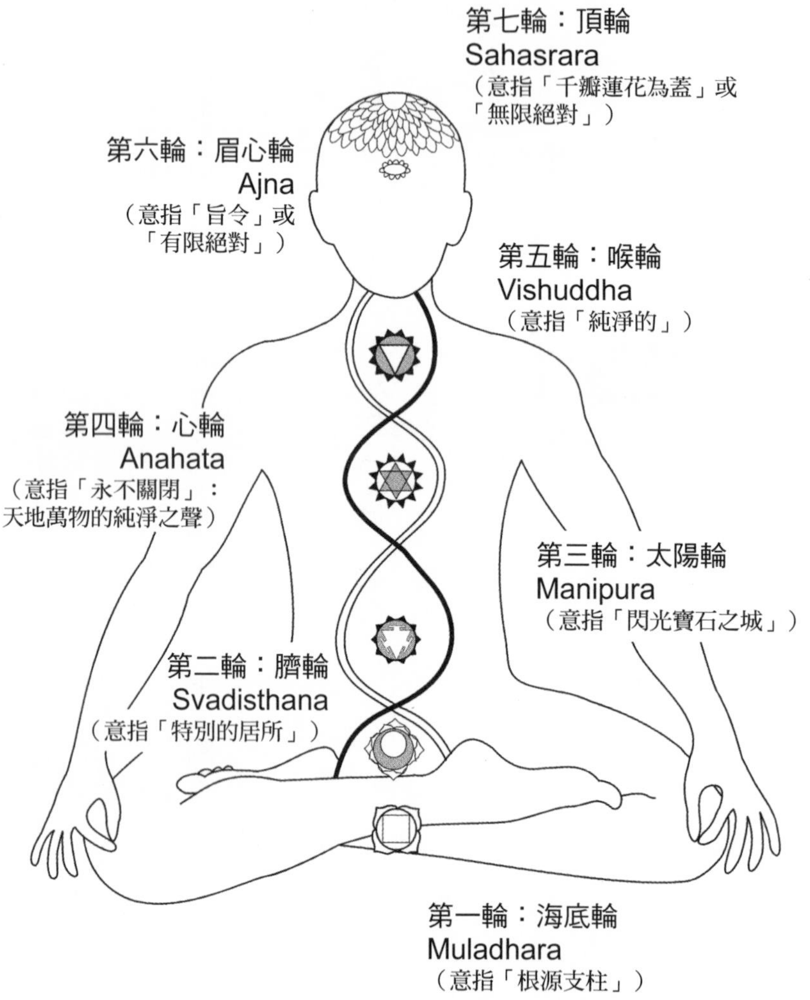

脈輪的形狀傳說像蓮花，外側的漩渦表示精神與心靈對照的能量：灼熱的能量或顏色較深的螺旋線，與較輕的心靈能量或較淺的螺旋線成對比，這兩者必須保持平衡狀態。
資料來源：喬瑟夫・坎伯，《神祕意象》（*The Mythic Image*，1974年，普林斯敦大學出版）

靈傳統明瞭，疾病表示個人內在力量耗盡或心靈耗竭。世界上主要心靈傳統之間的一致性，更是強調了人類經驗中普遍存在著的心靈與肉體、疾病與療癒之間的關連。

若從象徵的角度而不要從字面來看，基督教的七種聖禮，顯然與七個脈輪的意義相似。

基督教聖禮的象徵力量

早期基督教教會認為，七大聖禮或七大公認的儀式，要由授任的教會領袖來主持。這七大聖禮不論在以前或現在，都是將「恩典或神的能量」之特質（基督教的說法）烙印在個人身上的神聖儀式。每項恩典的特質皆為其聖禮所獨有。雖然這七大聖禮現在主要是羅馬天主教會的儀式，但其他基督宗教傳統也保留了許多聖禮，例如洗禮、婚配禮、按立禮等。

每個聖禮都象徵著某個力量獲得階段，也就是邀請上帝直接進駐人的心靈。「聖禮」一詞的意思，是懇請神的力量進入個人靈魂的一種儀式。這些聖禮象徵上的重要性，凌越其宗教上的重要性。我雖然提到這些儀式，但並不表示大家讀了這部分之後，就要去接受基督宗教機構的聖禮，請讀者不要誤會。

基督宗教的七大聖禮，為心靈成熟及療癒所需的成長提供了象徵性的任務。同時，基督宗教聖禮也具體描述了在重要的生命階段，我們必須做什麼，才能擔負起伴隨心靈成熟而來的個人責任。這些聖禮不但是對我們施行的儀式，同時也是我們本來就應展現的行動。它們代表我們必須授予他人的力量，也代表我們從他人身上獲得的力量。洗禮可作為一例。這個儀式象徵著家庭接受對新生兒的生理和心靈責任，而這位嬰孩是他們帶到這世上的。身為具靈性的成人，我們的挑戰是，象徵性地、完全地，並以感恩之心接受我們的原生家庭。從象徵性的角度來看，受洗也意味著接受家庭、接受自己，所憑藉的方法是寬恕家人在童年時期在你身上造成的痛苦。蘊含在這種寬恕之中的力量，正是能讓身體痊癒的力量。

以下列出七大聖禮及其象徵目的：

- 洗禮：接受或給予恩典，感激自己能生活在這個物質世界上。
- 聖餐禮：接受或給予恩典——以「聖餅」（host）的形式——表示與上帝以及生活中所有人神聖的結合。
- 堅振禮：接受或給予恩典，以增進個人獨立與自尊。
- 婚配禮：接受或給予祝福，與自己的神聖結合，象徵體認並接受自己對愛及照顧的基本需求，以便能全心全意去愛另一個人。
- 告解禮：接受或給予恩典，掃除內心負面的意志行爲。
- 按立禮：接受或給予恩典，使個人服務之路變得神聖。
- 臨終抹油禮：接受或給予恩典，以完成未竟事務——不只是在臨終前完成，也是今日事今日畢，因此能讓人即時行愛。

這七個個人啟蒙階段，代表我們原本就要去實現的內在力量。我們需要迎戰生命所呈現的挑戰，有意識地使用、運用這種力量。

神聖光輝的象徵力量

這十道「神聖光輝」（sefirot），或稱卡巴拉的生命之樹，組成了一則複雜的教義，演變至今已數百年。這個觀念顯然可與脈輪或基督教聖禮相提並論。在中古世紀卡巴拉哲學中，這十道神聖光輝被用來描述神性的十項特質。由於在這十道神聖光輝中，有六道是呈兩兩平行並列，因此這十項特質實際上可分成七個階段，而且常被描述為上下顛倒、神祕的生命之樹，其根源於上天。根據丹尼爾・麥特（Daniel Chanan Matt）在《光輝之書》（*The Zohar: The Book of Enlightenment*，一九八三年，保羅傳教會出版社出版）一書中所說，這十道神聖光輝被認為是「人類是以上帝形象而造」（〈創世記〉1：27）此一訓示的神聖藍圖。神與人類共有這十項特質：這些特質是我們承受天命，要在生命旅程中發揚並錘鍊的心靈力量。

雖然猶太教保留了上帝最抽象的形貌，然而這十道神聖光輝卻在容許的範圍內，描繪出耶和華的性格。猶太教不若其他宗教傳統，它從未將猶太教先知視為神的直接化身。相反的，佛教的佛陀起初身為人，也就是悉達多（Siddhartha）[6]，他成佛之後，傳達開悟的訊息給塵俗世人。佛教並未描述有一種似人的神力，但在印度教中，卻有許多降臨在這世上的神。而基督教也有「上帝之子」，與人類共同生活了三十三年。

這十道神聖光輝是神的特質，也是構成原型人類的特質。這些特質被詮釋為上帝的精華，也是人類回歸上帝時所能採行的路徑。每種特質都代表著朝向上帝「名號」或「面目」更有力的顯現而提升。這些特質也常被形容成國王的外衣：這些外衣能讓我們直視國王，直接看見聖光之源，而不使雙眼灼瞎。另一個意象：上下顛倒的樹，象徵著這十項特質的根源，深植於神的本性中，吸引著我們用禱告、冥想與行動回歸天堂。我們該做的，是發揮這十項內在特質，登上人的神性根源。

十道神聖光輝、基督教聖禮，以及脈輪體系的特質，幾乎完全相同，唯一不同之處，在於力量的編排方式。基督教聖禮和脈輪，都是以最底部的力量中心算起，從一往上編號，但神的十道神聖光輝，卻是由上往下算起，第一個力量中心（也就是生命之樹的根源）位在最頂端。除去這點差異，聖禮、脈輪、以及神聖光輝所包含的七個階段，每一階段的特質幾乎完全相同。

6 編注：悉達多得正道後為釋迦牟尼佛。

以下列出這十道神聖光輝為人所接受的排列順序、最常使用的名稱，及其象徵意義（參考圖4）：

1. 科帖爾（有時拼爲Kether Elyon）：上帝的崇高冠冕，代表神能激發具體顯像的那份特質。這是定義最不明確的一道神聖光輝，因此涵蓋範圍也最廣。在天地創始的這一點上，沒有身分，也沒有特徵。

2. 侯克瑪（Hokhmah）：這道神聖光輝代表神的意念與人類思想交接的一點。經由這個能量，具體顯像開始成形，而且這個成形出現在眞正顯像之前。用現代榮格式的語言來說，由於這道神聖光輝帶有男性暗示，因此可聯想成「陽性內我」（animus）的潛意識能量。「侯克瑪」與第三道神聖光輝「庇納」平行並列。

3. 庇納（Binah）：上帝的理解與智慧。理解也是聖母，也就是萬物準備誕生的子宮。「庇納」是與「侯克瑪」相對應的「陰性內我」（anima）。

4. 黑系德（Hesed）：上帝的愛或慈悲，也代表偉大。這道神聖光輝與第五道神聖光輝「葛夫拉」平行並列。

5. 葛夫拉（Gevurah，也稱爲Din）：力量、評斷、懲罰。黑系德和葛夫拉被認爲是上帝的左右臂膀，這兩種特質相互平衡。

6. 梯孚瑞特（Tif'eret，或稱爲Rahamin）：憐憫、和諧與美善。這道神聖光輝被認爲是生命之樹的主幹，或可喻爲樹之心。

7. 聶札賀（Nezah，也稱爲Netsah）：上帝的堅忍。這道神聖光輝與第八道神聖光輝「候德」並列，兩者合併表示雙腳。

8. 候德（Hod）：上帝的莊嚴。「聶札賀」與「候德」共同形成上帝的左右腳，也是預知能力的根源。

9. 易首德（Yesod）：陽具，上帝的繁殖力，將能量融合入身體中。也被稱爲正義的神聖光輝，即《舊約．箴言》第10章25節所說的「世界的基礎」。

10. 榭基那（Shekhinah，也稱爲Keneset Yisra'el、Malkuth / Malkhut / Malkhuth「瑪互特」）：陰性、神祕的以色列社群。全以色列都是她的手腳（《光輝之書》3：23lb）。「榭基那」平衡「易首德」的男性能量，屬於女性，而且擁有許多女性名稱，如地、月、玫瑰、伊甸園等。這是最基礎的生命力，孕育生命萬物。

當梯孚瑞特（憐憫）與榭基那（女性）相互結合時，人類靈魂得以甦醒，神祕旅程也於焉展開。此時神聖光輝不再只是抽象的觀念，而變成了一張勾勒詳細的心靈發展地圖，引導著人類走上高升之路。

即使只是不經意地瀏覽，也能發現脈輪、聖禮和神聖光輝之間的原型意義完全吻合。如果你能感受、了解以上傳統的象徵力量，就表示你已開始運用象徵性洞見的力量。你將能了

圖4 十道神聖光輝——生命之樹

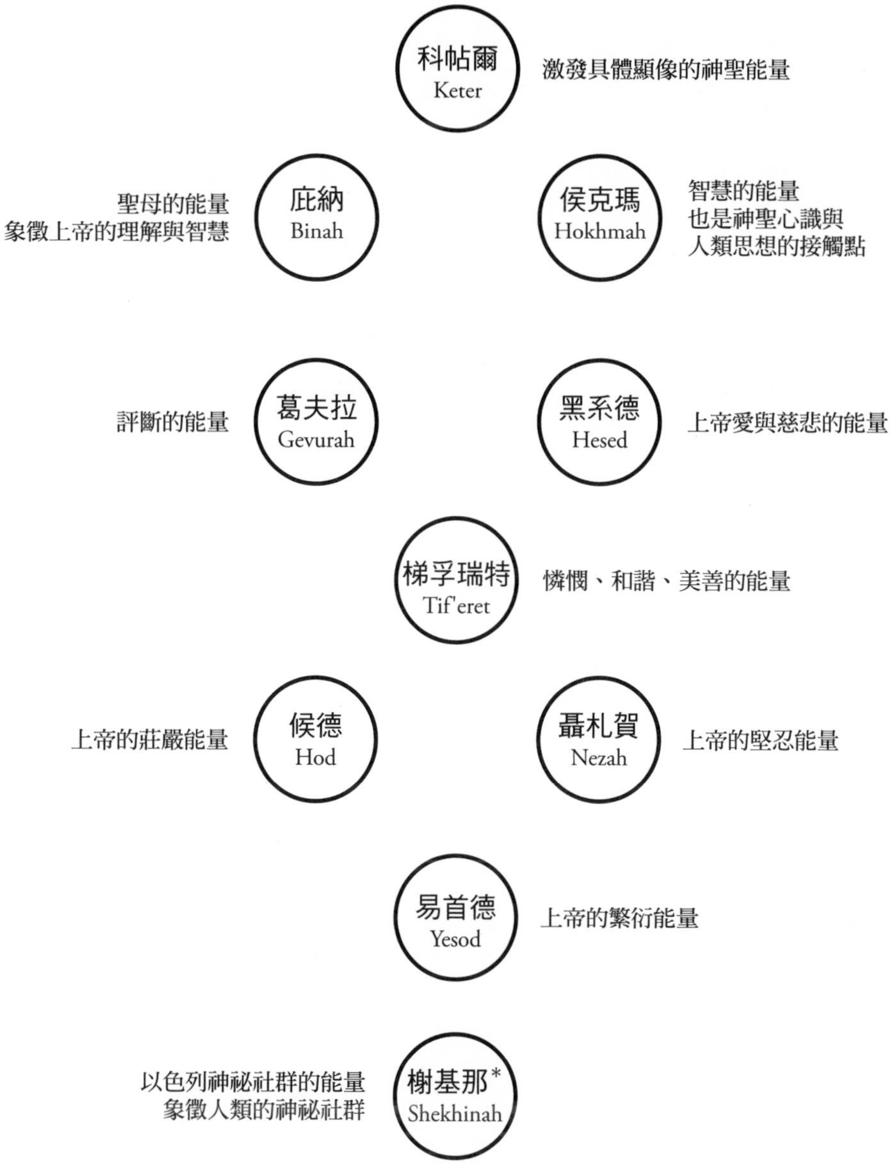

＊編注：又稱「瑪互特」（Malkuth）。

解，神學是用來治療身、心、靈三者的科學。

脈輪體系、基督教聖禮之內的神聖力量，以及十道神聖光輝所闡述的神性特質，將以上三者的智慧結合在一起，能使我們洞察自己身心靈的需求。能服侍我們心靈的，也能增進我們的身體；能削弱我們心靈的，也將損耗我們的身體。

脈輪、聖禮與神聖光輝如何協力運作

我們生理系統內有七個力量階段，每階段都蘊含了一則神聖真理。這個真理持續在我們體內搏動，引導我們正確使用其力量，並依據這個力量而活。人一生下來，即對構成人體能量系統的七則真理，有著與生俱來的認知。違反這些真理，將削弱心靈與肉體；敬重這些真理，將能增進身心的力量。

能量就是力量。我們的身體需要能量；同理，我們的身體也需要力量。脈輪、神聖光輝與聖禮，都在告訴我們如何與力量互動，如何以漸增的過程控制自己的力量。例如，在第一階段時，我們學習處理團體認同，此時力量來自於家庭。在其後階段，成人的我們有了自己獨特的力量，並管理這份力量。漸漸地，我們學著管理自己的想法、思緒與性情。我們所做的每一個抉擇，無論起源於信仰或恐懼，都引導著我們的心靈。倘若有人的心靈為恐懼所驅策，那麼這份恐懼將回歸到他的能量場與體內。但是，如果有人的心靈是由信仰所引導，那麼恩典將重返他的能量場，也因此使他的生物系統強健茁壯。

以上提到的三大傳統都認為，透過恐懼或負面想法將心靈釋放到物質世界中，是一種將個人意志置於神旨之上的無信仰的行為。用東方的心靈語彙來說，人所做的每件事，都有因果在其中。意識清醒的行動創造善因；出自恐懼或負面思想的行為則創造惡因，在這種情況下，必須從引起負面行動的恐懼中，「找回」自己的心靈。基督教傳統的告解禮，就是從負面區域裡尋回人的心靈，以便能「完整地」進入天堂。用猶太教的語言來說，對人有著如此強大力量的恐懼，是「偽神」（false god）。用我那位阿撒巴斯卡導師——瑞秋——的話說，人必須喚回走上錯誤方向的靈魂，走路才能抬頭挺胸。

我們不但是實體，同時也是靈體。為了了解自己，為了達到身心健康，我們必須了解實體和靈體如何互動，了解是什麼將靈魂或生命力從我們身上抽離，也必須了解我們如何能從恐懼、憤怒、依戀過去等偽神手中，拯救靈魂。出自於恐懼的每個執著，都會在我們心靈中產生一個離開能量場的迴路。用聖經的話來說，也就是「將生命氣息吐向大地」——那會消耗我們健康的大地。消耗心靈的，也將消耗身體；補充心靈燃料的，也將補充身體燃料。補充身體燃料、思想燃料和情感燃料的力量，並非起源於我們的基因，而是根植於神性本身。真理就是這麼簡單與不朽。

以上所提到的心靈傳統，以及感應醫療的原則，都有著三項共通的真理：

1. 若將個人心靈導向錯誤方向，會對身體與生活產生不良後果。

2. 所有人都將接二連三面臨挑戰，這些挑戰，是要測試我們對上天的忠誠度。這些試煉，將以瓦解身體力量基礎的形式出現，例如抵擋不住地失去財富、失去家庭、失去健康或失去世俗權力。失去這些，將引發信仰危機，迫使人們去問：「我究竟相信什麼？我究竟相信誰？」或者問：「我到底將靈魂交付在誰的手上？」除了以上重大的損失之外，觸動人尋求心理與心靈更高深意義的，通常是撼動個人或個人職業的身體疾病。當雙腳所踩的地基移動，而我們卻無力控制時，我們通常會尋求上蒼指示。

3. 為了治療心靈的錯誤方向，必須願意採取行動釋放過去、清掃心靈、回歸當下。「現在就把它當作真的這般相信。」這是舊約〈但以理書〉的靈性指示，要求我們在當下觀想或祈禱。

三大心靈傳統都認為，物質世界是要幫助我們了解心靈，而我們在物質世界裡所遭遇的「試煉」，都依循著一個早已注定好的模式進行。

在脈輪體系中（參考圖5），每個能量中心都儲藏著一個特殊的力量。這些力量由最沉重的物質力量，逐步升至最飄忽、最靈性的力量。很明顯的，我們在生活中所面臨的挑戰，

圖5 人類生理構造內的神聖力量

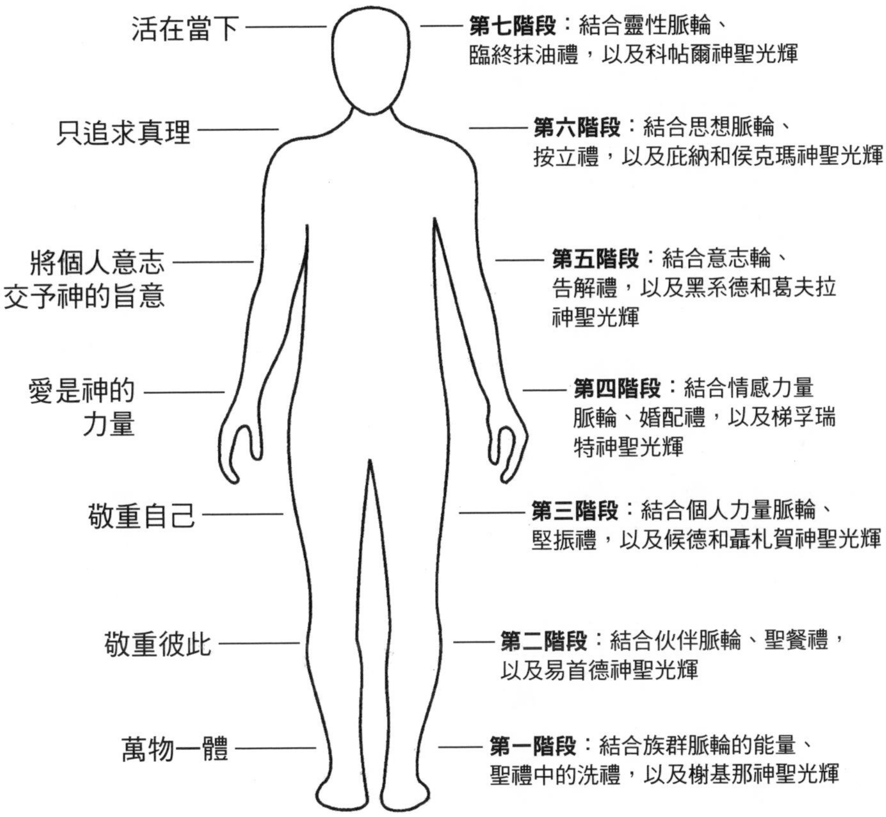

活在當下
第七階段：結合靈性脈輪、臨終抹油禮，以及科帖爾神聖光輝
只追求真理
第六階段：結合思想脈輪、按立禮，以及庇納和侯克瑪神聖光輝
將個人意志交予神的旨意
第五階段：結合意志輪、告解禮，以及黑系德和葛夫拉神聖光輝
愛是神的力量
第四階段：結合情感力量脈輪、婚配禮，以及梯孚瑞特神聖光輝
敬重自己
第三階段：結合個人力量脈輪、堅振禮，以及候德和聶札賀神聖光輝
敬重彼此
第二階段：結合伙伴脈輪、聖餐禮，以及易首德神聖光輝
萬物一體
第一階段：結合族群脈輪的能量、聖禮中的洗禮，以及榭基那神聖光輝

通常也依循這種由重到輕的方式排列。第一、二、三脈輪，與我們身體或外在力量的問題相關；第四、五、六、七脈輪，則與身體無關，而是與內在力量有關。我們若把脈輪、聖禮及神聖光輝並列，不只能得出意識發展的草圖，也能獲得治癒自己的心靈語言，以及療癒過程無可避免的挑戰的象徵性生命地圖。

七則神聖真理

外在力量

第一階段：融合第一脈輪（或稱族群脈輪，即海底輪）、洗禮及「榭基那」神聖光輝

以上三種原型驅力所創造的力量，將「萬物一體」（All is One）這則神聖真理發送到我們的能量與生理系統內。我們與所有的生命體相連，也和人類彼此串聯。每個人都要學會尊重這個真理。若連接上這三種原型驅力的其中任一能量，我們就能連接到這則真理。族群脈輪回應著我們敬重家庭關係的需求，以及我們內心需要有榮譽規約的需求。首先，你會在原生家庭中遇到「萬物一體」這則真理，並學習尊崇你的「血緣關係」。你的家人可能會在宗教聚會場合教導你：「我們都是某個神聖家族的一份子。萬物皆為一體。」你與原生家庭的關係，象徵著你與所有人、所有生命體的關聯。誠如一行禪師（Thich Naht Hanh）所說：

「我們彼此相容。」（We "inter-are"）違反這種能量關係，例如覺得與我們不同的人就比我們差，將造成內在心靈衝突，也因此會在體內引發矛盾。接受「萬物一體」的真理，並據此真理行事，是普世性的心靈挑戰。

在實際的基督宗教「洗禮」中，家庭所做出的承諾是雙重的。第一個承諾是，家庭接受自己對誕生在家庭中新生命的實質責任；第二個承諾是，所有家庭成員都要擔負起教授這個小孩心靈方針的責任。完成這些責任，將創造出一個人能畢生仰賴的強大信仰與真理的基礎。

對於具靈性的成人來說，「洗禮」這個象徵還帶有另外兩種承諾。首先，我們有份心靈需求，需要我們全心全意接受自己的原生家庭，將自己的原生家庭視為「上天挑選」來教導我們這一生所需學習的課題；其次，我們允諾要擔負起個人的責任，以人類一員的身分尊嚴地生活，己之所欲方施於人，並接受世上所有生命。完成以上兩項承諾，基本上就可說是我們為自己施行了洗禮，榮耀了我們自己的生命。違背以上承諾，例如以負面的眼光看待自己的原生家庭，將大大消耗我們能量系統的力量，因為這種作法違背了能量系統中的高層真理。

「榭基那」這個名稱的意思是「神的存在」，這道神聖光輝是創造與保護以色列這神祕社群的神聖意識。用更具象徵性、更普遍的觀點來看，神的意識創造並保護了所有人類族群。「榭基那」是進入神性的入口，《光輝之書》第一篇第七章有云：「要進來的人必得從這門來。」這句話是最適切的描述，因為榭基那與人類能量系統中的第一脈輪（或族群脈輪）相互呼應。這句話意味著：想要獲致更高的心靈真理，我們必須先敬重自己的家庭及所有的人類社群。

第二階段：融合伙伴脈輪（臍輪）、聖餐禮，及「易首德」神聖光輝

這三種原型驅力所創造的力量，將「敬重彼此」（Honor One Another）這則神聖真理發送到我們的系統中。我們在伙伴脈輪內，獲得在所有關係中——包括婚姻、友誼與職業關係——行為正直的力量。這個能量特別活躍，因為它與所有財務和創造性活動相互呼應。正直和自尊，為健康所需的必要條件。我們若做出有損尊嚴或屈降人格之事，也就是在污損心靈與身體。

從象徵角度來說，聖餐禮將以下真理散發到我們系統：「與我們共享一體的人」，都是經上天設計而成為我們生活中的一部分。與人分享聖餐時，我們即象徵性地承認彼此都是心靈家族的一份子，承認我們所認識的每個人，都是因上天的設計而存在於世上，承認我們都需要彼此來豐富生命。有些「關係」很痛苦，但卻是必要的。每個存在於你生命中的人，都在你成長過程中扮演著重要的角色。你所面臨的挑戰，是讓自己成熟到領悟這則真理，並依此真理而活。從心靈角度來看，將其他人看做是自己的敵人，或將自己看成自己的敵人，都

有違常理。負面關係產生負面能量，而負面的能量將阻礙象徵性洞見。若我們選擇用負面角度詮釋自己與他人的關係，將無法看清神的旨意。

易首德這道神聖光輝象徵著第二脈輪的能量或社區能量。易首德是陽具，是播撒生命種子、由能量創造物質、由潛能創造形體的繁殖需要。在這道神聖光輝中，創造是相互的活動，是生命由此而迸發的自然二元性。象徵上，易首德代表了自己與其他人類神聖結合的能量需求，這種結合創造了宇宙繼起之生命。我們的靈性，驅使我們跟其他人內心的神聖連結，以及與伴侶的靈魂融合在一起。親密關係本身就是一種神聖結合的形式，易首德神聖光輝自然會將我們拉向有可能與我們形成神聖結合的人。倘若我們無法尊重自己在神聖結合關係中所做的誓言，或我們不名譽地違反了神聖誓言，那麼我們也就違背了自己的心靈。生命有時的確會要求我們重新審視誓約，於是離婚或其他的分手事件便會發生。離婚本身並非不名譽之事，但我們必須注意自己在取消誓言的過程中的態度。

第三階段：融合個人力量脈輪（太陽輪／太陽神經叢）、堅振禮，以及「候德」與「聶札賀」神聖光輝

這四種原型驅力所創造的力量，將「敬重自己」（Honor Oneself）這則神聖真理發送到我們的系統中。在這一階段，四種原型驅力都引導著我們發展自尊與自重。個人力量脈輪包括了我們的「生存本能」，也就是當我們陷入危險時，保護我們、警示我們注意來自其他人

負面能量與行動的知覺。輕忽自己的直覺，就是違反了這個能量。

堅振禮的象徵意義是：我們接受「成為**什麼樣**的人，是我們自己的責任」。在了解自己的過程中，有部分是「啟蒙」經驗或「成人」儀式。心靈需要有這樣的經驗或儀式，作為邁入成人時期的標記。倘若沒了這個標記，就會出現有意識或無意識的負面影像或虛空，此時心理會呈現虛弱狀態，例如：總是需要他人贊同，可能使人不當地認同幫派、宗教狂熱份子，或其他不當團體；無能欣賞自己；以及無能發展出自己是獨立個體的健康意識。要能從自己的心靈拾取直覺的引導，需要有強烈的自我意識，以及對自己的尊重。

自尊在治療和保持身體健康上的角色，也同樣重要。缺少了自尊，將使自己與他人的親密關係短暫而脆弱。我們總是害怕被遺棄，因為驅策著我們行動的，是那份對孤獨的恐懼。肯定自己、有意識地發展並承認個人的自尊規約，對創造健康的身體非常重要。沒有自尊，也就沒有健康。

聶札賀神聖光輝的象徵意義是堅忍，也就是保有超越體能以外的強健毅力的力量。當我們接受自己的生活時，這種力量便油然而生。當我們只看到生活中所欠缺的事物，或者認為生命空虛無意義、必須學著接受生活變成這樣是自己的責任時，這樣的力量便消失無形。候德神聖光輝的象徵意義，是莊嚴或廉潔，也就是一種能讓我們超越自身侷限、喚醒我們與天主心靈聯繫的能量。發展出對自己所有、以及對生命這份大禮感激與感恩的態度，將能提升候德能量。

聶札賀與候德這兩道神聖光輝象徵著人類雙腿，再加上第三脈輪的陰陽能量，三者共同意味著從內在二元性創造出一體心靈的需求。若無自尊自重，我們將永遠無法自立，無論是實質上靠自己的雙腳站起來，或者象徵意義上的獨立。

內在力量

第四階段：融合情感力量脈輪（心輪）、婚配禮及「梯孚瑞特」神聖光輝

以上三種原型驅力所創造的力量，將「愛是神性力量」（Love Is Divine Power）這則神聖真理發送到我們系統內。這個能量中心是人類能量系統內的力量中心點，也是進入我們內在世界的象徵入口。

情感力量脈輪的能量傳遞給我們的知識是：愛是唯一真正的力量。不只是我們的思想、心靈需要有愛才能生存、壯大，我們的身體也是如此。如果我們不是用愛來對待他人，就是違背了這份能量。如果我們對別人或自己心存負面情緒，或者故意在他人身上製造痛苦，便是毒害自己的生理與心靈系統。對人類心靈藥性最強的毒藥，是無能寬恕自己或別人，這會讓人的情感資源失去功能。這個脈輪所帶來的挑戰，是增進我們愛自己、愛別人的能力，並發展出寬恕的力量。

婚配禮象徵性地將探索愛的需求與責任帶入我們生活中。首先，我們必須愛自己；我們的第一次婚姻，必須是個象徵性的婚姻，也就是定下承諾，要有自覺地關照自己的情感需求，以便能無條件地愛別人、接納別人。學習愛自己，對所有人來說，都是一大挑戰；沒有人一生下來就會愛自己。這是必須努力才能學到的一件事。如果我們在情感上忽略自己，不只我們的情感會中毒，這個毒素還會被我們帶入所有人際關係中，尤其會毒害到婚姻生活。

梯孚瑞特神聖光輝象徵著人體內的心臟與太陽，並將憐憫、和諧、美善的能量，也就是愛的寧靜特質，輸送給我們每個人。梯孚瑞特所散發出的能量，平衡了十道神聖光輝的所有神性特質。人皆有惻隱之心，在寧靜和諧的氣氛下，我們才能成長茁壯。這些能量攸關著身體健康、情感發展，以及「心的行動」（acts of the heart）。若人心未盈滿著愛與和諧這些重要的能量，再多的錢、再大的力量，都無法使心情平靜。空洞的心將造成空洞的生活，而且也常導致疾病——疾病就是不和諧的具體表現，期望能引起我們的注意。我們必須導正違背心意的行為，否則療癒將遙遙無期。

第五階段：融合意志輪（喉輪）、告解禮及「黑系德」、「葛夫拉」這兩道神聖光輝

以上四種原型驅力所創造的力量，把「將個人意志交予神的旨意」（Surrender Personal Will to Divine Will）這則神聖真理發送到我們系統內。這種臣服、讓與，是我們所能做出將心靈平穩帶入生活中最偉大的行為。每個人或多或少都明白，我們是為著一項特殊的使命而誕生在這世上，也多少明白神在我們生命中運籌帷幄。第五脈輪就是這種覺察的中心，也是我們希望了解神的計畫這份渴望的中心。

在長大成人的過程中，我們都會試著依照自己的意志生活。首先，我們離開父母，建立自己的獨立性，然後找份工作。接下來，事情或危機發生，逃也逃不掉。這次事件或危機，也許是工作未按計畫進行，也許是婚姻失敗，或者發現自己罹患疾病。無論是哪一種危機，我們都會發現自己所處的狀況，將強迫自己面對內在資源的侷限性，也就是那些使我們無法順利完成計畫的資源限制。一旦處在這種無可避免的情境中，我們就會思索一些問題：「我這輩子到底要做什麼？我生下來的目的何在？」這些問題將促使我們的意志與神的計畫結合，這也是我們所能做到最深奧的抉擇。

這個抉擇，在有信心、能信任時做，能讓神權（Divine authority）進入生活中，將奮鬥轉化為成功，傷痛重整為力量。我們也許會、也許不會有自覺地希望將個人意志交給神權，但卻必定會面臨到無數次可以這麼做的機會。會選擇將個人意志交予神的動機，是在於人一生的故事，有些人在經歷了無限痛苦與失敗之後，對上帝說：「換你接手吧。」這些人在將自己意志交付給上帝之後，生活中便發生一連串的奇事，心中也充滿了喜樂。到目前為止，我從未遇到有人後悔對上帝說：「全是你的了。」

從象徵觀點來看，告解禮傳送到我們系統的知識是：顛倒黑白違反了我們原本的設計。

說謊不但侵害身體，也妨害心靈，因為人類能量系統將謊言視為毒藥。心靈和身體同樣都需要誠實、正直才能成長茁壯。正因為如此，我們本來就必須讓自己脫離歪曲事實、指黑為白的行徑。告解象徵著我們將心中所有不名譽的事一掃而空，並治療我們因誤用意志力而造成的傷害。淨化心靈是療癒過程中最重要的步驟。在心理與心靈合併的療癒計畫中，例如十二階段計畫，告解與將個人意志交給「比自己還強大的力量」，同樣是治療成功的關鍵基礎。心理治療也一樣，是告解的當代世俗形式。告解將心靈從物質世界的威權中拯救出來，並將心靈重新引導到神的世界。

「黑系德」的意思是「偉大」和「愛」，從這道神聖光輝中，我們接收到天生的直覺，並獲得心靈指引，使我們用不會傷害別人的方式說話。用這種品質的能量溝通，毫不費力。倘若我們不說真話，便侵犯了這個能量，也會毒害自己。事實上，如果對別人招供自己的惡行會進一步傷害對方，那我們就不該向對方坦白。告解的目的，是要將能量重新引導到正面行動和正面行為，同時讓自己從負面和罪惡感的情緒中解放出來。上天並未要我們批評別人或批判自己；我們只有出於恐懼才會認為別人不好。說出傷人的話，不但會污損對方，也將染黑自己。我們的身體會認為，我們自己應該對這種毀滅的行為負責。（佛教所說的「正語」意義即在此。）我們生而有責任感，這份對責任的認知，常讓我們在做出負面行為時感到愧疚。這也就是為什麼我們必須告解才能痊癒。

葛夫拉的意思是「評斷」與「力量」，這道神聖光輝傳送到我們能量系統，使我們明白：我們永遠都不該負面地評判自己或別人。負面的評判會在體內和外在環境中產生負面結果。

第六階段：融合思想脈輪（眉心輪）、按立禮，及「庇納」、「侯克瑪」兩道神聖光輝

以上四種原型驅力所創造的力量，將「只追求真理」（Seek Only the Truth）這則神聖訓示發送到我們系統內。從思想脈輪中，我們接獲能量，得以尋求所遭遇到神祕現象的解答。因為神聖設計的緣故，我們會問：「為什麼？」我們想比昨天的自己知道得更多。從這個脈輪傳送出的能量，不停引導著我們評估信仰的真實性與完整性。正如我們一出生便憑直覺知道，去相信不完整的人事物，將污染自己的身心。

我們都將經歷使自己改變信念的情況，也因此更接近真理。我們的信念一步步隨著經驗累積而成熟。從第六脈輪發出的能量，無情地驅策著我們放棄不實的觀念。違反這個能量而行，刻意不讓更深層的真理進入我們精神領域，將使我們的知覺系統晦暗不明。

按立禮從字面上來看，是神職人員的授任儀式。接受這個儀式，就是正式將傳授神聖觀念視為終生職志。我們都希望自己對別人生活所做的貢獻是有價值、有意義的；我們都想覺得自己做的事是神聖的（佛教將此稱為「正命」）。無論我們此生任務為何，醫療者也好，父母也好，科學家、農人或好友也好，我們都能成為裝載上天能量的器皿。象徵性地說，當與我們同住或共事的人，認為我們所做的貢獻對他們的個人或心靈成長有益時，我們也就被施行了按立禮。努力使自己樂於支持別人，不批評與我們同住或共事的人，也能在我們體內開創一條上天能量流通的管道。散發出這種樂於支持別人、樂於愛人特質的人，被認為是擁有天賦能量的人。這些人是有上天介入的器皿，我們每個人都有潛力成為這麼一個上天的管道，都能流露出神聖能量以服務他人。這是神職人員的現代定義。

為了幫助我們成為裝盛神聖能量、神聖行為的器皿，侯克瑪神聖光輝將一股衝力轉移到我們的系統內，這股衝力讓我們懇求上天以智慧協助我們思考，尤其當人類的邏輯似乎毫無出路時。侯克瑪幫助我們學習平衡理智與評斷，讓我們時時與真理同在，並做出能讓自己及與我們互動的人獲得最佳結果的抉擇。

支持著侯克瑪能量的是庇納神聖光輝。庇納神聖光輝將較柔和、較與情感有關的神的理解力，輸入通常有稜有角的人類思考能量中。侯克瑪和庇納兩者結合，就會成為人的內在引導系統，激發我們超越人類思想的侷限，就像聖經中的所羅門王一樣，達到心智清明的境界，讓神的推理與我們自己的思考過程相互結合。

我們越能釋放後天習得的評斷傾向，就越能開放思想，接受以神為源頭的理解品質。人類的推理能力永遠無法解答生活的奧祕，永遠無法解釋事情為何就是這樣發生的複雜性。只有不再用人類的推理能力思考事件發生的原因，只有欣然接受神的推理，對神說：「讓我知道我所能知道的，讓我相信，不管有多麼痛苦，在所有事件背後，都有一個能導致善果的理由。」只有這樣，我們才能感受到真正的平靜。

第七階段：結合靈性脈輪（頂輪）、臨終抹油禮及「科帖爾」神聖光輝

以上三個原型驅力所創造的力量，將「活在當下」（Live in the Present Moment）這則神聖真理發送到我們系統內。人類基本上是靈性生物，因此我們的心靈需求和生理需求，對健康都很重要，或許心靈需求還要更重要些。

靈性脈輪告訴我們，人類的精神不死。我們不只是以肉體的形式存在，這個真理能讓我們在經歷必經的老死階段時感到寬慰。我們的肉身隨著時間增長而老去，這只是夢幻泡影，是我們的心靈被指派來揭發的幻象。若思想過於沉溺於過往時光，便是違反了神對人的設計。這種時間上的不平衡將扭曲時間，干擾我們活在當下的能力，並妨礙我們每天接收心靈指引的能力。如果我們一昧沉溺於解開昨日的奧祕，心靈指引將無用武之地；如果我們完完全全活在此時此刻，昨日的奧祕便會逐漸在我們面前開展。

人類的心靈本能地被以上所說的神聖真理所吸引。從這則真理中，我們能獲得啟示，飛升到渾然忘我的境界。在這狂喜時刻，我們的心靈變得比身體強健，而身體也能回應心靈的要求。此時，我們成長茁壯；此刻，我們病痛全無。

我們需要活在當下，這道理在臨終抹油禮中也獲得印證。臨終抹油禮是為了助人在臨終前解放心靈。這個聖禮象徵性地反映我們在生命中各個不同的時點，有喚回自己靈魂、完成未竟事務的需求。臨終抹油禮的能量，使我們有能力釋放過去的經驗，讓我們不會「背負著逝者」。因此，臨終抹油禮的力量與象徵意義，不只侷限在生命終結時。生理上、心靈上，我們都需要結束所有的事，而我們可以請求臨終抹油禮的能量來幫助我們。在經歷痛苦、創痛的經驗後，我們常會感覺到內心有所指示，能幫我們擺脫過去，讓生活繼續下去。如果我們選擇讓過去比現在更加鮮明活躍，便是阻礙了生命力的流動。如果我們開始用過去的角度，來看待「今天」所發生的每件事，我們便是扭曲「現在」，因而削弱身心。長期背負著「逝者」，不得病也難。

科帖爾神聖光輝象徵著我們與無垠時空的連結。我們從科帖爾神聖光輝中獲得的知識是：死亡並不存在；萬物永生。先前離我們而逝的人，之後我們一定遇得到，這是上天給我們的承諾。我們原本就是要安頓在這則神聖真理所賦予的慰藉與力量中。

我們生來就知道以上七則真理。的確，每個人基本上都是這些真理的「生物版本」。小時候，透過族群的宗教信仰，我們再次學到對這些真理不同的闡述。即使我們並非刻意學到這些真理，但這些真理卻會自動在我們體內甦醒——在我們的直覺、思緒，以及對生命自然律的感知中。年齡漸長，我們將能更清楚、更深入地了解這些真理的內涵，逐漸回應這些真理所發出的訊息，象徵性地詮釋這些真理所蘊含的資訊，並看出這些真理的原型訊息。

不同宗教傳統經典所訓示教導的真理，都是為了要結合人與人，而非分裂彼此。從字面上詮釋這些經典，會使人與人之間分離；但象徵性的詮釋則會讓眾人攜手同心，因為這類詮釋明白，這些經典對人類心靈本質的詮釋其實完全相同。將注意力從外界移轉到內心世界，將使我們學習到象徵性洞見。在內在世界裡，每個人都一樣，所面臨的心靈挑戰也全都一樣。我們外在的差異虛幻短暫，只不過是物質道具罷了。越是尋求所有人內在的相同處，象徵性洞見就越有引導我們的能力。

將印度教、佛教、基督教及猶太教這些心靈傳統，融合成一個有著相同神聖真理的系統，能夠建構一個強而有力的引導系統，增進我們身心，教導我們如何在這個凡俗世界中，管理我們的心靈。

接下來，第二篇將詳細描述七個脈輪的原生力量，同時特別強調導致我們失去這種力量的恐懼來源。閱讀這些資料時仔細想想：「你將自己的心靈交付在誰的手上。」

第二篇

七則神聖真理

The Seven Sacred Truths

我是在從事醫療感應的工作後，才開始了解脈輪體系。[7] 與讀者分享我的工作經驗，有如帶領各位走進我的思緒和研究室裡。各位只需將內心覺得正確的觀念帶走，其他則可拋諸腦後。

我將在第二篇個別探討每個脈輪，如此各位讀者才能熟悉各個脈輪的特性、重要性及內涵。但是，在用能量醫療的角度分析疾病時，我同時也會通盤檢視這個病人，包括他的生理症狀、思想習慣、人際關係、飲食習慣、心靈修持，以及職業生涯等。等各位也開始研究人類的能量系統，也要牢記以上規則。無論是身體何處患病，完整的能量評估必須將所有七個脈輪都涵蓋在內，另外還要包括這個病人生活的每個層面。

在閱讀有關這些脈輪的資料時，你將發現與第一、第二、第三脈輪有關的問題，也就是多數人消耗能量的地方。可想而知，多數疾病起源於這三個脈輪失去能量。即使疾病發生在身體上部，例如心臟病或乳癌，但這個疾病的能量源頭，通常也可追溯至與這三個位於身體

7 作者注：關於脈輪系統，有很多不同的解釋，容我分享其中的一些觀點。喬瑟夫・坎伯的《神話的形象》（*The Mythic Image*, Princeton, N.J.: Princeton University Press, 1974）是獲得最廣泛接受的解釋之一。超個人哲學家（Transpersonal philosopher）威廉・布魯格・喬伊（W. Brugh Joy, M.D.）醫師也在《轉變之旅的地圖》（*A Map for the Transformational Journey*, NewYork: Tarcher/Putnam, 1979）中討論了脈輪。芭芭拉・安・布藍能（Barbara Ann Brennan）在《光之手—人體能量場療癒全書》（*Hands of Light: A Guide to Healing Through the Human Energy Field*, Bantam, 1987，繁體中文版為橡樹林2015年出版）的能量療癒實踐上也使用了脈輪系統；而哈里什・喬哈里（Harish Johari）在《脈輪：轉變的能量中心》（*Chakras: Energy Centers of Transformation*, Destiny Books, 1987）中則給予了脈輪深刻的靈性解釋。

下半部的脈輪有關的壓力模式，例如婚姻、同伴、家庭或職業關係等的壓力模式。憤怒或生氣等情緒，對身體造成的傷害在腰部以下；而像是隱忍未發的悲傷等情緒，則與腰部以上的疾病有關。舉例來說，胸部腫塊或乳癌等疾病背後的主要情緒，是受傷、悲痛，以及通常與成長過程有關的情感未竟事務。成長過程一定會影響到人際關係的健康與否，而人際關係基本上是第一、第二脈輪的問題。因此，即使不必用到所有的脈輪，但要通盤了解一個人生病的原因，至少也要用上好幾個脈輪。

在我們系統內流竄的所有複雜能量中，第一脈輪是最最複雜的一個，因為它是人體內最初或根源的能量中心。

請注意，本篇所列的問題和疾病，要用以下方式理解：每個脈輪都有最常見的機能障礙問題。本篇羅列的各種情緒問題，若發展成負面極端，則可能成為造成這些機能障礙問題的最主要影響力。

能量分析

脈輪	器官	相關的思想與情感事件	生理機能障礙
第一脈輪	身體支柱 脊椎底部 雙腿、骨骼 雙足 直腸 免疫系統	原生家庭、群體平安與安全 供應生活必需品的能力 為自己辯護的能力 覺得舒暢自在 社會、家族法則與秩序	長期下背部疼痛 坐骨神經痛 靜脈曲張 直腸腫瘤、直腸癌 情緒沮喪 免疫系統相關疾病
第二脈輪	性器官 大腸 脊椎下部 骨盆 盲腸 膀胱 臀部	責備、罪惡感 金錢、性 權力、控制 創造力 人際關係中的倫理與尊重 泌尿問題	長期下背部疼痛 坐骨神經痛 婦產科問題 骨盆、下背部疼痛 性能力
第三脈輪	腹部 胃 腸上部 肝臟、膽囊 腎臟、胰臟 腎上腺 脾臟 脊椎中段	信任 恐懼、脅迫 自尊、自信、自重 照顧自己、照顧別人 做決定的責任 對批評的敏感度 個人榮辱	關節炎 胃潰瘍或十二指腸潰瘍 大腸或腸問題 胰臟炎、糖尿病 長期或急性消化不良 厭食症、飢餓症 肝功能失常 肝炎 腎功能失常

脈輪	器官	相關的思想與情感事件	生理機能障礙
第四脈輪	心臟與循環系統 肺 肩、臂 肋骨、乳房 橫膈膜 胸腺	愛、恨 憎惡、痛苦 悲痛、憤怒 自我中心 孤獨、承諾 原諒、憐憫 希望、信賴	充血性心臟衰竭 心肌梗塞、心臟病 二尖瓣脫垂 心臟肥大 氣喘、過敏 肺癌 支氣管肺炎 上背部、肩部 乳癌
第五脈輪	喉嚨 甲狀腺 氣管 頸椎 口腔 牙齒、牙齦 食道 副甲狀腺 下視丘	選擇的意志與力量 個人表達 追隨夢想 運用個人創造力 上癮 判斷、批評 信心、知識 做決定的能力	喉嚨沙啞 長期喉嚨痛 口腔潰瘍 牙齦問題 顳顎關節問題 脊椎側彎 喉炎 腺體腫大 甲狀腺問題

脈輪	器官	相關的思想與情感事件	生理機能障礙
第六脈輪	腦部 神經系統 眼、耳 鼻 松果體 腦下垂體	自我評量 真相 智力 充足感 廣納他人意見 從經驗中學習的能力 情緒智商	腦瘤／腦溢血／腦中風 神經障礙 眼盲、耳聾 脊椎問題 學習障礙 癲癇
第七脈輪	肌肉組織 骨骼組織 皮膚	信任生命的能力 價值、倫理、勇氣 人道主義 無私 看清大輪廓的能力 信心、靈感 靈性、奉獻	能量失調 莫名的憂鬱 無生理病因的長期疲勞 對聲、光及其他的環境因素高度敏感

• CHAPTER 2 •

第一脈輪：族群力量

The First Chakra: Tribal Power

第一脈輪（族群脈輪）的能量內涵，是族群力量。「族群」這個名詞，不只是家族的同義詞，也是一種原型，因此這個名詞的意涵遠超過較傳統的定義。從原型的觀點來看，「族群」這個名詞附帶有群體認同、群體力量、群體意志力，以及群體信念模式等意思。以上這些意涵，組成了第一脈輪的能量內涵。第一脈輪是我們的基石；我們與傳統家族信念的聯繫，幫助個人形成身分概念，也使人對某個地理區域內的族群產生歸屬感。

若想連上第一脈輪的能量，就得花幾分鐘的時間，將注意力集中在觸動你情感反應的族群事件上。

- 聽國歌
- 觀看軍事演習或閱兵
- 觀看運動員領取奧運金牌
- 目睹你關愛的人結婚
- 得知有個小孩依你的名字而命名

當你全神貫注在你選擇的經驗時，要知道你身體有反應的地方，也就是族群脈輪的所在位置。

所在位置：脊椎底部（尾骨所在位置）。

與此能量有關的身體部位：脊柱、直腸、雙腿、骨骼、雙足和免疫系統。

與此能量有關的情感／思想體：第一脈輪是情感或精神健康的基礎。情感與心理的穩定，源於家庭和早期的社會環境。許多不同的精神疾病，例如多重人格、強迫症、沮喪，以及像酒精中毒等破壞性的模式，皆因家庭機能障礙而起。

與此能量有關的象徵與知覺：第一脈輪的能量展現在我們對邏輯、秩序與結構的需求上。這個能量在時空中引導我們，並將我們導向五種官能。嬰幼兒時期，我們透過這五種感官感受並了解這個物質世界。由於這五種官能給予我們對這個世界直接的感受，使我們看到什麼便相信什麼，因此第一脈輪的能量很難從象徵性的角度詮釋我們的生活。直到年紀稍長，我們才能夠找出事件和人際關係背後的象徵意義。

與此能量有關的神聖光輝與聖禮：「榭基那」神聖光輝字面上的意思，是以色列的神祕社群，象徵著全人類的心靈社群，也象徵著希臘神話中的大地女神——蓋婭（Gaia）。洗禮的象徵意義是：敬重自己的原生家庭，認為自己的原生家庭是神聖的，是神挑選來作為你人生旅程起點最適當的族群。

原始恐懼：對肉體存活的恐懼、被群體遺棄的恐懼，以及失去實質秩序的恐懼。

原始力量：族群／家族認同、人際關係、族群榮譽規約；以及讓人覺得安全、覺得與物質世界連結的支持力與忠誠。

神聖真理：第一脈輪固有的的神聖真理為：**萬物一體**（All is one）。我們經由與族群或族群動力相連的經驗，學習到這則真理，並探索其創造力量。這則真理所攜帶的信息是：我們與所有生命體相關，我們所做的每個選擇、所抱持的每個信念，都將影響到生命的完整性。榭基那神聖光輝的象徵意義是：每個人都是同一個心靈社群的一員。這則神聖真理，是我們心靈發展與生理健康的一部分，也具體展現在榮譽、忠誠、公正、家庭與群體關係、腳踏實地、對心靈基礎的需求，以及為了生存而管理生理力量的能力上。

我們一誕生在族群或家庭裡，就開始發現**萬物一體**的真理。成為族群的一員，是我們的基本需求，因為我們完全依賴族群給予基本生存所需，如食、衣、住等。身為族群成員，我們的能量被設計為大家共同生活、共同創造、一起學習、同在一起、需要彼此。每個族群環境，從生物族群、與同事共組的族群，到與朋友的族群關係，都提供了我們基本的具體背景，讓我們在其中探索這則神聖真理的創造力量。

族群文化

沒有人一生下來就是有意志力、有意識的「個人」。個體的身分，要過了很久以後才能獲得，這種身分發展於童年至成年的階段。我們以族群成員的身分開始新生命，並經由吸取族群的優缺點、信念、迷信與恐懼，與族群意識和集體意志力相連。

透過與家庭及其他群體的互動，我們學習到與他人分享信念的力量，同時也學習到，被群體和群體能量排除在外，有多麼痛苦。我們還學習到分享代代相傳道德倫理觀念的力量。這種行為規約，帶領著族群中處在發展階段的孩童，提供他們尊嚴感與歸屬感。

如果族群經驗透過能量形式銜接我們彼此，那麼，族群態度也是一樣，不管是像「四海之內皆兄弟」這等複雜的觀念，或是「十三這個數字代表惡運」這類的迷信。

族群力量以及其他相關的事件，在能量上都與我們免疫系統的健康有關，同時也和我們的雙腿、骨骼、雙足及直腸的健康有關。從象徵角度來看，免疫系統對身體所做的事，就是族群力量對群體所做的事：免疫系統保護身體不受到具有破壞潛力的外在事物所影響。免疫系統相關疾病、長期疼痛、以及其他骨骼方面的問題，以能量角度來看，都是因個人宗族問題缺陷而引發。困難的族群挑戰，將使我們失去力量，主要是使第一脈輪失去能量。如果某項挑戰轉化成極度的壓力，我們的免疫系統便容易受到侵襲，例如從最常見的感冒到紅斑性狼瘡。

族群脈輪代表我們與正負兩種群體經驗的關係。傳染病即是一種負面的群體經驗。倘若我們第一脈輪的恐懼與態度，與整個文化「第一脈輪」的恐懼與態度相似，我們的能量便容易受到感染。病毒與其他的傳染病，可說是反映整個文化族群的現代社會事件，也反映出社會族群「免疫系統」的健康狀況。這是很重要的一點，因為我們每個人都是透過第一脈輪的態度，與我們所處的文化及文化態度相連。

社會族群的能量力量，顯現在疾病上最極端的例子，是一九三〇年代和一九四〇年代出現的小兒麻痺傳染病。一九二九年十月，美國經濟崩潰，經濟大蕭條開始，全國無人不受波及。無論是記者、政治家、企業主管、勞動工人、男或女，在敘述當時美國人的感受時，都將自己描述成被經濟大災難給「弄殘」了。

一九三〇年代初期，小兒麻痺傳染病浮現，此疾病象徵性地顯示整個國家社群的無力感。那些自覺經濟情況嚴重殘廢的人，不管是真正如此或恐懼自己將變成如此，他們的能量最容易罹患小兒麻痺症。由於孩童所吸收的是族群的能量，因此當時的美國小孩容易受到小兒麻痺病毒感染的程度，就跟他們容易受到經濟大蕭條的影響一樣。萬物一體：當整個族群都傳染了恐懼，同樣的能量也會衍生到族群的孩童身上。

這種殘廢感很快地形成族群心理，結果美國選民甚至選出了一位感染小兒麻痺而跛足的總統——富蘭克林．羅斯福，一位肉體虛弱但精神堅毅的活生生象徵。直到可展現身體力量的族群事件與經驗——第二次世界大戰——爆發，美國的族群精神才得以痊癒。第二次世界大戰所帶動的英雄主義與族群一體感，再加上激增的工作機會，挽回了每位族群成員的尊嚴、力量與榮譽。

到第二次世界大戰結束之前，美國再次成為世界領袖。事實上，因為核子武器研發成功的關係，美國成為自由世界獨一無二的領導者。這樣的地位，將無比的驕傲與力量灌輸到美國文化族群脈輪中。同樣的，這種恢復狀況反映在族群代言人所說的話上；當時的代言人將剛痊癒的文化描述成經濟「再次站穩腳步」。這種意識上的轉變，反映出已復原的族群精神，這等改變足以擊敗小兒痲痺傳染病。族群精神和態度終於強過了病毒威力，因此，強納斯．沙克（Jonas Salk）在一九五〇年代初期發現小兒痲痺疫苗，並非偶然。

同樣的情況發生在較近的例子，即是ＨＩＶ病毒。一九九〇年代的美國，這種病毒盛行於吸毒者、娼妓與同性戀者身上。在其他國家，例如蘇俄和眾多非洲國家，ＨＩＶ病毒在那些生活僅足以餬口的人身上盡情肆虐。在拉丁美洲，ＨＩＶ病毒攻擊的對象，是那些丈夫性生活混亂的中產階級女性。她們的丈夫並非同性戀，卻與其他男性發生性行為，因為他們認為那是一種「有男性氣概」的運動。不論透過哪種媒介，感染這種病毒的人都有一種共同的感覺，就是他們被自己的族群文化犧牲了。

每個人或多或少都因事因人而受害，不過，這種受害者的意識——不管是因為性向、缺乏金錢或欠缺社會地位——反映出的是身處族群中的無力感。這些拉丁美洲人相信，他們缺乏保護自己的方法。ＨＩＶ陽性反應的拉丁美洲女性，即使嫁給功成名就的男性，也無從挑戰丈夫的行為，因為她們的文化至今仍輕忽女性的聲音。從象徵觀點來看，ＨＩＶ病毒開始現蹤於美國文化的同時，也就是受害者意識風行的時刻。有些人認為，一定得犧牲另一些較無價值的人，才能獲得有力量的感覺。這種需求消耗了美國文化的能量，而對人體免疫系統的挑戰也就隨之而來。

想維持第一脈輪的健康，就得處理自己的族群議題。例如，如果覺得被社會犧牲了，就應該處理這種負面感覺，才不會讓這種感覺使自己失去能量。例如，我們可以尋求治療協助、讓自己獲得一技之長、尋找自己所處情況的象徵意義，或讓自己積極參與政治活動，以改變社會態度。對文化族群滋生怨懟的心態，將使自己的能量捲入一場持續的內在衝突，因而阻礙了自己獲得「萬物一體」這則神聖真理的療癒力量。

族群將我們帶進「這個世界」的生活中。透過族群，我們認為世界是安全或危險的；是充足或充斥著貧窮的；是受過教育或無知的；是我們拿取或給予的地方。族群將自己對現實本質的觀念傳遞給我們，例如，這一生只是許多生命的其中一個，或人只有這一輩子。我們承襲了族群對其他宗教、民族或種族的態度。我們的族群「啟動」了我們的思考程序。

每個人都聽過「德國人都井井有條」或「愛爾蘭人都很會說故事」之類的民族泛論。我們都聽過與上帝、或看不見的世界有關的想法，也聽過上帝如何與我們互動的說法，例如：「別希望別人發生壞事，因為壞事將回頭來纏你」或「永遠不要譏笑別人，因為上帝可能會懲罰你」。我們也吸收了許多與性別有關的認知，例如：「男生比女生聰明」、「所有的小男生都喜歡運動，所有的小女生都喜歡玩洋娃娃」等。

我們所承襲的族群信念，是真實加杜撰的組合。在這些信念當中，有許多是永垂不朽的價值，例如「禁止殺戮」，另外有一些則缺少了永恆真理這項特質，而且是較偏狹的信念。這些信念是被設計來分離各個族群，這種作法違反了「萬物一體」這則神聖真理。心靈發展的過程向我們挑戰，要我們保留族群的正面影響，捨棄族群的負面影響。

當我們能看透潛藏在族群教誨中的矛盾、追求更高層次的真理時，我們的心靈力量便已成長。每朝著象徵性的覺知前進一步，我們便正面地影響了自己的能量與生理系統，同時也將正面能量貢獻給全體生命，也就是全世界的種族。要將這種心靈成熟的過程想成是「心靈順勢療法」。

信念模式的能量結果

姑且不論家族信念「真實」與否，每個家族信念多少都將我們的能量導入一種創作活動中。每個信念、每次行動，都會產生直接的後果。與人群享有相同的信念模式，也就是參與這些人所創造的能量和實質事件。這也就是「萬物一體」這則神聖真理具有創造力、象徵性的表徵。當我們支持一位候選人，而這位候選人最後贏得選戰，我們會覺得自己的能量與實質支持幫上了忙。此外，我們也會覺得這位候選人代表了我們所關心的事。這就是切身體驗

「萬物一體」這則真理的統一力量的一種方法。

榮格曾說，群體意識是「最低層次」的意識形式，因為參與負面群體行動的人，從未（如果有的話也很少）為自己的角色與行動負責。這個事實，是「萬物一體」這則真理的陰暗面。事實上，雖未以白紙黑字的方式呈現，但族群法則認為，需要承擔責任的是領導者，而非跟隨者。第二次世界大戰後舉行的紐倫堡審判（Nuremberg trials），就是族群責任侷限性的經典範例。因策畫、執行一千一百萬人種族大屠殺（其中包括六百萬猶太人以及五百萬其他民族）而受審判的納粹被告，多數宣稱：他們「只不過是聽命行事而已」。無疑的，當時他們以自己有能力完成族群責任為榮，不過，他們在審判時卻完全無法接受自己行為所產生的個人後果。

不論這一致的信念是對是錯，要與族群信念的力量背道而馳是件難事。我們被教導要做出能為族群所認可的選擇，要適應族群的社會行為、衣著方式，以及思想態度。從象徵性的角度來看，這種適應行為，反映出個人意志力與族群意志力合一。有些團體或家人會使你在心靈上、情感上和身體上感到舒適自在。這種覺得自己是團體一分子的感覺，是強而有力的感覺。這種結合會使我們產生力量，並在能量上提升我們的個人力量與創造力，而且，只要我們所做的選擇保持與團體一致，這種力量便得以持續下去。結合在一起，才能創造。

同時，在我們體內，卻有著一股天生而毫不留情的欲望，要我們探索自己的創造能力，發展自己的力量與主權。這股欲望，是我們奮力使意識覺醒背後的動力。人類必經的旅程，就是能意識到自己的力量，並察覺到該如何使用這股力量。這趟旅途的核心，就是意識到蘊含在選擇力量中的責任。

從能量的角度來看，使自己意識清醒需要毅力。檢視個人信念、讓自己脫離那些無法再支撐我們成長的理念，是一項艱鉅異常的挑戰，也常是件痛苦異常的事。但改變是生命的本質，外在、內在的改變持續不斷地發生。內在改變時，我們便脫離了某些信念模式，同時強化了其他信念模式。我們最先挑戰的信念模式是族群的信念模式，因為我們的心靈是隨著能量系統的結構而發展。我們由下到上清除觀念，從最初、最基本的觀念開始清掃起。

檢視我們的信念，是心靈、也是生理的要務。我們的身體、思想和精神，都需要新的觀念，才能成長茁壯。例如，有些族群可能在家裡有人生病之前，從未察覺到運動和營養均衡的重要性。但家裡有人生病之後，醫生開給這個病人的藥方，可能是新的養生之道，以及更適合他的飲食方式，結果，一種全然不同的現實情境，就這樣進入了這個族群的思想與身體中，使他們知道要更負責地照顧自己的身體、做出更有意識的選擇，例如學習去認知營養和運動的療癒力量。

從象徵性的角度來看，生活中的危機告訴我們，我們需要破除無益於個人發展的信念。當我們必須選擇改變、否則便停滯不前時，我們所面臨的就是最大的挑戰。每個新關卡，都意味著我們進入了一個全新的改變週期中，無論這改變是採納新的養生法，或是採納新的心靈修持。改變意味著勢必要放開熟悉的人事時地物，朝向另一個人生舞台邁進。

許多我在工作坊遇到的人，都卡在兩個世界中：一個是他們需要放開的舊世界，另一個是他們害怕而不敢踏進的新世界。我們想要「意識更澄澈」，但同時心中卻覺得惶恐，因為意識清明表示我們必須擔負起自身的責任，對自己的健康、職業、態度與思想負責。一旦接受自己要對生活負責這件事，哪怕負責的只是當中一個領域，我們便無法再拿「族群思想」作為自己行為的藉口。

族群意識並未清楚定義何謂個人責任，因此在族群環境中，逃避個人選擇的後果，是比較容易的一件事。族群責任主要影響我們生活中實質的領域，意味著每個人都要為自己的財務狀況、社會問題、人際關係，與所從事的職業負責。族群並未要求成員們為他們所承襲的態度負起個人責任，而且，根據族群的思考方式，用「我家每個人都這麼想」這種話來辯解自己的偏執觀念，是可以被接受的。要放棄與這種託詞相隨而來的「舒適圈」非常困難，只要想想，你說過多少次「大家都這麼做，為什麼我就不能？」這種話。這種規避行為，是「萬物一體」這則神聖真理最粗略的形式，常被用來規避責任，合理化所有不道德的行為，例如：逃稅、通姦，以及把店員多找的錢據為己有。但是，靈性覺醒的成人，已無法再利用族群的論證方式。對他們而言，逃稅反而是一種刻意的偷竊；通姦是一種有意違背婚姻誓約的行為；而把多找的錢據為己有，則無異於在店裡行竊。

在開始療癒之前，我們常需檢視自己與族群偏執觀念的牽絆關係。曾有位叫傑拉德的人與我聯絡，請我檢查他的身體，他告訴我他疲倦極了。我掃瞄他的能量，接收到他大腸有惡性腫瘤的影像。我問他是否做過任何醫療檢驗，他遲疑了一會，才說他剛診斷得了大腸癌。他說，他需要我的協助，讓他相信自己能夠真正痊癒。他內心有個部分正試著擺脫其族群對癌症的態度，因為他家族中罹患癌症的人最後都死了，因此不管是他或他的家人，都不相信癌症能治癒。我和他談到他所能得到的協助，例如有許多治療是利用觀想法，幫助人發展正面積極的態度。更重要的是，傑拉德已經憑直覺領悟到，他與這種族群態度的能量關係，就像他身體的疾病一樣，是很嚴重的問題。在治療過程中，傑拉德加入治療支持團體，以幫助自己破除族群對癌症的信念模式。他非常願意嘗試每種開放給他的選擇。

挑戰有毒的族群力量

我們從族群中學習到忠誠、榮譽與公理，這些道德態度攸關著個人幸福與群體責任感。每一種態度都傳達著第一脈輪、聖禮與神聖光輝的神聖真理：**萬物一體**。然而，若只狹隘地詮釋，則這些道德態度反倒會成為個人的束縛或有毒的力量。

忠誠

忠誠（loyalty）是一種直覺，是族群成員們所能仰賴的不成文法，在危機時期尤其如此。因此，忠誠也是族群力量系統的一部分，甚至常常比愛更有影響力。對一個你不愛的家族成員，你還是會有忠誠感；對那些民族背景與你相同的人，你也一樣能感到忠誠，即便你並不認識那些人。期待團體給予忠誠，能對個人產生強大的力量。當群體利益與對個人有重大價值的人事物相衝突時，尤其如此。

有一次我檢查一位年輕人，他向我抱怨長久以來他總感到疲倦。我接收到他的雙腳象徵性地留在家鄉的影像；他的第一脈輪直接將他身體下部和心靈的能量，傳送到他的家鄉；而他身體的其他部位則是在他目前居住的地方。這種能量分裂，就是造成他長期疲勞的原因。我告訴他我所感應到的影像，他告訴我，他從未真正想要離開家鄉，因為他的家人非常依賴他，但公司卻調派他到外地。我問他喜不喜歡目前的工作，他說：「馬馬虎虎。」我建議他，如果他並未花多少心思在目前的工作上，就離職返鄉。兩個月後，我接到他的來信，信上說：我和他談話過後幾天，他就遞出辭呈，一星期內就返回家鄉了。他再也不覺得疲倦；雖然他尚未找到工作，但他覺得很棒。

忠誠是一項很美好的族群特質，尤其是當這種忠誠是有意識的，是能服務個人、也能服務群體的承諾。然而，損及個人自我保護能力的過度忠誠，就成了個人需要解脫的信念模式。以下提到的個案，與違背族群信念有關，也說明了洗禮的象徵意義。

湯尼是個三十二歲的年輕人，出生於東歐移民家庭。家人移民到美國時，他才五歲，家裡有七個小孩。早期在異鄉成家立業的這段日子裡，湯尼的父母發現，要提供家人基本生活所需，包括食物，都是極為困難的事。八歲，湯尼便在當地的一家糖果店工作，做些維修的小差事。

湯尼每個星期賺十美元，家人也非常感激家中每星期多了這十美元。兩個月後，湯尼每星期帶回家的錢，將近二十美元，而他也為自己感到驕傲：他看得出來，父母有多感激他為家庭經濟出一份力。但是，等家人都習慣他幫忙賺錢養家之後，糖果店老闆卻開始對他毛手毛腳。一開始只是些輕微的肢體碰觸，到了後來，卻演變成這位戀童癖老闆完全控制了這個小男孩。不久，湯尼便完全落在這位老闆的掌控中。他每天晚上都必須打電話給店老闆，向他保證他們之間的事還是「兩人的祕密」。

湯尼持續過著這樣的雙重生活，可以想見，他的心理狀況變得脆弱不堪。他心裡明白，他和糖果店老闆這種頻繁的接觸是不道德的，但他的家人卻需要他每個月拿給家裡將近一百美元。湯尼終於鼓起勇氣向母親訴說他的情況，語中仍多所保留。他告訴母親他必須做什麼樣的事，才能賺得每個月的薪水。母親的反應是不准他再提到這種事，她說：家裡還需要他這份工作。

湯尼繼續待在這家糖果店，直到他十三歲。這種受虐的影響延伸到他的學校生活，讓他幾乎念不完高一，因此十五歲時他便退學。為了生活，他找了份營建工人學徒的工作，同時也開始酗酒。

酒精幫湯尼壓抑了性騷擾夢魘般的經驗，也安定了他的神經，於是他每天傍晚下班後就開始喝酒。十六歲時，他已經是個老練的街頭打手，也是街坊鄰居口中的麻煩人物。當地警察數次帶他回家，因為他帶頭打架，而且有輕微的破壞公物行為。家人試著強迫他戒酒，但卻無法成功。有一次傍晚喝完酒後，酩酊大醉的湯尼被朋友帶回家，那晚他憤怒地對父母和弟弟大吼大叫，責怪他們沒有從「糖果店老闆」的手中救他出來。他知道母親已告訴父親他被騷擾的事，因為他們雖然沒叫湯尼辭掉工作，但卻禁止他弟弟靠近那家店。後來他才知道，弟弟們也明白發生在他身上的事，但卻把這件事當作笑話，有時還暗示說湯尼自己也很樂在其中。

二十五歲，湯尼創立了自己的小營建公司，與四位工作伙伴為鄰里街坊提供小型維修服務。二十八歲之前，他將這家公司經營得有聲有色。但到了二十八歲，由於他喝酒喝得太兇，結果產生了妄想症。他相信惡魔環繞著他，告訴他要殺了自己。二十九歲，湯尼公司沒了，家也毀了。他成了一名建築技工，而酒精也成為他唯一的精神慰藉。

湯尼開始工作一個月後，我便遇見了他。他受雇到我家附近修房子，就這樣我們不期而遇。即使當時他正在指揮一小群工人，他還是杯不離手。我對他這種行為做了些評論，他的反應是：「要是妳也經歷過我所經歷的事，妳也會喝酒的。」我看著他，從他抱著身體的動作，我立刻知道他小時候曾遭受性侵害。我問他是否想談談他的童年，不知什麼原因，話題就這樣打開，而他生命裡那頁黑暗的篇章，也從他身上傾流而出。

那次之後，我和他見過好幾次面，聽他訴說他的過去。聽他傾訴之後，我了解到，家人未伸出援手這件事，對他造成的傷害，比性騷擾還嚴重。事實上，現在家人認為他是個酒鬼，而且預期他這輩子將不斷失敗。被家人背叛的傷痛毀了他。奇怪的是，他已經原諒了那位糖果店老闆。因此，他的未竟事務與家人有關。

我們初次見面兩個月後，湯尼便自己決定要到酒精勒戒所戒酒。戒酒成功後，他聯絡上我，和我分享戒酒帶給他在療癒上的影響。他知道，現在他需要處理的，是他對家人的負面感覺。

在治療界，和解的意思，常是當面與那些在你身上造成未竟事務的人對質，在他們面前將你的傷痛一掃而空。最好的狀況是，傷害你的人會向你道歉，於是某種形式的更新或終結於焉產生。但是，湯尼知道，他的家人永遠不會承認他們背叛了他，尤其是他的父母，他們甚至會羞於聽他談論過去的歷史。情感上，他們無法承認自己知道湯尼那時需要做那種事才能賺錢。因此湯尼轉向祈禱，並持續接受心理治療。

一年多來，湯尼滴酒未沾，並持續禱告。他告訴我，他已經不再對家人感到憤怒了。我相信他。他說，或許當時他的父母擔心經濟壓力，又得在一個陌生的國度生存，因此他們所做的選擇，也許是他們當時唯一能做的選擇。他努力挽回自己與家人的關係，同時事業蒸蒸日上，家人也以他的成功為榮。對湯尼而言，家人以他為傲，即表示他們為多年前發生的事向他道歉。

湯尼能夠祝福家人，並將他們視為使他發現內在力量的泉源。他從放逐、治療、愛，到接納的旅程，具體表現出洗禮的象徵意義。

另外還有一位名叫喬治的男性，也來參加我的工作坊，因為他太太強迫他參加。他和一般參加工作坊的人不太一樣。他在自我介紹時說自己只是個「旁觀者」，而且開門見山地說，這種「騙人的把戲」是他太太的興趣，他可一點興趣也沒有。

工作坊一開始，我介紹人類能量系統，喬治則逕自在玩填字遊戲。當我講到思想態度與身體健康之間的關係時，他開始打瞌睡。中場休息時，我倒杯咖啡給喬治，問他：「飲料你總該有興趣吧？」言下之意是希望他能知道我在暗示他，我希望我的學生眼睛都能開著。

休息過後，我開始談第一脈輪和族群影響的本質。喬治開始振作一些。起初我以為這只是咖啡因發揮了提神作用，但是，等我談到早期記憶對我們生理結構的影響時，喬治開口問道：「妳是說，家人對我說的每件事都還在我體內嗎？」他語帶嘲諷，但很明顯地，這話題有某部分觸動了他的神經。

我告訴他，也許父母告訴他的事，並非每一件都還在他的能量中，但肯定有許多事仍存在他體內。我說：「例如，有關你父母日漸年邁，你有什麼記憶？」我會這麼問的原因，是因為喬治才剛邁入六十歲大關。

現場一片寂靜，每位成員都在等待喬治回答。他察覺到所有人都在注意他，便變得很孩子氣，而且非常害羞。「不知道啦，我從沒想過這種事。」

「好啊，那就現在想。」我對他說，而且再次重述剛才的問題。喬治的太太往前坐，想替他回答。我看了她一眼，對她說：「想都別想。」於是她向後靠回座位。

「我不知道要說什麼。我父母總是告訴我要努力工作，要省錢，因為我必須要在老了以後照顧自己。」

「那你打算什麼時候變老呢？」我問道。喬治無法回答這個問題，於是我換個方式再問一次：「你的父母什麼時候變老的？」

「當然是在他們六十幾歲的時候。」

「所以你也就決定這個時候變老，在你六十幾歲的時候變老。」

「每個人六十幾歲的時候都會變老，」喬治說，「人生就是這樣。這也就是為什麼我們六十幾歲就要退休，因為我們老了。」

那天下午，大家都在討論喬治說的話。喬治對大家說，他一向認為人六十歲就開始變老，因為他的父母一直強化這樣的訊息，而他的父母都沒活過七十歲。

我們談到，讓自己脫離不再符合現實、但對自己卻仍有影響力的信念模式，這句話是什麼意思。喬治讓許多人大吃一驚，包括他太太和我，因為他馬上對這觀念有所領悟，彷彿有人給了他一個新玩具玩。「妳的意思是，如果我就像妳說的，讓自己脫離一個觀念，那麼那個觀念在我生活中就不再有立足之地？」

決定性的一刻來臨。喬治看著他太太，對她說：「我再也不要變老了，妳呢？」他太太開始又哭又笑，所有參加那次工作坊的人也一樣。我至今仍無法解釋，為何喬治的領悟力會那樣子突然「起飛」。我很少看到有人能像他一樣，如此迅速而深入地領悟到一件事。他察覺到，自己變老的主要原因是因為他認為他在六十歲時就一定要變老。接受自己內心對年齡的認知之後，喬治便開始享受生命，而不再被社會觀念所駕馭。

榮譽

牽繫著族群的，除了忠誠之外，還有榮譽（honor）。每個族群的榮譽規約都結合了宗教與民族傳統及儀式。諸如洗禮或其他族群祝福等儀式，都將新成員的能量聯繫到群體的精神力量上。榮譽感在我們體內散發力量，讓我們與血親、民族結合，並教導我們嚴守信諾與行為正直的重要性。

榮譽通常不被認為是構成健康的要素，但我卻相信，榮譽是影響身體健康最重要的成分之一，力量甚至與愛相當。榮譽感將非常強大而積極的能量，注入我們的心靈系統、生理系統、免疫系統、骨骼與雙腳內。若缺少榮譽感，我們很難（如果不是不可能）懷著驕傲與自尊立足，因為我們的行為與抉擇缺少了參照架構，也因此無法信任自己或別人。

榮譽感，是族群教導成員有關婚姻這項基本族群儀式的一部分。有位女性在家族中輩份最小，她說：「我父親臨終前告訴我，要我答應他我會傳宗接代。我告訴他我還沒找到想嫁的對象。父親對我說的最後一句話是：『隨便找個人嫁了，只要能把家族延續下去就好。』」

父母的行為方式會將倫理標準教導給下一代。通姦是不被允許的；但是族群中曾通姦的長者，卻無疑允許小孩長大後違反這項規則。父親要養家；但拋妻棄子的父親，卻留給子女對承諾與責任扭曲的意義。我們被教導要尊重別人；但本身未表現尊重的父母，其所生養的小孩，長大後也會成為無禮的人。若不知何謂得體的行為，因而欠缺道德穩定性，這樣的小孩長大後，將無法為自己創造出穩定的生活。

你必須要能夠說到做到，不管是對別人或對自己。你必須能夠信任自己，相信自己能完成一件事，並信守自己的承諾。倘若你不信任自己，你會覺得身邊的人事物短暫而脆弱，因為這就是你內心的感受。有個人說：「我不要過我父母那種生活，他們永遠都在欺騙彼此。但我卻一直認為，我不知怎地還是遺傳到這項特質。我認為只要環境相同，我也會出現同樣的行為。」缺乏自尊，會跨越個人族群邊界，延伸到整個社會。

我在一場工作坊中遇到山姆，他在那場工作坊中公開分享他的生活故事。他家境貧寒，父親早逝，這使他極度渴望成為一位領導者，即使是不良幫派的老大也好，而這也就成為他獲得榮譽感的方式。他成為一個大毒梟，每週賺得將近七萬五千美元，並且有一群「員工」協助他處理金額龐大的交易。

有一天，他開著車，轉開收音機，剛好聽到某個談話節目。山姆伸手想切換頻道，這時節目特別來賓正在談論天使的存在。那位特別來賓說，每個人都有一位守護天使，這些天使監看著我們，也監視著我們所有的活動。山姆後來回想：「我不想再聽到這一類的話，但突然間，我所能想到的，卻是祖母在我成長過程中曾告訴過我，我的天使向來如何照顧我的故事。這些我本來全忘光了，直到我聽到節目中那位來賓的談話。」

當時山姆正要開車去交易毒品，但他卻感覺到他的天使正看著他現在所做的事。「我那天不停想著的事是：我死後要如何解釋我賴以維生的工作？」

這輩子第一次，山姆覺得自己有個不知該如何處理的問題。「我的意思是，我有一大群靠我吃飯的兄弟。我不能就這樣對他們說：『嘿，聽好，我們現在要改頭換面，因為有天使在監看我們，我們不要讓天使生氣。』那些兄弟可是很凶悍的，所以我不知該如何脫離這種狀況。」

在聽到那個廣播節目後不久，有天晚上山姆開車撞到電線桿，雙腿及下背部嚴重受傷。他的「員工」向他保證，他們會繼續他的生意，但是山姆把這個意外當作是改變生命方向的契機。醫生告訴他，他的雙腿若想再走路，需要一段漫長的過程，而且這輩子他可能都得忍受長期疼痛。於是山姆開始閱讀有關治療與天使的書籍。

「我有種感覺，如果我答應不再回到黑幫，我就能治好自己的腿。我告訴那些兄弟，我就是無法再處理販毒的壓力了。不知為什麼，他們相信了我。我想那是因為他們想要我那一份利潤，我覺得這樣也很好。於是我盡快搬離原來的住處，重新開始我的生活。」

山姆最後介入了另一種類型的「幫派」。有群年輕人傍晚會到他家附近的基督教青年會聚會。他後來便致力於幫助那些年輕人，不讓他們重蹈他走過的路。「與過去我賺的錢相比，這些日子我幾乎沒賺到半毛錢，但相信我，這一點也不重要。我還是能填飽肚子。當我看著這些孩子，聽他們訴說著自己的夢想，我告訴他們：天下無難事，因為我知道這是真的。我甚至還告訴他們，以自己的所作所為為榮有多麼重要，有時候我也會跟他們說守護天使的事。這些孩子讓我覺得我這一生有了使命。以前我從未有過這種感覺，我一定要告訴你們，這種感覺比我賣過的毒品還讓我亢奮。這輩子我第一次知道，將靈魂徹底清洗乾淨，以及以自己為榮，是什麼感覺。」山姆成為另一種「幫派領袖」，所做的事是激勵與他共處的那些孩子們的榮譽心。

山姆現在走路一跛一跛，但他開玩笑地說：「誰想得到跛腳的我，反而還站得更好呢？」山姆說，他受傷的地方到現在還是很痛，但他對人生的態度卻是無限喜樂。他鼓舞每一位與他接觸的人，散發出一種源自於由衷熱愛生命的自尊。發現自己的人生使命之後，若他的病情大有起色，我絕不懷疑。

公理

族群將公理（justice）的觀念引介給我們。通常族群對公理的概念是：「以眼還眼」，或「己所不欲，勿施於人」；或者是因果報應的法則：「昨日因，今日果」。族群公理維持了社會秩序，可簡述如下：為無端遭受的傷害行為尋求報復，這是公理；為了保護自己及家人而必須做的任何行為，也符合公理；在保護或報復行動中支援其他家族成員，也是公理。為了個人利益而讓家人置身險境，這不符合公理；不遵守族群命令，也有違公理；幫助族群認為具有威脅性的人，也不符合公理。不讓任何人使家族蒙羞的這項命令，對所有家庭成員都發揮著極強的控制力量。

當有位族群成員完成了對其他人有價值的事，其他成員會自動分享一種「能量獎賞」。族群中有人贏得了公眾美名，其他成員「依存著」他的力量，這種情形甚為普遍。我們有時會輕蔑地問：「姓名又代表什麼？」但姓名確實藏有乾坤；名字中包含了人的第一脈輪所發送的驕傲或羞恥的能量。換句話說，違反族群公理，將導致個人能量系統失去力量，嚴重時還會讓人覺得永遠像「失根的蘭花」，難以和其他人建立關係。

族群通常相信，事情之所以會發生，背後有著「合乎人類邏輯」的原因。這種信念常使人萬分傷痛。有些人花費數年功夫，企圖發現他們必須忍受某些痛苦事件的「原因」，但卻徒勞無功。這些人找不到令人滿意的理由，最後生活在一團迷霧中，無法向前邁進，也無法釋放過去。雖然族群法則在維持社會秩序上有其必要性，但族群法則卻未反映出天理。從象徵性的角度思考洗禮，能讓人在人類公理的陷阱中，發現一條心靈出路，讓人走進天理的本質中。如果我們能將自己的族群環境，看成是「被安排」來幫助我們提升心靈，而非增進身體舒適，我們就能將痛苦的事件視為個人發展必經之路，而不是對自己行為的懲罰。

當族群公理阻礙我們心靈進步時，我們就必須解放自己，讓自己的選擇力量不受族群公理所擺弄。這是與第一脈輪相關的挑戰中，最難的幾項之一，因為這項挑戰通常需要我們離家在外，或離開我們已深深牽繫的人群。

派屈克是個出奇有魅力的男子，他參加我舉辦的一場工作坊。他與周遭十呎內的每位女性調情。每個遇到他的人，都覺得他快樂、溫馨，並流露著愛意。他從事急診室護理工作，說故事也很有一套。當他與其他人分享生活點滴時，其他人都被他迷得團團轉。似乎很少人注意到，派屈克深受雙腿與下背部長期疼痛所苦。他無法坐在椅子上好好聽完一整場演講，因此需要偶爾站起來活動幾分鐘。而且，他走路時雙腳微跛。

每個人都以為，派屈克私底下也和他在公眾場合時一樣爽朗，雖然他來自北愛爾蘭這個長年處於宗教、經濟衝突的國家，他在那裡的急診室裡看到的因槍擊和汽車爆炸而受傷的無辜者，很可能遠超過一般人所看到的。

有天早上，派屈克約我共進早餐，席間他請我為他檢查身體，雖然他對於提出這項要求感到不太自在。我先問他年紀，當我陷入接收影像的恍惚狀態時，派屈克緊張地問：「妳認為妳能看到多少？」就在這時，我接收到一個影像：派屈克正在軍中，他腿上的傷是被嚴重毆打而造成的，那差點讓他雙腿永遠殘廢。

「為什麼我接收到的影像告訴我，你過著雙重生活。一半的你生活在軍中，另一半的你則生活在醫院裡？你是不是參與某種軍事組織？」

派屈克整個身體、整個人剎時僵住。他從一位溫暖、熱情的人，變成一個冷冰冰的陌生人。我明白我剛跨越了危險的邊界。

派屈克回答：「在我那一部分的世界裡，你必須隨時準備好保護自己。」這句話顯然與北愛爾蘭長年的衝突有關。但我立刻知道，他的能量牽涉的不是自衛，而是侵略。我說：「我相信，你與那個類軍事組織間的關係的壓力，是你無法治好長期疼痛的原因。在我看來，你需要減少和這個團體的關聯，如果你無法完全脫身的話。」

派屈克的反應是：「有些事有可能，有些事卻絕不可能。人無法離開歷史的力量，不管自己有多想這麼做，而且人也無法輕易改變事情發生的方式。冤冤相報；上星期是我的腳，下星期則是他們的腳。這是傻瓜走的路，但一旦踏上這條路，就再也無法回頭了。」

好幾分鐘，我們坐著不動，沒人開口說話，之後派屈克說：「我得走了。我們說得夠多了。」我以為他是說他吃完早餐必須離開了，但事實上他是在說他要離開工作坊，從此我再也沒看到他。

我不知道派屈克是否曾被迫取人性命，但我確實知道，他過著雙重生活的沉重負擔，是他雙腿無法痊癒的原因。儘管健康是他必須為此付出的代價，儘管他的個人正義感，與圍繞在他身邊正義的復仇氣氛有所衝突矛盾，但派屈克就是無法脫離他的「軍隊族群」。

第一脈輪最後的課題是，唯一真正的公理是上天所指示的。我是在一位全身都是癌細胞的女病患身上，了解到這個課題的深度。檢視她的能量時，我感應到釘在十字架上的影像。這個形象與她的宗教信仰無關，而是與她受「猶大」（Judas）經驗所苦的感覺有關，也就是從深沉背叛中痊癒的挑戰。

我思索這個影像的意義，了解到猶大經驗是一種原型，其所傳達的意旨是：人類的推論與公理，總是會在某個時刻讓我們失望；我們並無重整生活事件的力量，也缺乏根據自己所想要的方式重建事物的力量。猶大經驗的課題是，相信人類公理是錯誤的，我們必須將信任從人權轉移到神權上。我們必須相信：我們的生活是由「上天公理」所統治，即使我們看不到這個公理。在我們遭人背叛、或無法保有自己想要的人事物時，如上例中那位因背叛經驗而罹患癌症的女性，我們也必須努力，不讓自己充滿恨意，或執著於受害者心理。我們必須相信自己一點也沒被犧牲，相信這個痛苦的經驗挑戰著我們，要我們檢視自己將信心置於何處。艾瑞克的故事正好可用來說明以上挑戰。

幾年前，我在比利時舉辦的一場工作坊中遇到艾瑞克。整場工作坊，他都安靜地坐著，等工作坊結束後，他對大家說他要載我到阿姆斯特丹。我當時非常疲憊，想小憩片刻，但他開車上路後卻對我說：「讓我告訴妳與我有關的每一件事。」那時我覺得身邊的景致引人入勝，深深映入眼簾。但我還是回答說：「好啊，我注意聽。」直到今天，我仍非常感謝他的堅持。

十年前，艾瑞克整個生活都崩潰了。當時他正試著與兩位伙伴共創事業，但這兩位伙伴竟然宣布說：他們已經決定不要再和他一起工作。在二比一的情況下，艾瑞克無法否決他們的決議。他們兩人向艾瑞克提出一個解決方案：他可以拿到三萬五千美元的現金，或者可持有他們所共有公司的所有股票，但當時這些股票其實一點價值也沒有。

驚訝莫名的艾瑞克離開辦公室回家。一進家門，他告訴妻子：「我有事要告訴妳。」而他太太的反應是：「我也有事要跟你說。我要離婚，我有別人了。」

艾瑞克對我說：「一天之內，我的三位伙伴都離開了我。我六神無主，雖然我不信神，但當時我的結論是：只有神才能讓一個人的生活亂成這樣。當天晚上，我決定要祈禱。我對上帝說：『如果這些事是祢一手造成的，請對我說話。我將聽從祢給我的任何指示。』」

「當晚我做了一個夢。夢中我駕著車，在一場狂風暴雨中橫越阿爾卑斯山。山路結了冰，險阻難行，我必須緊握住方向盤，才能讓汽車不滑出路邊。有一次我差點失去控制，車子好像就要朝著山邊飛去，但最後還是穩了下來。最後我終於越過了山頂。我一駛過山尖，暴風雨便停了，陽光普照，道路乾爽安全。我沿路繼續駕駛，最後開到了一個小村落，那兒的房子有扇窗戶，窗戶內有根蠟燭正在為我點燃，溫暖的餐點也擺在桌上等著我。

「夢醒後，我決定接受我那兩位伙伴的提議，接收那家一文不值公司的所有股票，因為那是一間生產貓食產品的公司，而我在夢中駕駛的車是積架（Jaguar，意為「美洲豹」）。我的伙伴對我的選擇感到很滿意，以為他們剛為自己省下了三萬五千美元。雖然我不確定為什麼，但我知道接受這項提議之後，我必須不帶怒氣地放開他們和我妻子。我必須向他們告別，即使諷刺的是，他們認為是自己擺脫了我。不久之後，好幾個能幫助我那間小公司的機會進入了我的生活。就像那場夢預示的一樣，公司草創期前幾個月險象環生。但我知道，因為那場夢，我一定做得到，於是我堅持下去。

「到了今天，我的公司是全比利時最成功的公司之一，我也花了許多時間投資其他事業。我已經再婚，娶了最棒的女人，在每一層面上，她都是我的終生伴侶。我從不預料我現在所做的任何一件事——只有上帝能預先知道。我每天早上都禱告，感謝上帝讓我脫離早期的生活，因為如果不是上帝，我永遠都不會有勇氣脫離那三個人。現在，當我遇到生活一團糟的人，我都會告訴他們：『上帝與你同在。沒什麼好擔心的。我知道這一點，因為我親身經歷過。』」

以上所提的每則個案，都是能讓我們學習「萬物一體」這則神聖真理的情況事例。包含在榭基那神聖光輝和洗禮中的心靈力量，結合了族群脈輪的能量，給予我們「第一脈輪」直覺，幫助我們彼此富有榮譽感地生活，並超脫與「萬物一體」真理相悖的錯誤觀念。心靈發展的下一階段，是探索第二脈輪的題旨，以及「敬重彼此」這則神聖真理。

自省問題

1. 你自家庭裡傳承了那些信念模式？
2. 在那些仍然影響著你思考的信念模式中，你能找出哪些已經不適用的模式？
3. 你有哪些迷信觀念？哪些比你自己的思考能力對你更有影響力？
4. 你是否有自己的榮譽規約？你的榮譽規約是什麼？
5. 你是否曾危及自己的榮譽感？如果有，你是否曾採取行動治療榮譽感？
6. 你與家人之間是否存在著未竟事務？如果是，列出使你無法修復與家人關係的原因。
7. 列出你認爲從家庭得到的所有祝福。
8. 如果你目前正在建立自己的家庭，請列出你想要小孩從你身上習得的特質。

9. 你爲自己及家人延續了哪些族群傳統和儀式？

10. 描述你所擁有而且想強化與發展的族群特性。

第二脈輪：關係的力量

The Second Chakra: The Power of Relationships

第二脈輪是伙伴脈輪，它的能量在人們七歲左右開始脈動，而且變得比較明顯。這個年紀的小孩開始與其他孩童及成人互動，變得比較獨立而較不需要父母照顧，而且生活擴展到家庭以外的環境。透過這些早期的互動，小孩開始發展個體性，建立人際關係，並探索自己選擇的力量。隨著第二脈輪發展，能量從服從族群權威，轉移到發掘其他能滿足個人與生理需求的人際關係。第二脈輪的能量雖屬位置較低的能量，但卻使我們與外在力量建立關係，是個有力的動力。

所在位置：從下腹部到肚臍。

與此能量有關的身體部位：性器官、大腸、脊椎下部、骨盆、臀部、盲腸、膀胱。

與此能量有關的情感／思想體：第二脈輪會和我們與他人建立關係的需求，以及我們能在某種程度控制物質環境之動能的需求，產生共鳴。我們所用來控制外在生活的所有事物，如權力、他人或金錢，都是透過第二脈輪與我們的能量場及身體相連。源於這個能量中心的病症，由害怕失去控制的這份恐懼所啟動。攝護腺癌或卵巢癌、下背部及臀部長期疼痛，以及關節炎等，都是常見的健康問題。更年期的問題，例如熱潮紅、心情沮喪，都是第二脈輪功能失調的現象。纖維瘤來自於未誕生的第二脈輪創造性能量，也來自於被導向工作或人際關係死路的生命能量。

與此能量有關的象徵與知覺：第二脈輪的能量，能使我們產生個人認同感和保護性的心理邊界。當我們持續評估自己的力量，與外在世界及其物質性的誘人力量時，如性、金錢、使人上癮的物質，以及其他人等等，健康的身體自我（physical ego）的第二脈輪能量，便能讓我們有能力與外界互動，而毋需妥協或「出賣」自己。這是自給自足的能量，是一種身處在這世界的生存直覺。

與此能量有關的神聖光輝與聖禮：第二脈輪與象徵陽具，也就是男性繁殖能量的易首德神聖光輝並列。第二脈輪也有著「誓約」的能量。這個繁殖能量是生理的，也是心靈的：我們渴望傳宗接代，也希望自己獨創的想法能實現，這對我們的身體健康與心靈健康同樣重要。聖餐禮與第二脈輪的能量產生共鳴，同時象徵我們與他人形成的關係。許多種聖餐禮是以「共享麵包」的動作象徵其意義。

原始恐懼：恐懼因事件或狀況的支配力量（如成癮、強暴、背叛、無能、財務損失、被重要的伙伴或工作同仁遺棄等）而失去控制，或被他人控制。還包括恐懼失去身體的力量。

原始力量：有能力、有毅力靠自己度過財務或生理危機，也能防衛自己、保護自己；「打或逃」的直覺；承擔風險的能力；從失去家人、同伴、金錢、職業或財產的傷痛恢復的復原力；反叛並重建生活的力量；以及做出有關個人或職業抉擇的能力與天分。

神聖真理：蘊藏在第二脈輪的神聖真理是——「**敬重彼此**」。這則真理能應用在我們與其他人的互動上，也能運用在我們與所有生命形式的互動關係上。從心靈的角度來看，我們所發展的每段關係，從驚鴻一瞥到至親至愛，都能讓我們的意識更清晰。有些關係一定會很痛苦，因為學習有關自己的事，面對本身的侷限，原本就不是我們會興致勃勃去做的事。我們通常需要在靈性上「做好準備」，以便面對這些遭遇。

易首德神聖光輝與聖餐禮的原型能量，以及第二脈輪的身體能量，所象徵的全都是：人際關係基本上是靈性的使者。人際關係將我們的長短處顯現在生活中，而我們也將自己的優缺點帶入人際關係中。從家庭關係、工作關係，到社區或政治活動關係，每次與人結盟都有著心靈上的價值，每次結盟都幫助我們成長為獨立的個體。當我們釋放自己的衝動，不再去評斷什麼才有價值、以及誰有價值，而集中精神在敬重與自己有關的人與任務上，此時我們更能看出人際關係的象徵價值。

第二脈輪的能量具有二元性。第一脈輪的統一能量（以族群思想表示），到第二脈輪時一分為二。這種力量分裂已被賦予許多相對的名稱，如陰／陽、陰性內我／陽性內我、男／女、日／月等。了解這些相對事物的重要性，是處理第二脈輪問題的關鍵。易首德和聖餐禮的能量，與第二脈輪的這些二元能量結合，以保證我們將能幫助我們認識自己的關係「吸引」過來。「同類相吸」及「學生準備好了，老師就會出現」這些眾所皆知的說法，點明了在「事件背後」運作的能量，似乎安排著我們何時何地會遇到什麼人，而且通常都會在時機恰當時發生。第二脈輪的心靈挑戰，是學習有意識地與他人互動：與那些能支持我們成長的人建立關係，並釋放那些阻礙自己成長的關係。

自然科學將第二脈輪的能量視為因果關係法則（每個行動都有個對等但相對的反應）與磁性法則（磁極相反的物體相吸）。這些法則應用在人際關係上，則意味著我們所散發的能量模式，吸引了在某方面與自己不同的人，這些人能教我們一些事。事情發生必定其來有自；在建立每一段人際關係之前，我們便用自己所散發的能量開啟了康莊大道。這個事實，讓學習第二脈輪的二元性變得更有趣。意識越清醒，就越能有意識地使用第二脈輪的能量。

選擇的力量

第二脈輪的能量幫助我們超越族群的集體能量。「選擇」乃起源於相對事物，而第二脈輪的二元性永遠都在挑戰著我們，要我們在一個有正反兩面與正負能量模式的世界中做抉擇。我們所做的每次選擇，都將細微的能量流貢獻到宇宙之中，而這個宇宙對人類意識的影響是有所反應的。

管理選擇的力量，以及管理選擇力量所蘊含的創造能力與心靈力量，是**人類經驗的精髓**。所有靈性的教義，都是在啟發我們明白一個道理：選擇的力量，是將心靈轉換成物質、將話語轉換為血肉的動力。選擇本身，就是創造的過程。

我們所做的選擇將我們的心靈編織成一個個的事件，這個事實，是主要心靈傳統都環繞著一個基本課題而成形的原因，這個課題是：明智做出你的抉擇，因為你所做的每個選擇，都是心靈力量的創造活動，而你要對這個活動負責。此外，每個出於信心而做的選擇，背後都有上天的全力支持；這也就是為什麼「有信心的愚公能移山」的道理。任何出於恐懼而做的選擇，都違反了信心的能量。

然而，選擇也有其神祕的一面，因為我們永遠都無法全盤知道，我們所做的選擇將有何後果。第二脈輪的首要課題，便是選擇的矛盾本質：看似對的，結果可能是錯的；看似好的，結果可能是壞的。正當每件事都順利進行時，卻發生混亂，而破壞了一切。

矛盾的是，第二脈輪的能量驅使著我們試著去控制自己的生活，但這個脈輪的課題卻是我們無法掌握的。我們是生物體，也是能量體。既然我們無法控制這個物質世界，因此在我們面前的任務是：掌握自己對外在世界、對自己思想情感的反應。

儘管如此，我們都在一個似乎永無止境的失望循環裡掙扎。在這個漩渦裡，我們企圖控制自己的生活。我們無止無歇地尋找那個能讓生活中所有事物井然有序的輝煌選擇，讓變化的腳步暫時停歇，好讓我們能建立控制所有人、所有事的選擇。選擇正確的職業？選擇正確的婚姻伴侶？選擇正確的地理位置？在這個持續尋找正確選擇的歷程中，我們形成對改變節奏的恐懼，但生命本身卻就是「變化」。在找尋能永遠帶給我們寧靜、穩定、愛與健康那外在的人或物時，我們驅逐了位在「雙眼所不見，不在雙眼前」那份更真實的力量。蘊含在二元性矛盾本質中的真理是：我們選擇**什麼**並不重要；重要的是，我們影響事情結果的力量，存在於我們做選擇背後的理由。

第二脈輪的挑戰是：了解是什麼激發我們做出這樣的選擇。了解抉擇背後的動機，就能學習到心靈內涵。你是滿腔恐懼或滿懷信心？我們所做的每次選擇，都包含了信心或恐懼的能量，而每次決定所造成的結果，也在某程度上，反映了這份信心或恐懼。抉擇的這種動力，確保我們無法逃離自己，也無法逃離我們所做的決定。

選擇與人際關係

第二脈輪的能量稍縱即逝，因為這個能量在設法創造。第二脈輪的能量也與實質生存的問題有關，如性、權力和金錢（或關係的流通）。當我們動手在這個物質世界勾勒自己的位置，我們心中信心與恐懼的衝突，便常被埋藏在支配我們思想的生存事件中。例如，我賺的錢足以餬口嗎？我找得到伴侶嗎？我能照顧自己嗎？

第二脈輪問題的陰暗面，是由人類最普遍的恐懼所組成，包括：強暴、背叛、財務損失、貧窮、遺棄、孤立、性無能，以及無能照料自己等。每一種恐懼都有控制我們的力量，並終生引導我們的行動。用聖經的話來說，這些恐懼就是「偽神」。

為了了解選擇背後的動機，發現自己的「偽神」，因此我們需要人際關係。為了建立關係，我們會使用自己的某些能量或個人力量。一旦關係建立，我們也許會問，而且常是有意識地問：這段關係是使我消耗力量或獲得力量？我將止於何處，而對方又始於何處？我的力量是什麼，對方的力量又是什麼？我是否妥協，以換取安全、金錢或地位？雖然這些問題本質上是健康的，但在大部分關係中，我們開始用心理上互相分隔而且互相衝突的角度思考：我或你、我的或你的、好的或壞的、贏家或輸家、對或錯、富有或貧窮。

象徵上，這些衝突代表著多數人與上帝的關係：我的力量，或是祢的力量；祢真的在這世上與我同在，或我必須自己試著控制一切？即使有個神力在幕後運籌帷幄，但我如何知道要做何選擇？這種信心的基本衝突，出現在每一段人際關係之中。

矛盾的是，我們管理這些相互衝突能量的這項挑戰，是將這些能量保存在宇宙固有的統一意識裡。我們探索關係中的矛盾面，以此開啟了這段旅程：關係產生矛盾，矛盾滋生衝突，衝突導致行動，行動卻又引發更多矛盾與衝突。要打破這種循環，就必須做出超越二元性、超脫你我與神我之間的意念藩籬。只要我們一心一意想控制別人，因而忘記對方其實是一面明鏡，映照出我們自身的特質，衝突就會繼續存活在我們的內心裡。但是，以象徵結合的角度來看自己、看別人，能幫我們容納差異。這也就是聖餐禮的象徵意義。

管理創造能量的挑戰

第二脈輪的能量需要創造生命，需要竭盡全力，以製造宇宙既起生命的影像或貢獻。創造能量不像靈感，靈感屬第七脈輪的特質，而創造能量基本上是物質的，是屬於土地、有根基的。創造能量是實體存在的知覺。第二脈輪的能量給予我們基本的生存本能與直覺，賦予我們創造音樂、藝術、詩詞與建築的渴望，並激發我們在科學與醫學方面探索自然的好奇心。創造能量將我們拉進與自我兩極、自我衝突傾向的內在對話中，驅策著我們形成外在關係，以解決這些兩極對立的問題。

創造能量破除我們習慣性的行為、思考與關係模式。習慣，是人依戀著的煉獄，想藉此扼止改變的流動。但創造能量不讓習慣重複。重複與創造這兩股力量，在人類精神中相互抗衡，促使我們為我們所處世界的混亂賦予個人意義，並重塑世界。

第二脈輪的能量，是我們用來處理生活中日復一日事件的一項主要資源，並提供我們解決思想、生理、及心靈問題的創造性方法。若這個能量受到阻礙，則可能導致性無能、不孕症、陰道感染、子宮內膜異位，以及心情低落，同時還會阻礙我們心靈成熟，好像在說：「我不想再看明白了，我不要更深入地了解了，我不想要與生命的學習歷程互動了。」如果我們讓創造性能量流動的話，這股能量將持續不斷改造我們的生活，並顯示更多事情為何這樣發生的意義。創造性能量所揭露的意義，比我們能自行決定的更廣、更深。

有位名叫凱特的女性，在她先生死於車禍（年紀才三十出頭）之後與我聯絡，希望我幫她看一看。先生死後，她必須撫養兩名子女，對她而言，似乎也無從選擇處理生活的方式，而且她沒受過正式教育，也沒專業技能。凱特告訴我，她就是失去「活下去」的能量。

凱特現在陷入情緒低潮，這對我、對她來說，都是件很明顯的事。我在檢查她身體的時候，發現她長了一顆良性的卵巢囊腫，而她自己並不知情。我們談到釋放過去的重要性，也提到尋找向前邁進的理由，但對凱特來說，這項挑戰似乎太艱鉅了。我請她找個醫生檢查她的囊腫，同時建議她做些能表達她想重建生活意圖的小事。在做這些事時，她要想像有新的能量注入生活中。她的卵巢長了顆腫瘤，這並不讓人意外，因為她不但失去了丈夫，也失去了生活方式，現在她所面臨的問題，是自己能否在生理上、財務上生存下去。生存，是第二脈輪的主要問題。

凱特選擇用種植花木象徵她全新的開始，每朵花都代表了新的生命。每栽種一朵花，凱特就說：「我正在為自己、為子女栽種一個全新的開始。」一天天過去，她也就更有自覺地將自己的能量帶入當下。她拒絕讓自己沉溺在過去與丈夫相處的時光，同時也做了身體檢查。醫生證實她有一顆良性卵巢囊腫，雖然目前並無危險，但必須定期檢查。於是凱特在栽種花木時，又添加了另一項任務。在除草時，她會說：「我正把囊腫從我的體內拔除。」

六週後，凱特對於如何靠自己賺取所需，開始有了一些想法。她一向對家事很在行，包括烹調、縫紉，但她從未想過要以這些技能謀生。接著有一天，有位朋友打電話給她，說她手腕扭傷了，因此無法縫製原先答應要幫當地一間戲院縫製的戲服。她問凱特是否能接下這份工作。

凱特欣然同意，於是她到戲院，了解戲院對戲服的要求，之後便回家開始選布料、量製戲服。她將戲服設計圖案大致過目一遍，也在設計圖上塗塗改改，注意有哪些可以改良的地方。之後，她打電話給負責戲服的人，建議戲服修改一些地方，而對方對她的建議照單全收。她縫製的戲服大受歡迎。不久，凱特的電話開始響個不停，許多人打電話請她幫忙設計其他戲院的服裝，或請她幫忙私人的設計工作。

之後，凱特成立了自己的設計工作室，生意欣欣向榮，而她的卵巢囊腫也消失了。她向許多人建議，在覺得無路可走、需要重新開始時，應該要在花園中栽種植物，同時想著：「我正在為自己栽種一個有創意的想法。」

凱特的故事，說明了創造能量能如何推動我們，讓我們走上可能從未想過的道路，並增強我們正面選擇的力量。有創意的想法本身就有自己的能量場，而且能讓所需的人事或情境同時發生，使這個想法邁入新的生命階段。從象徵性的眼光來看，凱特的故事，也說明了易首德神聖光輝（創造需求）的心靈能量，與聖餐禮（我們所散發的磁力，能在我們最需要幫助的時候，將助力吸引過來）的心靈能量，確實存在。

創造能量瞬息萬變，力量無窮，因此我們所面臨最大的挑戰之一，是如何有自覺地使用這個能量。我們最常使用創造力的時候，是在獨自思考的時候，但其實創造能量也存在於我們與他人的互動之中。例如，我們可能有創意地更動故事的細節，以符合我們自己的目的。或者我們會操弄別人，讓他取得我們所想要的東西。以上這些，是使用能量的負面事例。謠言、操弄，將使第二脈輪流失能量。

負面行動與消極思想源於恐懼。例如，害怕被別人背叛，或擔心在關係中被欺騙，或在財務上被人佔便宜。如果這些恐懼佔據了我們的心靈，則將決定我們行為舉止負面的程度。對任何事件的信心，無論是正面或負面的事，都將造成結果。將信心放在恐懼中，將造成毀滅性的後果，最開始的徵兆，便是失去與外在世界相處的能力的充分信心。

由恐懼引發的動機，將容易受到性、權力、金錢等偽神以及這些偽神代表的一切事物誘惑。受其誘惑，便是將自己的控制力讓給那誘人的權威，如不正常的人際關係、外在的金錢或安全感來源、早該忘懷卻牢記在心的經驗，或毒癮、酒癮等。被恐懼的聲音催眠之後，就無法意識清楚地思考或行動，因為心智已被恐懼所污染，使創造能量和創造想法發生短路，而這兩件事的能量，是從第二脈輪中獲得的。字面上、象徵上，第二脈輪都是誕生之運河。

雖然新的想法有著自己的能量場，將為了生存而奮鬥，就像新生的嬰兒一般，但恐懼常使新想法夭折。有些人害怕出主意，或害怕與人建立關係，但新主意或新關係，是生長茁壯所需的「休息室」。例如，當你所提出的想法，除了你自己的意見之外，還需要專家意見才能獲得支持，這時你可能備感威脅。或者你可能認為這個主意是你的，也就是說，因為是你讓這個主意「誕生」，它就是你的，因此你要控制所有相關的人事物。以上兩種反應常造成「能量窒礙」，也就是想控制人、想控制可怕的父母或同伴，所造成的窒息效果。

有位名叫約翰的人來參加我的工作坊，因為他想憑直覺找出生涯的新方向。他說，別人一直以為他會創立一家影帶製作公司。到了四十歲的時候，他有個感覺：「就是現在，否則就永遠沒機會了。」於是他找了兩位伙伴，攜手創立了他們都希望能成功的公司。三人一起規劃出經營計畫，並著手尋找投資人。在籌劃時期或「夢想期」，三人相處得很好，也因彼此的能量與野心而興致高昂，三人都覺得一定會成功。等到找到五位投資人時，他們的信心更形熾熱。

沒想到，資金的流入，竟是他們反目成仇的開端。金錢並未驅策著他們進入下一個發展創造階段，反而改變了約翰的態度。他開始拐彎抹角地說，所有的主意大半都是因他的創意而起，因此該由他來為下一階段做決定。約翰與同伴之間的競爭，扭轉了他們的創造衝勁，因此六個月後，在大把的資金投入之後，三人連一個影片計畫都還未製作出來。於是三人最後被迫終止合作計畫，並宣告破產。約翰責怪其他兩人，認為這失敗是他們一手造成的，而且認定他們嫉妒他的才能。

在第二脈輪的創造潛能中，還包括了衝突的潛能。第二脈輪的神聖真理與意旨是：敬重彼此。這句話包含了無限的心靈力量，也提供管理這項心靈挑戰的解決之道。當行為舉止符合這則真理時，就能引出自己和他人最好的一面。象徵上，易首德神聖光輝的能量和聖餐禮的能量，本來就是要用來敬重其他人，不管是直覺感應到對的事而告訴別人，或是承認其他人在團體中和自己的地位相當。創造是一種相互交流的形式，結合了人與人之間、產生生命的能量，共同達成目標。創意常被比喻成播種，也是易首德神聖光輝陽具能量的另一種隱喻。

約翰無法看出，他的事業伙伴也一樣有才能，也一樣有創意和野心。他不尊重他們，不能與他們共事，相反的，他覺得受到了威脅。我檢查他的身體狀況，希望能幫助他了解自己恐懼的源頭，我接收到的影像是：他最大的恐懼是性無能，而且他將性無能、財務無能、創意無能，與權力共享聯想在一起。但同時，他又被與他人一同創造的想法所吸引。雖然這種衝突矛盾能以心理治療解決，但約翰卻抗拒這種方式。他說，在他看來，一家公司只能有一個人帶頭，如果他能找到一群了解這一點，而且又有才幹的人，那麼問題就解決了。約翰說，治療並無法改變他對事業經營動力的想法，治療不會有用。在約翰有動機挑戰自己的信念之前，他將不斷創業、不斷失敗。事實上，離開工作坊的時候，約翰已經決定要找另一群人讓他領導。

因恐懼而造成的能量夭折，或因恐懼而墮胎，都會有情感後果，而且通常也會有生理後果。因丈夫拒絕自己、拒絕生兒育女，或因為害怕自己無法養家而墮胎的婦女，可能會出現生殖系統方面的問題，如子宮肌瘤。有一次，諾曼請我到他那裡診斷一位陰道嚴重出血、但卻找不出生理病因的病人。我在解讀能量時發現她曾墮胎兩次，而她其實並不想這麼做。我問諾曼：「她有沒有告訴過你她墮過兩次胎？」諾曼問那位病人對自己墮胎的感覺，她在之前檢查時並未提到自己墮胎的事。那位病人突然情緒崩潰，一時之間，將背負多年的懊悔與愧疚傾洩而出。這些創傷是她出血的能量導因。

我所遇過自願墮胎的女性，並未因這樣的經驗而受到精神創傷。相反的，他們選擇墮胎，是因為覺得時機不對，自己還不到為人母的時候，而且她們知道自己有權力做這樣的決定。這樣的想法，讓她們能在選擇墮胎後，仍過得心安理得。有位女性告訴我，在墮胎之前，她曾舉行儀式，將信息傳遞給腹中嬰孩的靈魂。她對這個小孩說，她沒辦法提供他一個穩定的環境。她相信腹中胎兒收到了這個信息，因為在她墮胎之後，她做了個夢，夢中有個小精靈對她說：「一切都很好。」

能量流產，也就是想法或計畫夭折的頻率，比生理墮胎要高得多，而且無論男女都會經歷到能量流產。墮胎能造成強大的情感或生理傷疤，能量流產也一樣會留下深刻的印記。無論男女，能量流產都會導致生理問題，不孕症是其中一項。許多將全副心血投注在事業的職業婦女，都很難受孕。有些狀況相同的男性，則有攝護腺和性無能的問題。

有位男士回想起他曾投注多少時間、精力和金錢規劃新事業。由於自己資金不足，無法獨立創業，因此他向幾位熟識的朋友募集資金。在得到他們口口聲聲鼎力相助之後，他便動手訂定計畫。等花了好幾個月時間，絞盡腦汁想出細部計畫之後，他便去找那些曾信誓旦旦要出資的伙伴，沒想到他們全都打了退堂鼓。他的創意從未成真，而這件事也使他身心受創。他說，他無法讓這個主意「誕生」。好幾年的時間，他在體內帶著他「死去」的計畫，就像墮胎一樣。最後他在大腸部位發現了一顆惡性腫瘤，幾年後便與世長辭。無論男女，在精神上，都有著讓生命誕生的需求，但這項需求，卻使他遭受能量流產之苦。

另外有位男士告訴我，他太太曾背著他去墮胎，因為她覺得這是她一個人的決定。等他發現這件事之後，就把墮胎的能量（憤怒與愧疚）帶入他的系統內。結果他變成性無能，表示他的身體拒絕再製造生命。

管理性能量的挑戰

性慾，以及我們對性的所有態度，都被鏤刻在第二脈輪中。性慾是天然的力量，是與另一人形成強烈關係與親密結合的力量。我們能和這個人共創生命、延續生命。找個伴、建立家庭，無論有無子女，都表示身為成人的我們已經穩定下來。找到生命的伴侶，也包括與同性伴侶結合。打破將人侷限在特定性別表達形式的文化束縛，讓人能根據自己的需求尋找伴侶，也讓同性戀團體開啟了在一個異性戀主導的世界裡，博得自尊的旅程。

第二脈輪包括創造生命的渴望與能力。懷孕與誕生，比其他任何一體的表現，更能真實地結合兩人之間的「二元」力量。

除了創造生命之外，性不但是自我表達的途徑，也是一種藉以聲明自己與周遭世界建立實質關係、並感覺舒適的方法。性慾將我們與自己的身體、自身的生理需求，以及探索性與感官的潛力相互串聯。性慾是一種生理、情感與心靈解放的形式。何以說是心靈解放？性歡愉本質上是一種「在當下」的體驗，是一場能讓我們拋去大部分的生理界限，以便徹底享受與人接觸的邂逅。無羞恥感地探索性，性能量就能將人體與心靈提升到狂喜的境界，有時還會造成意識狀態的轉變。

女性是最具體的範例，展現出能量透過懷孕、陣痛、分娩，而成為實體且持續不斷的生命模式。女性的生命週期，顯示出性能量的自然歷程。例如，對大多數的女性而言，性心靈能量或稱拙火（kundalini），會在四十歲左右自然而然浮現。這能量一出現，將啟動脈輪，而它也將流經這些脈輪。若有任何未竟事務留置在位置較低的脈輪中，在停經期前及停經期時，這些事務便會顯現。例如，鮮少有性愉悅經驗的女性，她們受到阻礙的性心靈能量或未經使用的性元氣，將化身為熱潮紅。未曾使用的創造性能量或創造性衝突，也可能以熱潮紅的形式出現。

四十歲以下的女性若有月經、腹痛、經前症狀等問題，則充分表示她對自己身為女性、對她自己在族群中的角色，以及族群對她的期許，有著某種衝突矛盾。大部分與出血或月經不規則有關的問題，通常是起源於情緒壓力過大，再加上相信自己無力控制自己生命的選擇、相信自己的選擇是別人所控制的。倘若家族或社會所賦予她對性愉悅和性需求等信念，使她心生疑竇，而她又將這種令人困惑的信號內化，則不正常出血的現象將惡化。例如，她可能渴望性歡愉，但卻對此深感罪惡，或無法直接提出要求。她甚至可能察覺不到自己的這份內在衝突。

輸卵管問題和與生殖力有關的問題，是以女性的「內心孩童」為中心，而且，輸卵管本身，即代表未治癒的童年傷痛或未使用過的能量。卵子的流動可能受到阻礙，因為女性本身的內在不夠「老」，或被滋養得不夠，不夠成熟或治療不夠，以至於她無法感覺自己有生殖力。這種能量模式可勾勒出輸卵管的問題。這類型的女性可能部分仍停留在青春期前，因為她的潛意識認為，自己某程度還算尚未「孵出來」，因此無法決定自己是否已準備好延續生命。

拙火是與精神、肉體相反的能量。拙火纏繞著脊椎，從位於脊椎底部的第一脈輪到頭頂，途中經過每個脈輪，並呈螺旋狀圍繞每個脈輪。拙火瑜伽所教導的，是一種管理這種能量、並引導出拙火體驗的方式。這種經驗，是一種藉著鍛鍊自己的性能量，而達到一種心靈狂喜的極樂境界。拙火的心靈體驗，並非透過生理高潮而讓性能量正常釋放，而是引導性能量沿著脊椎攀升，最後在與上天結合時達到高潮。聽說有許多神祕主義者，都曾在陷入深沉的冥想時體驗到變異的意識狀態（包括高潮性的釋放）。

性亢奮通常會引發高潮，解放這種強度的能量，對生理、思想與心理健康而言，誠屬必要。高潮是一種解放我們平日與人接觸時，所累積的「能量殘存物」的方式，而且無疑是一種較愉悅的方式。運動和創作則是另一種廣為人知的釋放管道。若少了釋放的管道，這個能量就會在系統中逆流，而且在缺乏有意識管理的狀況下，這個能量將引發從沮喪到暴力的全程反應。然而，拙火體驗卻真的會自然而然的發生。

從前我會駁斥性結合導致心靈連繫的想法，不過，以下的故事，卻證實了拙火和印度教教義中深奧的真理。

我在幾年前遇到琳達。我們有位共同的朋友，一起在那位朋友家作客。當時因為我有經期前腹痛的問題，於是我問琳達有沒有阿司匹靈，並隨口說了一句：「妳知道的嘛。」琳達的反應是：「不，我不知道。我這輩子從沒有過月經。」看到我難以置信的神情，她又說：「我可不是在開玩笑。如果妳要的話，可以讀讀我的身體。」於是我便照著做。

我馬上就接收到影像。我看到琳達的子宮已經切除，但這影像非常特殊，因為我不斷看到一個小孩子在動子宮切除手術的影像。同時，我也看到了一股強烈而健康的性能量流，流經她的第二脈輪，這樣的影像，我很少在已失去性器官女性的能量中看到。我對琳達分享我所感應到的影像，也承認我為此感到困惑。

她笑了笑，證實她的確動過子宮切除手術。她向我保證，等她告訴我她的故事之後，我就知道其他那些影像的意義了。

琳達與她先生史帝夫，在一九六〇年代早期，是一對高中小情侶。那個年代，十幾歲的青少年還很少有性經驗。琳達坦承，她很怕和史帝夫的關係演變成性關係，因為在她十六歲的時候，醫生診斷出她性器官發育不全（這解釋了為什麼我接收到小孩子的影像），她不可能有正常的經期，更別說是懷孕了。琳達對自己的狀況感到侷促不安，也一直隱瞞史帝夫這件事，因為她怕如果史帝夫知道她無法生育，可能就不會娶她，因為她不是個「正常」的女人。也或許他再也不覺得她有性方面的吸引力。琳達甚至不知道自己能否和男生發生性關係，但她卻渴望嫁給史帝夫。

高中時期，琳達迷上了大揚琴，一種美國民俗弦樂器。高中畢業時，史帝夫親手做了一把大揚琴給她當畢業禮物，並在畢業典禮當晚交給她。就在那天晚上，琳達與史帝夫初嘗雲雨。她並未告訴史帝夫她心中的祕密，因為她怕他還是會發現她有地方不對勁，會覺得她的性姿勢有些不尋常。那是琳達第一次的性經驗。

與史帝夫做愛時，琳達呼吸變得沉重，這與其說是由於激情所致，倒不如說是因恐懼而起。同時她在心中不停禱告，希望上帝讓他們今生今世永不分離。就在虔誠禱告與性愛結合的那一剎那，琳達感覺到一股能量衝過她體內，再流到史帝夫身上。這股能量讓她覺得彷彿和史帝夫的能量系統合而為一。那一刻，琳達相信自己將和史帝夫結婚，即使她無法生育。

但是，在那個震撼的畢業夜之後不到一週，史帝夫卻對她說，他要獨自一人離開一陣子。這突如其來的宣告，再加上他們才剛發生親密關係，讓琳達相信，史帝夫是因為她有性方面的問題才離開她。琳達心想，史帝夫決定不再與她交往，而離開鎮上，是史帝夫告知她的方式。於是，他們便分道揚鑣。

四年後，兩人都結婚了，但新郎、新娘卻不是對方。奇怪的是，他們兩人在同一個月內各自完婚。儘管琳達打算要好好維繫她的婚姻，但她卻從未停止過對史帝夫的愛。事實上，在結婚之前，她就已不在乎自己不能生育的問題，是否會造成男方（即使是自己丈夫）的困擾，也不在乎自己能否有正常的性生活。結婚一年半後，琳達動了子宮切除手術，因為各種跡象都顯示她的子宮長瘤。

婚後，琳達和史帝夫都離開家鄉搬到外地。兩人的婚姻都維持了五年，而且，非常不可思議的，他們兩人都在同一週內離婚。同一個月內，兩人也各自搬回家鄉。這些年來，他們從未和對方聯絡，也從未和彼此共同的朋友往來。

搬回家鄉後，琳達陷入財務困境，財務吃緊到她必須典當所有貴重物品，包括那把珍貴的大揚琴，那也是她與史帝夫最後的聯繫。琳達離開當鋪兩小時後，史帝夫也走進當鋪典當珠寶。於是，他看到了那把大揚琴。「這把琴在店裡放多久了？」史帝夫問。得知典當這把琴的人才剛離開不久，史帝夫便飛奔出去找她，手裡並握著那把大揚琴。當晚，琳達與史帝夫再度相遇，從此再也沒分開過。史帝夫告訴琳達，看到那把大揚琴時，他對她的回憶突然盈滿體內，同時心中也漲滿了愛。他知道她一定是陷入絕望的財務困境，否則她絕不會典當他送她的大揚琴。

當晚，琳達告訴史帝夫她的健康情形，也告訴他，她認為他離開她，是因為她無法生育。史帝夫坦言，他之所以會離開她，是因為在畢業典禮那天晚上，他們第一次做愛時，他感覺到一股能量衝過他體內，這是他從未體驗過的感覺。他覺得整個身體好像要永遠和她結合在一起，在那一刻，他覺得很幸福。但幾天後，他回想起這件事，那種感覺卻讓他恐慌莫名，而他滿腦子想的，就是逃開。琳達聽得啞口無言。

就在重逢當晚，琳達和史帝夫便決定結婚，而且要在一週內完婚。重逢那一夜，他們做愛時，那股急衝的能量又再次出現，而兩人也都感覺到了這股能量。他們原以為這股能量會出現，只不過是因為他們欣喜於彼此再度相聚。但在往後的日子裡，每當他們做愛時，這股能量卻有增無減。史帝夫曾讀過有關拙火的資料，於是將如何有意識地利用能量潮以獲致身心喜悅的練習，介紹給琳達。史帝夫與琳達的故事，解釋了我何以看到一股健康的能量潮流經琳達的第二脈輪，儘管她的子宮已經切除。

性結合能帶來生理上的愉悅，同時也象徵著兩人心靈的結合。理由可能是：性能量開啟了兩個深愛對方的人之間的心靈能量流，這種能量形成兩人間超凡的關係。這種能量流，使琳達和史帝夫能達到被描述為拙火的意識狀態。這種經驗，也是易首德神聖光輝、聖餐禮，與第二脈輪（或伙伴脈輪）力量合而為一的完整表達。

努力**敬重彼此**的這項需求，很容易、也很常在性行為中被忽略，主要是因為性能量常為恐懼或不受控制的欲望所操控。環境使男性害怕自己性無能或不夠有男子氣概，但是，多數族群會限制小男孩的性行為，除非他已達到一定的「成熟度」。到那時候，大家都預期小男孩會自動表現對性負責的態度。多數族群認為：年輕人在成家立業之前，必須先「撒下野燕麥的種子」。這種觀念，讓雜交的男性免受責難，也不必對自己的行為負責。畢竟，控制著他們的，是生理衝動。

然而，女性卻不像男性一樣，有著探索自己性本能的自由。儘管女性解放運動已經風行了三十多年，女性依然被要求要守婦道、要控制自己的性能量，但男性卻仍享受著行動自由。環境使女性害怕失去控制，甚至連想到自己是個有性慾的人，都會感到擔心害怕。有位來參加工作坊的學員描述，每當她打扮得漂漂亮亮跟朋友出去時，她母親總會讓她覺得自己很「髒」。母親對性的影射，讓她覺得吸引任何男性的注意，似乎都等同於娼妓。這位母親對女兒情感的侵犯，是一種侵害她女兒能量的表現。

認為性能量是必要的，但卻總是「有可能失控」的這種觀念，大力促成了我們社會對性表現出病態的族群態度。這種觀念鼓勵女性表現性感、舉止性感、穿著性感；但是如果女性因此而遭受攻擊，社會輿論卻又無法理直氣壯地責怪那些強暴犯、暴徒或謀殺犯。遭受性侵女性的穿著與個人的性生活，都將被放大檢視。被男友或丈夫毆打的女性，她們所得到的支持，是來自於專為保護受虐婦女而組織的團體，而非社會大眾整體。社會輿論仍然會問遭受性侵或受虐的婦女諸如「如果他這麼爛，妳幹嘛不離開他？」等問題。這些問題暗示著，這些攻擊行為是透過治療就可以解決的事，還沒嚴重到要訴諸法律。對強暴犯所處的輕微刑罰，傳達了整個族群的態度：跟真正的社會暴行相比，性侵害只不過是稍微違法而已。

第二脈輪能量的二元性，一方面貫徹性能量是控制不住的這種社會觀念，但另一方面卻又堅持族群對自我控制的高度重視。我們認為性慾持續威脅著自我管理或控制他人的能力。每一種人際關係，都引發我們要保護自己的需求，但性關係卻能引出我們最深沉的恐懼，尤其是被背叛的恐懼，這股恐懼強大到會威脅到親密關係。

不同社會的性慾文化觀也有所不同。美國人早期過著嚴謹的清教徒生活，再加上美國人對控制性慾的重視，大力促成美國人普遍對自己的身體和性本能感到羞恥。在我舉辦的多場工作坊中，分享自己未完成的性生活故事的成員，和那些為了改善身體而參加的人，人數一樣多。許多人說，他們曾和一位伴侶同居好幾年，有的甚至同居數十年，但卻從未曾和對方談過自己的性需求。他們所提出的理由，從難以啟齒，到不知道自己有性需求是什麼意思，各種原因都有。理由雖不同，但其實只是相同感覺的不同形式罷了。

這種對性的羞恥感，普遍存在美國的族群思想中，導致美國社會必須建立規則，規定何謂適當與不適當的性行為，這又是第二脈輪的另一項兩相矛盾之處。既然第二脈輪的自然能量，會從自己移轉到「另一個人」身上，因而這個脈輪特有的恐懼，便引發控制性行為的需求。因此，族群認可結了婚、一夫一妻的夫婦，而且試圖羞辱其他組合。有些國家認為某些性行為不但不恰當，而且是違法的，毫不考慮性行為是兩位成人彼此都同意而自願的活動。同性戀者尤其會受到這種法律譴責。

覺得性慾是件丟臉的事，也連帶會覺得感染性病很丟臉，例如梅毒、疱疹、愛滋病等。感染性病的人，免不了會覺得要概略交代一下自己的性生活，以免別人猜測他們是因為複雜的性生活才感染性病。

觸犯刑法的性侵犯行為，包括強暴、亂倫、兒童性侵害等，都不只侵犯了別人的身體，也侵害了他人的能量。口頭攻擊，或毀滅性、使人喪失力量的態度，也可用來強暴他人的能量場。有位來參加工作坊的人叫做比爾，他與父親的關係，正可作為情感侵害或態度強姦的例子。

比爾的父親在他長大成人的過程中，不斷詆毀他，說他「這輩子永遠一事無成」。比爾花了好幾年的時間，試圖向父親證明他是錯的，卻從未成功過。直到過世之前，父親都從未收回自己對比爾的譴責，這使得比爾情感癱瘓。長久以來比爾都很消沉，無法保住任何工作，也有性無能的問題。雖然比爾父親所詆毀的，是他兒子在這物質世界的能力，而非性能力，但財務創造力和性能力兩者皆為第二脈輪的能量，彼此緊密結合在一起。

引發能量場強暴和亂倫的動機，是想破壞別人獨立的能力，以及破壞別人在他人控制之外發展的能力。性器官存放了這些負面態度與行為所加諸的傷害。許多性方面有問題的人，例如性無能、不孕症，或生殖器癌症的患者，當他們回憶起過去，經常提到自己的專業技能、野心、成就以及外表不斷受到批評。事實上，這些人的父母「強姦」了自己的小孩，剝奪了他們健康、成功所需的個人力量。

這種能量侵害，甚至可能比生理上的強暴和亂倫還更常見。若從能量的角度定義強暴和亂倫，許多人（男女人數相當）都承認，他們曾遭受侵害。當我問參加工作坊的學員：「你們有多少人曾覺得自己的尊嚴或自尊在工作或生活環境中被強姦了？」幾乎每個人都會舉手。

可是，當我問：「你們有多少人現在是、或曾經是強姦別人能量的人？」反應可想而知，舉手答是的人，比前一個問題少。但是，當別人的才幹使我們心生畏懼，結果我們對那人抱持負面態度，或引發口舌之爭，此時我們就是在嘗試強暴那個人，企圖剝奪他的力量。我們的身體，將我們自己的負面念頭存放在性器官裡：能量強姦的行為，對強姦者造成的傷害，和被害者一樣大。侵犯他人，將毒害自己的能量系統，因此也將損害自己的生理系統。能量侵害本身，就有著天生的公理報應特質，這項特質是超越生理特質的。雖然有人犯了罪，表面上看來似乎能全身而退，尤其是犯了強暴或亂倫罪，但公理在能量層次上永遠都管用，不管這罪刑是否為人所目睹。正因如此，心靈教誨強調寬恕，鼓勵人好好過日子。在心靈上，大家都明白，上天的秩序是一股不斷努力恢復生活平衡的力量，這股力量，在我們能夠不再強求要有一個公正的結果時，將更為增強。是否見證公理正義的展現並不重要，但對於這個「心靈事實」，我們常覺得難以接受。

性是一種交換的形式；在某些情況下，性還是某種形式的貨幣。許多人把性當成達到目的的手段，結果當他們努力想操縱別人卻失敗時，反而覺得自己像是被強暴的受害者。用性換取自己想要的工作，或者利用性在權力傾軋中接近別人，最後將陷入覺得自己被利用的情境。但是，如果當事人將性描述成「公平交換」，那麼強暴的振動頻率就不會在體內出現。

性交換最古老的形式，當然就是娼妓，這是人類所能做出最讓人失去力量的行為。賤賣自己的能量，是比肉體賣淫更常見的侵害能量行為，因為至今仍有無數男女處在一種肉體還算安全的情況中，但他們卻覺得自己在這過程中出賣了部分的自我。

金錢能量

在每個人的內心裡，都住著一個娼妓的因子，這一部分的我們，有可能受到相對應的出資者所支配。無論內心的娼妓是在從事商業交易時浮現，或在人際關係中出現，我們都一定會與之相見。

金錢就像能量，是一種中立的物質，聽命於人的意念。不過，金錢較有意思的方面，是它能將自己編織到人類的精神層面，被當成是生命力的替代物。如果有人將金錢等同於自己的生命能量（這常是無意識的代換），所造成的結果通常是負面的，因為這個人所花的每一分錢，都表示他無意識地在耗費能量。財物匱乏，變成了身體本身能量不足；同樣的，這也是一種無意識的行為。

將金錢視為生命力這種錯誤的觀念，若再加上驟失財富，會啟動許多不同的健康危機，如攝護腺癌、性無能、子宮內膜異位、卵巢問題，以及下背部和坐骨神經疼痛等問題。許多由財務壓力所引起的生理問題出現在性器官，這件事，是陽具能量的象徵表達，也就是易首德神聖光輝所意味的：金錢已等同於性的力量。

每個人在心理上或多或少都將金錢與生命力視為一體。我們所面臨的挑戰是：如果可以的話，我們要與金錢建立一種關係，在這種關係中，金錢與我們的生命力是分離的，但卻又能夠輕鬆自然地被吸引到我們的能量裡。與金錢的關係越客觀，就越可能在需要的時候，命令金錢能量進入我們的生活中。

無可否認，金錢確實在象徵或能量世界有其影響力。「動口不如動手」、「言語廉價，金錢萬能」這類的話，所指的是：一個人運用金錢的方式，比嘴上說的意圖，更能表明他的動機。

透過金錢，我們能夠將自己的私人信念與目標公諸於世。能量發生於行動之前；我們的所思所想，對結果影響很大。

對金錢的看法會影響心靈態度，也影響心靈修持。相信上帝會保佑努力行善的人、給這些人財務報酬，這是個非常普及的觀念。同樣的，相信出於慈悲而幫助他人走出財務困境，能保證自己不受到貧窮侵害，這種觀念也很普遍。這些想法，以及其他許多類似的信念，反映出一個範圍更大的觀念，那就是上帝透過我們的財富與我們溝通；反過來說，我們也透過財務活動與上帝溝通。

無論這種態度是基於神話，或者事實就是如此，都無關緊要。相信這些俗諺的人，比不相信的人還多出許多。從這件事就可看出，我們應該了解我們已將金錢與信心結合在一起。我們與金錢所能建立最明智的關係，是將金錢視為一種只要有信心，就能被吸引到生活中的物質。

將信心擺在金錢之前，降低了金錢的地位，讓金錢從領導者變為奴僕，這才是較適合金錢的位置。超脫於金錢之上的信心，能讓人遵照自己的直覺指引，而不會白花心力操心財務問題。顯而易見，只要還存在這個物質世界中，我們就得接受這個世界的債務和繳款規約，並與金錢建立更合乎常理的關係。除此之外，金錢並不值得我們花太多的注意力。

即便只是開始建立這樣的信念，也算是心靈成熟的標記。具靈性的成人，其行為舉止所依據的引導，在那些為金錢所驅使的人看來是愚蠢或危險的。在許多心靈神話中，神與某個有信心的人接觸，每天提供他「天上的瑪納」[8]以指點這個人，讓他能夠完成指定的任務。這種神話非常具有易首德神聖光輝的象徵意義。神接觸的人所得的瑪納，有部分是經濟能量。就我所知，從未有心靈文獻報導有人後悔遵從上天的指示。

安德魯是一位二十七歲的年輕人，他請我看看他的狀況，因為他不停做著相同的夢，

8 編注：依據聖經和古蘭經記載，瑪納（manna）是由天上降下的一種神奇糧食，外形近似芫荽種子。

因此需要有人幫忙解夢。夢中，安德魯搬到蒙大拿的一個小鎮上。現實生活中，他在那裡無家無業、無朋無友，因為他從未曾到過蒙大拿。他設法驅除這個夢，但這場夢彷彿電影的一幕，深嵌入他的潛意識裡。但漸漸的，這個夢讓他有個感覺：他之所以還待在目前的工作崗位，純粹是為了錢。他問我，我認為這個夢有何意義？我回答：「是我的話，就會好好考慮搬到蒙大拿這件事。」

安德魯說，他從未到過蒙大拿，而且也不想去那裡。我回答，也許他該到蒙大拿旅行一趟，去看看那個地方給他什麼感覺。他表示會考慮這件事，並讓我知道結果。

大約六個月後，我接到安德魯的消息。他仍舊做著那個夢，只不過現在這個夢讓安德魯覺得自己像個妓女，為了錢而出賣自己。他覺得自己是個有榮譽心的人，因此當這個夢暗示他正為金錢而妥協自己的尊嚴時，他覺得自己度日如年。我再次鼓勵他到蒙大拿走一趟，但我告訴他要盡快做這趟旅行。他說會好好考慮。

第二天早上安德魯打電話給我，告訴我他已經把工作辭了。他說，那天早上他一踏進辦公室，突然有股想辭職的強烈衝動，而且非辭不可。他告訴同事要搬到蒙大拿，他們都以為他在那裡有了更好的工作。他告訴他們，他不但沒工作，而且也沒有任何公司答應要雇用他，事實上，他不過是聽從一場夢的指示而已。

辭職後一個月內，安德魯便搬到蒙大拿。最後他租了一個房間，房東是一座牧場的主人。剛好房東需要有人幫忙料理牧場雜事，於是雇用了安德魯。事情接連發生，好幾個月後，安德魯用雙手做的工作，比用腦的工作還多，對他而言這是全新的經驗。到了放假時，安德魯決定和他的新朋友待在一起，而不回東部過節。房東有個女兒，聖誕節也回家團聚。次年夏天，安德魯便娶了這位女孩，接下來的五年，他學會如何管理他和太太最後終將繼承的大牧場。

順從自己的夢，安德魯得以宣布自己是個自由的人，不管他自己是否明白這一點。他的行動如同在向上蒼說，對他而言，面對未知，比妥協自己的尊嚴以獲得經濟安全感，更為重要。而他獲得的回報，遠比他所曾夢想過的還多。

我們的文化對性有著許多負面的訊息，使我們不容易發展出健康的性生活，以下提到的個案研究，可用來說明這一點。

艾倫，二十八歲，找我為他看一看。他說他很怕女人，需要有人幫忙了解為什麼會這樣。於是我檢查他的身體，明白他有性無能的問題，而且還接收到非常強烈的影像，影像中艾倫認為自己是性變態，但我卻沒看到他騷擾別人的影像，同時艾倫也沒有童年時曾被性騷擾的跡象，因此我對這影像感到很困惑。後來我們談話時，我告訴他我所感應到的影像，並問他為什麼認為自己是性變態。他說，在十幾歲的時候，他和一群男孩子參加了一種他稱為「阿呆社團」的團體，那是一個集體自慰的團體。有次聚會時，其中有位男孩的母親出人意料地闖了進去，看到他們的行為後，對他們吼叫說，他們全都是性變態，應該感到羞恥。

這位母親打電話給每一個男孩的媽媽，告訴他們發生的事，之後還打給校長，把事情全盤托出，還說不該讓這些男孩接近身邊的女孩和鎮上的小孩。事情傳遍全鎮，於是這些男孩後來的中學生涯，是在被社會排擠的日子裡度過。艾倫一從高中畢業便搬離家鄉，但是在那之前，他已經相信自己是個怪胎。

艾倫承認他性無能，還說他從未約會過。我告訴他「阿呆社團」其實很普遍，普遍到這種社團可說是青少年男孩必經的儀式。艾倫回答：「我不相信。」我們同意他要尋求諮商以解決這個問題，並要他為了自己，了解到這個經驗並不表示他就是性變態。

約莫一年後，我接到艾倫的來信，信中他與我分享接受治療的點滴。信上說，他現在開始覺得自己「社交正常」，這對他來說是個全新的感受。他也開始和一位女性交往，他覺得和她在一起很自在，也告訴她過去那一段創痛的經驗。她的反應充滿憐惜，並未被他的過去給嚇跑。艾倫非常樂觀，他認為自己很快就能完全康復了。

倫理能量

第二脈輪是身體的倫理中心。與第一脈輪有關的是律法，而存在第二脈輪中的，是個人的倫理道德。易首德神聖光輝與聖餐禮影響我們的心靈，使我們有強大的個人道德律，拉引著我們進入一對一的人際關係，並用直覺警示我們，背叛自己的榮譽規約將有何危險。

第二脈輪的器官「記錄」了我們所有的互動，包括我們對別人所做的承諾、擔保與誓約，以及我們接受他人的信諾。強大的個人道德律散發出一種可察覺到的能量。體內這個部位記錄了所有對自己所做的承諾，例如：新年新決心，以及其他「重新打造」自己生活中某些行為的決定。

第一脈輪所負責的物質秩序，使我們感到安全。第一脈輪的律法也讓我們覺得，在所處的環境中，的確有控制這回事。第二脈輪的倫理道德提供了我們一種語言，透過這個語言，我們能傳達在人際關係中可接受與不可接受的事。倫理道德握有強大的維繫力量，使我們找出對錯觀念與自己相同的友伴；當別人違背了他們的倫理或道德原則時，我們常會將他們摒除在朋友名單之外。我們也希望自己的神是個有條有理的神；我們自己也總是在嘗試破解上天有關對錯、獎懲的密碼，企圖思索為什麼「壞事會發生在好人身上」。我們相信，如果人類公理使我們失望，上天的正義也會監看是否所有人都獲得了他們「公平的甜點」。這樣想，會讓自己覺得好過一點。

因為第二脈輪藏有每個人所有的生存恐懼，因此我們建構了一個有點像是公平競賽的外在法律系統，這攸關著我們的幸福健康。運用法律力量，或甚至是使用法律字彙，都提供了我們一個釋放的活門（各種形式的），釋放出第二脈輪所累積的壓力。至少在理論上，法律系統是判定有罪、懲罰不法的手段。被判決「無罪」常被認為是一件光榮的事，而那位受害者所得到的財務賠償，也象徵著歸還他某些個人尊嚴。這種動力，是敬重彼此這則神聖真理的社會版。

我們的生理系統能夠感受到，對於公平競爭、法律與秩序的需求。我們在體內觀察到健康的生理法則，例如運動、營養均衡、有意識的調節壓力，以及對一致與秩序的衡量等。這些法則告知生理系統，我們的身體是安全的，我們可以信任環境。相較之下，不穩定會讓我們腎上腺素全力啟動，也使我們「打或跑」的機制永遠保持警覺。人體不可能忍受長期的壓力，而不產生負面的生理反應。潰瘍和偏頭痛就是兩種較常見的指標，顯示個人混亂的生活已變得難以承受。

四十二歲的保羅是一位律師，他找我看一看。他說，工作壓力快讓他受不了了。檢視他的時候，我接收到有毒的能量正試著滲入他第二脈輪的影像，就好像有人或有東西正企圖控制他。接著我知道，保羅的身體常年疼痛，包括偏頭痛、背痛、頸部酸痛和肩膀疼痛。

我告訴保羅我所感應到的影像，他證實長期以來，他的確有疼痛的問題，而且過去這十年來，他已經歷過各種不同強度的疼痛。他試過治療，但無濟於事，於是他吃止痛藥就像吃糖一樣，這說明了我所接收到有東西企圖控制他的影像：他害怕自己吃止痛藥會吃上癮。我對他指出，他疼痛的根源，是他那股凡事都要按照他計畫進行的衝動。這種強迫性的控制念頭，使他不管做什麼都要贏，無論是法律事務、運動或是打牌。他甚至還會和別人比賽誰先到。他被控制的需求驅使著，但因為現在他在吃止痛藥，因此他深為可能受到藥物控制的折磨所苦。對保羅來說，發展到這個地步，表示他正在失去榮譽感。保羅相信，如果他被別的人事物所支配，就會危害到他的人品。這是他個人的榮譽規約。

我建議保羅，既然他是律師，那他應該和自己訂定契約，藉由這份契約，他可以一步步重整自己的生活。藉由慢慢改變自己想控制結果的需求，他可以有效運用自己那控制一切但正直可佩的本性。我告訴他，每成功一次，所產生的能量將更有可能舒緩他的疼痛。他愛極了這個主意，這無疑是因為他可以控制契約的內容。他說他會馬上擬好契約，並傳真一份給我。第二天，我就收到了他的傳真。

三個月後，保羅寄了封短信給我，信中提到，自從他「訂好治療契約」之後，狀況已有進步。為了打壓自己一定要贏的需求，他嚴禁自己打任何賭，而只讓自己想贏的衝動發揮在法律事務上，這種衝動在這方面的運用很恰當。他說，他從不知道認識他的人，將他想贏的需求描述成「討人厭的競爭天性」。現在他不再疼痛，偏頭痛也較少發生，背痛也有所改善，他也能夠開始做運動。

保羅的故事傳遞著與自己交流的象徵意義，也就是說，同意自己，讓自己完整、均衡。只要在你的本性中，有某部分機能失調，造成其他系統部分負面的影響，你的能量將消耗殆盡，而且造成能量分裂。保羅成功地與自己、與治療，訂定了一紙成功的契約。

由於人類原本就是尋求律法與秩序的生物，因此很容易便落入那些想獲得權勢、企圖掌控一切的人手中。我們信任與自己同住、共事的人，這份直覺，是「敬重他人」能量的延伸。有必須事事提防的感覺，同時卻又試著與別人攜手共創事物，這不合常理。雖然如此，但還是有許多人誤用力量，用力量來控制別人，而不是用來支持他人。

在人際關係裡，設定雙方都同意依循的規則是很正常的事。例如：不許有婚外情、不准賭博、非經雙方同意不得花大錢購物……等等。但是，倘若是為了控制他人的情感、思想、心理或心靈成長才訂定規則，就是損害能量的事。大致上，如果一對夫妻或情侶不能擴展他們原先設定的規則和邊界，以幫助彼此成長，這段關係終將瓦解。有時父母會強制施行一些苛刻的規則，以作為建立父母威權的方法，卻反而侵害了子女的心靈與情感。

報復行為是誤用第二脈輪能量的另一種方式。第二脈輪是人類的自衛中心，也是軍備中心，這個中心圍繞著第二脈輪。雖然現今報紙充斥著用子彈執行公理正義的報導，但這種「將法律放在自己手上」的行為，常建立在個人、心理、與情感的榮譽法則上，類似想報復傷害自己的人那股欲望。報復的能量，是對人類生理系統毒害最大的情感毒藥，能導致性無能、生殖器癌症等機能失調的症狀。

第二脈輪的個人力量

雖說創造力、性、道德與金錢，都是第二脈輪能量或力量的形式，但對個人力量的渴望，也需在此探討。力量是生命力的展現；我們需要有力量，才能生活、成長、發揮功能。比如說，疾病自然會伴隨著感到無力的人。有關我們生活的每件事，事實上都影響著我們與那稱作力量的能量的關係。

在第一脈輪階段，當和一群與自己有密切連結的人在一起時，我們便會感受到一股力量，就像電流一般。運動迷或參與政治集會的人，他們的熱忱，讓參與同一團體或動機相同的人相互結合，也展示了以上所說的力量。但是，第二脈輪的力量，是以實質方式表現出這種能量，例如：物質主義、權勢、控制、主權、性吸引力、肉慾、性慾和成癮。力量所能採取在物質上吸引人的任何形式，在能量上都與第二脈輪有關。不像第一脈輪力量具有的族群特質，第二脈輪有種一對一的特性。身為個體，每個人都需要探索自己與物質世界的關係。我們需要了解自己是如何及何時被外在力量所控制，以及倘若真的遭受控制，哪一種力量是我們最難抵禦的。

力量是生命力，我們一出生就知道這個事實。從小我們就開始測試自己，也測試自己的能力；我們想知道什麼有力量，以及誰有力量；我們想吸引力量，也想運用力量。我們可透過這些童年經驗，去發現自己是否具有能吸引力量的東西。如果有，我們就會開始夢想長大後要達成的事。然而，如果自認無法吸引生命力，我們就會開始過著一種「力量負債」的生活。我們想像自己無法靠自己存活，而只能透過他人的能量而生存。

對那些有自信能吸引力量的人而言，平凡的夢想也能轉變成權力幻想。最糟的情況是，他們滿腦子都幻想自己是至高無上的，於是他們的思考能力，便被對權力的渴望所蒙蔽，並將可接受的行為範圍，擴大到任何能達成目的的手段。這種對力量的胃口可能讓人成癮，而且這種癮挑戰了上帝的旨意。純粹為了力量而追逐權力，是無數人類經典與神話的主題，而人類終究得臣服於神的設計。

所有人面臨的挑戰，不是成為「力量獨身主義者」，而是獲得足夠的內在力量，舒適自在地與外在世界互動，而不需妥協或出讓自己的心靈。這是「身在此世，卻不屬此世」的意義。我們醉心於那些不為物質世界所魅惑的人；這些人將成為社會的英雄，心靈的英雄。

甘地與力量的關係，清晰而和諧。他想改善印度人的生活，而挑動這種欲望的，是他對其他人的關懷，而非為了個人私利。當然，甘地私底下也嘗盡了力量的折磨，尤其是在性方面。不過，他的個人痛苦，卻使他獲致更高的全球性成就：他認清自己不完美的地方，有自覺地嘗試將自身的弱點與所從事的社會工作分離，同時試著利用自己的弱點精進心靈。

電影《阿甘正傳》的主角阿甘，擄獲了百萬觀眾的心，主要是因為阿甘對這個物質世界中力量的道德態度。奇怪的是，阿甘並非只注重心靈，他也不拒絕性、權力或金錢。相反的，他是憑藉著自己的一派天真，以及不為生活庶務所污染的特色，而達成這些第二脈輪的目標。他從未妥協自己的心靈，儘管他也會恐懼、也會寂寞。

我在工作坊進行中，如果請與會成員描述他們與力量的關係，此時室內氣氛通常就會劇烈轉變。這種緊張氣氛，只會使我更想追問這個問題。大部分的人會變換坐姿，好掩飾自己的第二脈輪。例如，他們會交叉雙腳，或靠第二脈輪支撐，身軀前傾，兩隻手肘放在大腿上，並用手托著頭。他們看著我的方式，訴說著：「老天，這問題真有意思，但別再問下去了。」

等到他們開始有反應了，首先開口的人一定會說，力量是維持控制自身所處環境的能力，或者力量是完成事情的工具。接著大家便異口同聲地將力量描述成控制自己的內在力量。綜合所有反應，可以得到一個醒目的特徵：大多數人將力量定義為有對象的東西，不管那個對象是外在世界的事物，或是自己本身。

雖然大家普遍認為內在力量是最理想的力量形式，但事實上，內在力量卻不若外在力量普及。這是因為，第一，外在力量實際多了；第二，內在力量就某方面來說，需要我們放棄與外在世界的關係。

在人類進化的這個時點，身為文化整體與獨立個體的我們能夠明白，外在或物質的力量，是我們維繫健康所需的事物。我們每天將心靈原則與維持健康的原則吸納入生活中，而健康，就是這些原則的直接結果。當代的心靈學與心理治療都強調，個人力量是物質成功、心靈平衡的基礎。個人力量直接關係到我們創造個人世界與身體健康的活動。

一九八五年，大衛・契特拉・帕拉丁（David Chetlahe Paladin，這是真名）告訴我他的故事；他於一九八六年與世長辭。他的故事，是人類有潛力挑戰物質侷限、達成某種個人力量的見證。我遇到他時，他全身散發一種罕見的力量，而我必須知道，他是如何達成眾人汲汲營營的目標。大衛是我的一位恩師，是一位精通「敬重彼此」這則神聖真理的人，也是一位將易首德神聖光輝與聖餐禮的能量完全發送給其他人的人。

大衛是納瓦侯（Navajo）印第安人。一九二〇到一九三〇年代之間，他在某個印第安保留區裡長大。十一歲時，他已經是個酒鬼。十五歲左右，他離開了保留區，在外漂泊好幾個月，最後在一艘商船上找到工作。當時他只有十五歲，卻告訴別人他已經十六歲了。

他在船上的時候，結識了一位年輕的德國人和另一位年輕的美國原住民。三人一起航行到太平洋各地的停靠港。大衛的興趣是寫生，他所畫的主題之一，是日本人在南海各個島上建造的掩蔽壕。當時是一九四一年。

大衛畫的掩蔽壕最後落在美國軍隊手裡。當他被徵召入伍時，他以為自己要在軍隊裡繼續從事藝術方面的工作，但沒想到他反而變成反納粹祕密組織的一份子。美國陸軍同時招募了納瓦侯和其他美國原住民，做為間諜聯絡網。這些地下人員被遣送到敵人戰線後方，並將訊息傳遞到位於歐洲的軍事總部。因為透過廣播傳送的東西都會被攔截，因此他們便使用美國原住民語言，以確保他人無法解讀截取到的訊息。

大衛還在後方的時候，有次被一群納粹軍人俘擄了。納粹想盡辦法凌虐他，所使用的方法之一是將他的雙腳釘在地上，然後強迫他站著好幾天。大難不死後，因為他屬於「次等民族」，於是大衛被送往集中營。就在他被推擠上火車時，他感覺到有支來福槍頂著他的背，命令他走快一點。他回過頭去面對那個納粹軍人，沒想到這個軍人居然是他在商船上結識的那位德國人。

這位德國朋友安排大衛到一個戰俘營裡，而大衛也在那裡一直待到第二次世界大戰結束。等戰俘被解放後，美國軍人找到了意識不清、奄奄一息的大衛。於是他被運送回國，接下來兩年半，他躺在密西根南部一間軍醫院裡，昏迷不醒。等到終於清醒過來時，他卻因為在戰俘營裡關了太久，身體虛弱到連走路都沒辦法。他的雙腿得套上沉重的腿撐架，柱著枴杖，才能走一小段路。

大衛決心要回到保留區向族人做最後的道別，然後住進退伍軍人醫院，在那裡了卻殘生。當他回到保留區時，家人和朋友知道了他的遭遇，個個驚嚇不已。於是大家聚在一起，開會討論該如何幫助大衛。等會議結束後，部落長者們走近大衛，用力扯下他的腿撐架，將一條繩索綁在他的腰上，之後再將他丟進水裡。「大衛，喚回你的靈魂，」他們下令：「你的魂魄已經不在體內了。如果你不能把靈魂叫回來，我們就讓你走。沒有人能活著而沒有靈魂。你的靈魂就是你的力量。」

大衛對我說，「喚回靈魂」是他所擔負過最困難的任務。「這比我雙腳被釘在地上還難以忍受。我看到那些納粹軍人的臉。我熬過了在戰俘營的那幾個月。我知道我必須釋放自己的憤怒與怨恨。我幾乎快溺死了，但我祈禱讓憤怒離開我的身體。這就是我的禱告內容，而我的禱告也得到了上帝的回應。」

大衛的雙腳完全復原，後來成為了巫師、基督教牧師，也是一名治療者。他並重拾自己繪畫的興趣，贏得天才藝術家的美名。

大衛．契特拉．帕拉丁（David Chethahe Paladin）所散發的力量，感覺上就像神的恩典。在勇敢面對力量最黑暗的一面而活下來之後，他超脫了那種黑暗的境界，並以餘生治療人，鼓勵人「喚回自己的力量」，擺脫那些讓生命力從體內流失的經歷。

結合我們人際關係中的二元性能量的核心議題，就是學習如何敬重彼此。使用第二脈輪的能量，易首德神聖光輝的創造力，以及聖餐禮的象徵意義，就能學會珍惜生命中每一天與其他人所形成的神聖結合。

我們回應外在挑戰的方式，多半取決於我們如何回應自己。除了所有的人際關係之外，我們也必須與自己建立健康而充滿愛的關係。這個任務，屬於第三脈輪的能量範疇。

自省問題

1. 你如何定義創造力？你認爲自己是有創意的人嗎？你會徹底執行自己的創意嗎？
2. 你多常將自己的創造能量引導到負面的表達路徑上？你是否會誇大或粉飾「事實」，以支持你自己的意見？
3. 你對自己的性慾感到自在嗎？若否，你能否盡力治療自己的性失衡？你會利用他人獲得性愉悅，或者你是否曾覺得被利用了？你是否夠強壯，並能尊重自己的性界線？
4. 你言出必行嗎？你自己的榮譽規約是什麼？你的道德規約是什麼？你會視情況妥協自己的道德嗎？
5. 你是否曾覺得上帝是你生活中執行公義的力量？
6. 你是個有支配欲的人嗎？你是否在人際關係中從事權力遊戲？在與權力、金錢有關的環境中，你能清楚地看到自己嗎？
7. 金錢支配了你嗎？你是否爲了獲得財務上的安全感，而做出危害自我的妥協？
8. 你多常出於對生存的恐懼而做選擇？
9. 你是否強壯到能主宰自己對經濟存活、生理存活的恐懼？或者這些恐懼控制了你和你的態度？

10. 對自己，你有哪些尚未追求的目標？妨礙你動手完成這些目標的，又是什麼？

• CHAPTER 3 •

第三脈輪：個人力量

The Third Chakra: Personal Power

第三脈輪的能量，也就是個人力量脈輪的能量，成為我們青春期發展的主導性律動。這股能量在我們個體化的過程中，或在我們形成與所承繼身分不同的自己、自我和個性的過程中，將助我們一臂之力。這個能量中心還包含了大部分與個人力量和自尊發展相關的問題。

第三脈輪完成了人類能量系統的生理三部曲。就像第一與第二脈輪，第三脈輪主要與力量的實質形式有關。第一脈輪回應的，是群體或族群力量；第二脈輪所共鳴的，是自己與他人之間力量的流動；而與第三脈輪有關的，則是我們與外在世界有關的個人力量。

所在位置：太陽神經叢。

與此能量有關的身體部位：位在太陽神經叢後方的胃、胰臟、腎上腺、腸上部、膀胱、肝臟、脊椎中段。

與此能量有關的情感／思想體：第三脈輪，又稱為太陽神經叢，是我們的個人力量中心，也是我們人格與自我的磁力核心。起源於此的疾病，是由與個人責任、自尊、害怕被拒，及對批評過分敏感相關的問題所引發。

與此能量有關的象徵與知覺：第三脈輪在主要的外界（也就是

第一、第二脈輪的特徵）與意識的內化之間斡旋。第一脈輪有個外在的引力中心，而且一向位在群體思想中。第二脈輪也有外在的引力中心，但它的的焦點落在人際關係，以及人際關係對人的影響。第三脈輪就不同了；當我們將焦點從如何與旁人交往，轉移到如何與自己交往、如何了解自己時，這個脈輪的引力中心就會有部分被內化。

與此能量有關的神聖光輝與聖禮：聶札賀神聖光輝代表上天堅忍的特質，而候德神聖光輝則象徵著上天的莊嚴（或正直）。在脈輪體系中，這兩大特質屬於同一組，因為在卡巴拉傳統中，兩者都表示以個體的身分「站立」所需的特質。因此，聶札賀與候德在象徵意義上，代表人的兩條腿，也被認為是預言的源頭、象徵性洞見的中心。聶札賀和候德的象徵意義，與堅振禮之間，有著強而有力的心靈聯繫。堅振禮表示「意識自我」的浮現，或表示人類個性中，永恆不朽、屬於神性的那一部分。

原始恐懼：害怕被拒絕、被批評、看起來很蠢，以及害怕無法盡到自己的責任；所有與外表有關的恐懼，例如怕肥怕胖、害怕禿頭、老化；害怕別人會發現自己的祕密。

原始力量：自尊、自重、自律；野心、做出行動的能力、危機處理的能力；承擔風險的勇氣；慷慨、道德、個性勇氣。

神聖真理：第三脈輪的神聖真理是——**敬重自己**。這個主旨為三股力量所支持著，一是聶札賀（堅忍）與候德（莊嚴）的心靈能量；二為堅振禮的象徵力量；三是在第三脈輪之內的力量。在第三脈輪中集結的能量，只為了達成一個心靈目的，也就是要幫助我們發展成熟的自我了解，包括我們與自己的關係，以及如何靠自己站立、如何照顧自己。堅振禮所賦予的靈性特質是自尊。這個聖禮也象徵了從兒童到成人的路途。每個人都曾面對、或遲早會面對一種經驗，這種經驗向我們展現自己內在的優缺點，這些優缺點並不受家族長輩所影響。存在於第三脈輪的靈性特質，驅使著我們創造不同於族群自我的身分。

發展自尊

以上三種心靈電流匯流之後，形成太陽神經叢的直覺聲音。等發展出自我觀念時，直覺聲音就成為我們與生俱來而永不間斷的引導泉源。

我們對自己的感覺，以及是否尊重自己，將決定生活的品質，也決定我們在事業、人際關係、治療與直覺技巧上，獲致成功的能力。了解自己、接受自己，是我們與自己建立的密切聯繫，而且在許多方面，都是我們所面臨最重要的心靈挑戰。事實上，如果不喜歡自己，將無法做出任何健康的決定。相反的，我們還會將自己所有做決定的力量，導向他人手上：我們會把力量交到我們期盼對我們印象深刻的人手上，或交到我們覺得在他們面前我們必須縮小自己、以確保安全的人手上。自尊低的人所吸引的人際關係和職業情境，反映了這份怯懦，並強化這種狀況。

有位男士告訴我，他從不期待他太太會愛他。他結婚純粹是想找個伴；他相信愛情是發生在別人身上的事，不可能會降臨在像他這種人身上。沒有人一生下來就有健康的自尊觀念。我們必須在生活過程中，一次面對一個挑戰，來贏得這項特質。

第三脈輪尤其與身體界限產生共鳴。我們身體是強健或虛弱？我們處事是幹練或敗事有餘？外表是漂亮或有疤？身材是太高或太矮？從心靈的角度來看，每一種、每一個身體資產與限制，都如虛如幻，都只是「生活道具」。不過，接受或排斥這些身體特徵，對能否進入靈性成熟的境界，卻有著決定性的影響力。

從心靈的角度來看，這整個物質世界只不過是我們的教室，每個人在這間教室裡所面臨的挑戰是：在你獨特的身體、環境和信念條件下，你是否能做出提升心靈的抉擇？或你會做出讓力量流失到周遭物質世界的選擇？第三脈輪的挑戰，將一而再、再而三地促使你評估自己對力量、對自己與外在世界關係的看法。

例如，想想看坐輪椅的人所面臨的第三脈輪挑戰。我們說這個物質世界只是幻象，這並不表示輪椅就不存在，或坐輪椅這個人的身體問題不是真的。相反的，這句話的意思是：在這個物質世界中，沒有任何事能囊括、或限制人類的心靈力量。坐輪椅的人，雙腿可能永遠無法復原，但他還是有力量決定，是否要讓坐在輪椅上這項事實束縛他的心靈。如果他選擇坐在輪椅上過最好的生活，這項決定遠遠超越一個健康的心理決定。他所做的，是一個心靈決定，這個決定啟動了聶札賀和候德神聖光輝所有的能量。

我在墨西哥舉行一次長達一週的工作坊時，遇到一位名叫露思的女人。她和我住同一間旅館，但她並不是我的工作坊學員。她罹患嚴重關節炎，全身癱瘓，必須坐在輪椅上，是我畢生所見最嚴重的關節炎病患。

有天早上，我一反常態，黎明即起，於是拿了杯咖啡到陽台，準備整理當天演講的摘要。我注意到露思獨自坐在那兒，聽著一台老收音機播放的古典音樂。前一天我曾遇到她，但今天早上我卻忍不住一直盯著她瞧，但因為她背對著我，所以我不認為她會注意到我的舉動。我心想：「她是如何應付她那嚴重癱瘓的身軀，而且，因為她無法行動，因此全身都胖嘟嘟的。」突然間，她轉過頭來，面帶微笑地說：「妳正在想，我是如何能夠用這樣的身軀過日子，對吧？」

我嚇了一大跳，連掩飾自己的意圖都來不及。「被妳發現了，」我說：「我正是在想這件事。」

「那，過來這裡，我講給妳聽。」

我將椅子拉到她身邊時，這位七十五歲的婦女對我說：「妳喜歡新時代音樂嗎？」

我點點頭，她又說：「很好，在那我在告訴妳我的故事時，就繼續放這卷錄音帶。」

在奇塔羅（Kitaro）音樂的陪襯下，這位出眾的猶太婦女告訴我她的故事。「我三十八歲守寡，只有兩個嗷嗷待哺的女兒，和寥寥無幾的謀生方式。結果我變成了妳想像不到、最會操縱別人的人。雖然我從沒偷過任何東西，但跟偷也差不了多少。

「我大女兒二十二歲的時候，參加了一個佛教團體。我是在紐約市一個傳統的猶太家庭裡把女兒養大，而她竟然加入了佛教團體！每一次她回家看我，我都會問她：『妳怎麼能這樣對我？在我為妳放棄了這麼多之後，妳怎麼能這麼做？』這種對話在我們之間一定重演了不下百次。然後有一天，她看著我，問我：『媽，我的衣服髒嗎？我哪裡不乾淨嗎？我做了什麼冒犯妳的事嗎？』

「我回答說：『妳一定嗑藥了，沒錯，他們用毒品控制妳。』我女兒的反應是：『沒錯，我是嗑過藥。』妳知道我接下來對她說什麼嗎？我說：『那也給我來一些吧。』而我女兒也真的給了我。她給我一些迷幻藥。那時我已經五十五歲了，竟然還嗑藥。」

我幾乎要跌下椅子，實在很難想像她嗑藥的樣子。

她繼續說下去：「妳相信天使嗎？」

「當然相信。」我說。

「很好，因為那就是接下來發生在我身上的事。我吸食迷幻藥，結果有了靈魂出體的經驗。我發現自己飄在身體上方，比空氣還輕。然後我遇到一位可愛的人，她說她是我的天使。她向我抱怨：『露思啊，露思，妳知道當妳的天使有多難嗎？』

「我回答說，我沒想過這個問題。我的天使說：『讓我展示妳在我面前的樣子。』接著她指向我的分身，只不過那個分身全身被好幾千條橡皮繩給捆綁住。我的天使說：『那就是我看到的妳的樣子。每一條橡皮繩都代表一種控制著妳的恐懼。妳的恐懼太多了，妳都聽不到我在嘗試著告訴妳，每件事都在我掌握之中。』

「接著我的天使又說：『這裡有一把剪刀。妳為何不把這些橡皮繩剪斷，釋放妳自己？』那就是我所做的事。我剪斷了每一條橡皮繩。每剪斷一條，我就感覺到一股不可思議的能量湧入體內。然後我的天使說：『現在妳覺得好些了嗎？』我告訴她我覺得比空氣還輕，也比我這輩子都快樂。我一直笑，停不下來。我的天使又說：『妳現在要回到妳的身體了，但在妳離開之前，我必須給妳看一樣東西。』

「她讓我看我的未來，我看到自己滿身是關節炎。她不能告訴我為什麼我必須忍受這種情況，只說那是必要的。但是她告訴我，這一路上她都會陪著我。接著她便讓我回體內。我告訴我女兒發生的事，結果我們兩人整整笑了兩個月。自從那次經歷後，我和她便非常親近。十年前，關節炎的症狀開始出現，當時我想，喔，好吧，這又不是殘廢。在我還能走路的時候，我殘廢得更厲害：我總是害怕一個人，害怕要照顧自己，怕到想把女兒留在身邊，這樣我就永遠不用照顧自己。但在那次經歷之後，我再也不覺得害怕。現在我每天對我的天使說話，開懷大笑的時刻比從前還多。」

我真希望我走到哪兒都能帶著露思，這樣她就能把她的故事告訴參加工作坊的每個人。對我而言，露思和她的天使是雙胞胎。她的故事意味著一種選擇：相信神能的非物質世界比這個有形有體的物質世界更有權威。這項選擇使得原本可能變成殘廢的，慢慢成為靈感的泉源。露思身體上所受的限制成為她的資產。這是聶札賀與候德神聖光輝，也就是我們心靈「雙腳」所發揮的影響。

提升心靈力量

選擇讓心靈重於物質環境的幻象，便是「重整」生活。我們所做的每個選擇，若不是讓我們更深陷在這個虛幻的物質世界，就是將力量灌注在心靈力量上。在七個脈輪中，每個脈輪都代表著這個基本課題的不同版本或驗證。每次選擇提升自己的內在力量，即每次限制了物質世界對我們生活、身體、健康、思想與精神的影響。從能量的觀點來看，每個能提升心靈的選擇，都能強化我們的能量場；我們的能量場越強大，我們與負面的人、負面經驗之間的關聯就越少。

我在一場工作坊上遇到潘妮，當時她已經開始靠自己的力量，積極重建自己的生活。潘妮已經結婚十八年，先生是她的事業伙伴。她是公司的智囊，但卻有酗酒的問題。這很適合她先生，因為他自己也是個酒鬼。他要潘妮也喝酒，因為他想讓潘妮處在半醉半醒的狀態，這樣他才更能控制婚姻、控制事業。

平常潘妮下班回家後，會先餵狗、做些家事。這時她先生會倒一杯酒給她，對她說：

「現在妳去休息吧，我來做晚餐。」等晚餐準備好，潘妮早已醉得不省人事。

大約過了十七年之後，潘妮才覺悟到自己有問題。她考慮參加戒酒組織，但又打消了這個念頭。潘妮解釋：「我們住在一個小地方。如果有人看到我參加那個組織，這件事就會一傳十、十傳百。」因此她雖然常開車經過，但卻從未走進去。之後潘妮陷入低潮。她並未尋求丈夫協助，反而打電話給朋友，對她說：「救救我！我需要幫助。」於是那個朋友帶著潘妮參加了戒酒會。

清醒改變了潘妮的生活。等她意識清醒之後，她明白在她的世界裡，沒有一件事是對的，尤其是她的婚姻。她非常害怕結束這段婚姻，因為離婚意味著她必須離開目前的工作，因此她打算慢慢來，一次做一件事。

她先搬離原先住的地方，繼續參加戒酒團體，同時選修個人發展課程，我和她就是在上課時認識的。她也去改變造型，變換髮型，還減了二十磅。簡單的說，她重新活了過來。她決定和先生離婚，雖然這會讓她財務吃緊，但離婚卻是「她的心靈需要解脫的事」。在採取以上行動時，潘妮會和我討論每個步驟，以及這些改變將如何改變她的生活和舒適度。雖然離婚將改變她的財務狀況，但她需要這麼做，不管她是否能靠自己賺錢。她決定相信自己，充滿信心地期盼她所能做的事。她努力成為了神經語言學（NLP）的訓練員，最後還遇到了詹姆士，一位很棒的男性，能符合她對健康與個人發展的高標準。兩人最後結了婚，現在在歐洲各地舉辦有關個人發展的講習會。

潘妮的故事提到，只要有決心、有強烈的個人責任感，每個人都有無限潛能，都能改變自己的生活。這些力量特質存在於第三脈輪。潘妮承諾要療癒自己，這是堅振禮的象徵意義。她脫離了負面的人和負面的環境，喚回自己的心靈，而且發現自己有無限的耐力（聶札賀神聖光輝）與尊嚴（候德神聖光輝），讓她能重建自己的生活。由於潘妮能夠面對自己的恐懼，因此她才能夠釋放這些恐懼，變成有力量、健康而成功的人。

心靈越強壯，線性時間就越無法主宰我們的生活。某種程度上，線性時間是這個物質世界的幻象，緊繫在第一、二、三脈輪的實質能量上。為了完成實質任務，我們需要這種實質能量；例如，當我們需要讓思考中的靈感成形時，就要一步步將靈感仔細思索再三。但若從我們對自己療癒能力的信心這個角度來看，就應該重新檢視時間觀念。

療癒需要「很長」的時間，這種錯誤的想法，對我們的文化有著強大的影響力。相信，就會成真。《舊約．創世記》記載，耶和華「將生命氣息注入人的鼻孔，人類於焉誕生」。選擇相信某件事，也就是將氣息注入這份信念，因而給予這個信念威權。

我們的文化相信，治療痛苦的童年記憶，需要長年接受心理治療，但事實並非如此。只要相信，那麼，治療痛苦記憶，並釋放這些記憶對生活的影響力，就可在短時間內完成。

療癒需要多久，變成是依照族群思想對療程長短的定義。例如，目前族群思想認為：某些癌症六個月內就會使人喪命；罹患愛滋病的人能活六到八年；喪偶之痛需要至少一年才能平復；喪子之痛則可能永遠無法撫平。如果我們相信這些評價，就是把力量給予族群思想，讓族群思想影響我們的生活，而不是自己運用個人力量。如果心靈夠強壯，能從族群信念中全身而退，那麼你的心靈就有足夠強壯的潛力，改變你的生活。瑪格麗特那寓意深遠的故事，即展現了這一點。

我在新罕布夏州舉辦工作坊時，遇到了瑪格麗特。她描述自己成長的過程「平淡、平凡、嚴厲」。父母過濾她所讀的每種刊物，並替她決定誰能當她的朋友。他們從不許她加入他們覺得太過「激進」的集會。有時候，瑪格麗特連讀一份報紙都得要躡手躡腳的。父母對於未知事物的恐懼，控制了她的成長過程。等她上學時，父母便告訴她，因為她是女生，所以基本上她只有兩種工作可以選：一是教書，二是當護士。

後來瑪格麗特決定要當護士。從護理學校畢業後不久，她便嫁給了一位被她形容為「平淡、平凡、嚴厲」的男人。「我複製了我父母，」她說。

瑪格麗特和先生搬到一個小鎮上，她在當地從事家庭看護的工作。那個小鎮就像一般的小鎮一樣，溫馨甜蜜，當地也有一些家喻戶曉的人物，尤其是一位叫奧麗的女人。奧麗不知為何得到「危險人物」的稱號，鎮上沒有人要和她說話，也沒有人邀請她參加任何社交活動。每年到了萬聖節，小孩子都要作弄她，十年如一日。

有一天，奧麗打電話到瑪格麗特工作的家庭看護中心請求協助。其他同事都拒絕回應奧麗的要求，只有瑪格麗特除外。快抵達奧麗家時，她開始覺得有些擔心，但等到她走進屋內，卻遇到了一位「孤獨、無害、渴望愛的五十歲女人」（用瑪格麗特的話來說）。

瑪格麗特照顧著奧麗，兩人友誼滋生。等瑪格麗特覺得自在時，便問奧麗她為什麼會得到危險人物的封號。奧麗遲疑了一會兒之後告訴瑪格麗特，在她還小的時候，「突然」有股「力量降臨到她身上」。這股力量能替人治病，於是奧麗的父親開始銷售治療服務給那些需要的人。奧麗的父親靠她的本事大賺一筆，直到這個力量「突然停止」。他以為奧麗故意不施展能力，因此痛毆她，要她再度施展能力，但她就是不能。

長大之後，奧麗便離開家，搬到一個沒有人認識她的鎮上。她成為一名清潔婦，三十二歲時嫁人，後來生了兩個小孩。她小兒子五歲的時候，診斷發現得了嚴重的血癌。醫生告知奧麗和她先生替小孩準備後事，他逃不過這一劫了。直到那時，奧麗才告訴她先生，她小時候有治病的力量，並問他能否和她一起禱告，請求上帝恢復她的能力，讓她治療她的兒子。奧麗跪在她兒子床邊禱告，然後將手放在他身上。兩天之內，他的病情便有了好轉跡象；一週內，身體便逐漸復原；兩個月內，他已完全康復。

醫生問奧麗他們做了什麼，給他們的兒子什麼樣的治療。奧麗叫她先生三緘其口，但他反而將發生的事一五一十告訴醫生。醫生的反應是：奧麗很「危險」，並建議奧麗的先生「在那女人身邊要小心，畢竟，她可能是巫婆或什麼的。」

五個月後，奧麗有一天回到家，發現她丈夫帶著兩個小孩離開了她。他先生以她精神異常為由，請法院判決離婚。奧麗錯愕不已。她告訴瑪格麗特，她試過好幾次，想找到她的子女，但都徒勞無功。從此之後，她就再也沒見過她的孩子。

瑪格麗特與奧麗的關係，隨著每次探訪而加深。奧麗的「力量」，激發瑪格麗特想閱讀有關療癒、治癒力量與靈性作品的欲望。奧麗為她開啟了一個全新的世界。她學得越多，就越常想到她的父母、他們對新知的恐懼，以及他們想確定她只學習「平凡的事，過著他們平凡的生活」而做的努力。

瑪格麗特嘗試與丈夫分享她所學習的知識，希望他也和她一樣，覺得這類資訊能振奮人心。但她先生卻覺得奧麗和這些新觀念對他產生威脅，最後有一天，他終於禁止她再去找奧麗。

那時候，瑪格麗特已經非見奧麗不可，這不只是因為她發自內心關懷奧麗，而且也是因為奧麗正在教導她一種療癒的力量，這種力量源自於神愛的能量。瑪格麗特決定，這一次她不要被別人的恐懼所控制。

瑪格麗特陷入生命中最黑暗的一次危機，這不全是因為奧麗，部分是因為她身處在「兩個思想世界之間」。她知道，無論是否再見到奧麗，她永遠都不可能重回過去對療癒和靈性的觀念。她要繼續學習。於是瑪格麗特告訴她先生，不管他覺得如何，她都會繼續看護奧麗的工作。

瑪格麗特的先生開始說些像是「那個女人用法術迷住妳了」，或「我懷疑妳們兩個人之間還發生了什麼事」這類的話。瑪格麗特家裡的氣氛最後變得難以忍受，於是她搬到一間公寓。她希望暫時與丈夫分開，有助於挽回婚姻。

瑪格麗特的同事和朋友都和她丈夫站在同一陣線。他們對她說，妳是在為一位垂死的瘋女人犧牲自己的婚姻。沒有人了解她這麼做的理由。她「祈禱奇蹟發生，哪一種都行」，這意味她不在乎上帝如何解決她的危機——她只想結束這場危機。

約莫四個月後，瑪格麗特的丈夫與她聯絡，說他們必須見個面。她以為他準備提出離婚的要求，沒想到他卻告訴她，他剛診斷出得了大腸癌。他很害怕，他說。接著瑪格麗特日夜祈禱的奇蹟出現了。「奧麗能不能幫助我？」他問。瑪格麗特激動得發抖，於是兩人立刻前往奧麗住處。

奧麗告訴瑪格麗特的丈夫，她的力量來自於上帝，他應該要全神貫注於這件事。她在他身上施行按手之禮（laying-on-of-hands），過程不到十分鐘。三個月內，瑪格麗特的丈夫便從大腸癌中復原。他變得非常熱心照顧奧麗，熱中到堅持要奧麗搬到他們家，而奧麗也就在那裡終老此生。

「現在，我先生覺得他為我、為其他人做的，總是不夠。我們在家裡提供治療服務，在家裡和其他人一起禱告，並提供治療指導。我從不相信這種事會發生；我沒法告訴妳我先生有多少次對我說：『每天禱告時，我都感謝上帝讓妳有勇氣和我正面衝突，並堅持妳的想法。今天我還能活著，全是因為妳。』」

毫無疑問，我們的童年記憶可能是痛楚的根源。然而就像瑪格麗特，我們也可能獲得這樣的機會，讓痛苦成為激勵我們做出成人選擇的機會。

自尊與感應力

在我開始舉辦工作坊教導直覺指引時，我會請參加的人做內心練習和冥想練習。但大部分冥想的人，都說他們並未成功發展出感應能力。直到有次工作坊，我才明白，了解感應力並非真正的挑戰。參加工作坊的成員大多都已明白自己的感應力，但卻完全誤解了直覺感應的本質。

參加那次工作坊的每一位成員，都搞不清楚直覺感應和預知能力之間的差別。他們以為感應力就是預知未來的能力。但感應力非但不是預知的能力，也非逃避財務損失或痛苦關係的方法。感應力其實是使用能量資料，當下即刻做決定的能力。能量資料是構成某個特定情境的情感、心理與心靈成分，是生命「此時此地」的要素，而非來自於「未來」某處的非實質資訊。

大部分訊息，是透過讓我們覺得不舒服、沮喪和焦慮的方式，為感應力所接收，或者用另一種極端的方式，也就是讓我們感覺到漫無目的、孤苦無依，彷彿我們突然與自己的所有感覺隔離一般，讓我們感受到這個訊息的存在。在具有感應性質的夢中，我們會接收到改變或混亂的符號。這種夢通常在情感危機時刻更是強烈。能量（或感應知覺）發出信號，告訴我們，我們已經走到了生命的交叉路口，現在，我們可藉著自己的選擇來影響生命的下一階段，至少在某程度上能有所影響。

直覺感應，加上第三脈輪的獨立性，給予我們承擔風險、聽從第六感的能力。二十八歲的伊凡與我聯繫，因為他的大腸嚴重潰爛。我在評估他時，不斷接收到一匹馬被拉到起跑柵門，但卻從未下場比賽的影像。伊凡的第三脈輪就像門戶洞開一樣，能量由此傾洩而出。他似乎已經沒有讓他獨立的能量。事實上，他似乎已經逃離生命所給予的任何機會，因為他害怕失敗。即使他有機會確定自己的感應，但這種機會，他卻連一次也不敢接受。

從伊凡口中得知，他的生命是一連串錯誤的開始。他考慮過各種各樣的商業投資，但卻又全盤推翻。他永遠都在研究股市，尋找能指出股價起漲模式的公式。他朝思暮想著這個理想，仔細蒐集統計資料。事實上，他已經能相當準確地判斷股票何時會漲。我問他，他為何不乾脆投入股市，他說：「我的公式還不夠完美，一定要十全十美才行。」但是，他卻滿懷對自己的譴責，因為如果他依照自己某些直覺行事，老早就賺一大筆錢。我對他說，既然他研究功夫做得這麼好，實際投資時他同樣也可能成功才是。伊凡的反應是，股市瞬息萬變，他永遠都無法確定自己的直覺是正確的。

得了大腸潰瘍，伊凡的身體因他無能力依直覺行事而分裂。他甚至連投資一毛錢到股市都不敢。他對承擔風險的恐懼，著實毀滅了他的身體，但他所著迷的，卻是投機冒險的事業。告訴伊凡使用放鬆技巧，就好比告訴青少年要準時回家一樣，幾乎是白費唇舌。伊凡需要釋放他那電腦般的思考方式，將注意力轉移到直覺上。但他堅持他的直覺只不過能建議可能性，並無法保證結果如何。

參加我工作坊的成員也是一樣，其實他們已經接觸到自己的直覺，但卻認為直覺的意思是明確的方向，而非直覺性的指引。他們希望能突然得到好的直覺，給他們重整生活、讓生活和諧快樂的力量。然而，直覺指引並不表示要聽從某個直達天國的聲音。直覺指引的意思是，要有自尊，要能領悟到，自己所感受到的不舒服或困惑，其實正引導著自己對自己的生活負責，做出將使自己脫離停滯不前或悲慘現況的抉擇。

如果有人深受低自尊所苦，他便無法依照自己的直覺衝動行事，因為他對於失敗的恐懼太過強烈。直覺就能像所有的醫療法，如果（而且一定要）當事人有勇氣和個人力量，遵照療法所提供的引導，並堅持到底，那麼這種療法就會非常有效。引導需要行動，但卻無法保證一定安全。我們是以個人舒適、安全與否，來衡量自己是否成功，但宇宙卻是以我們學習了多少，來衡量我們是否成功。只要我們將舒適與安全當作成功的基準，就會害怕自己的直覺引導，因為直覺引導的本質是，引導我們進入有時會讓我們感到不舒服的學習週期。

某次工作坊，有位名叫姍蒂的女性很驕傲地說，她花了六年的時間，待在印度的一處印度教道場裡練習冥想。每天早晚，她會進入長達一小時的冥想狀態，並能接收到非常清楚的心靈指引。有次她私下問我，我是否已接收到任何有關她該住哪裡、該如何維生的影像。為什麼她無法在自己冥想時，接受到這方面的資訊呢？我這樣問她，同時告訴她職業諮商非我所長。她告訴我，她只獲得有關心靈方面的指引。但職業也是她生活的一部分，我反駁道，因此也屬於她靈性的一部分。她說，她就是無法獲得這方面的資訊。然後我問她：「在妳冥想的時候，有關妳該住哪裡、該做什麼工作，妳所可能接收到最糟的感應是什麼？」她馬上回答：「簡單，就是回到底特律教書。其實這件事讓我惡夢連連。」我說：「如果我是妳的話，我就會考慮這件事。聽起來這像是指引。」

一年後，我接到姍蒂的來信，信中說，在參加工作坊之後，她有股強烈的衝動想回去教書。她努力抗拒這種衝動，兩者之間的抗衡強烈到她開始有偏頭痛和失眠的問題。同時，她在一家書店做店員的工作，薪水微薄。因此，當她接獲以前任教學校的通知，問她是否願意重回學校當代課老師時，她便欣然接受。兩個月內，她推廣一個為高中生而開設的課外冥想課程，放學後每星期上兩次課。這堂課大受歡迎，於是第二年，學校便將這門課列為正式課程，而姍蒂也高高興興地簽下聘書。不久之後，她偏頭痛和失眠的問題也就不藥而癒。

想痊癒，便要對自己有信心。在我了解自尊對發展感應技能的重要性之前，我會說信心是痊癒最重要的條件。但我現在將信心與自尊及個人力量並列，因為低自尊反映出一個人對自己缺乏信心，也對精神世界的力量缺乏信心。毫無疑問，信心是處理每日生存挑戰的必要條件。

舉例來說，有位年近三十、名叫珍妮絲的女性與我接洽，因為她想學習如何管理自己的健康。珍妮絲有若干嚴重的健康問題，但她並沒問我，為什麼她得處理這些問題；她有興趣的只是如何走上痊癒之路。

珍妮絲十幾歲的時候，因大腸堵塞而動過手術。我遇到她的時候，她已婚，育有一子，同時她正在醫院接受第七次腹腔手術。她大部分的腸道都已被切除，這一輩子都得靠人工肛門排泄維生。她不能再吃固體食物，必須動手術在胸腔上側植入導管，才能進食流質食物。這個導管，同樣也要陪伴她一輩子。她臨睡前必須先將導管接上流質營養品，這樣流質營養品才能在晚上流入她體內。這種稱做高營養（hyperalimentation）的流質營養品才剛研發出來，因此尚未列入保險給付項目。對珍妮絲來說，旅行，即使只是週末出遊，現在也變成是一大酷刑，因為她必須隨身攜帶非常多的醫療設備。除了這些問題之外（也正是因為這些身體問題），珍妮絲和她先生還累積了一大筆難以償還的債務。

在我前往醫院探視珍妮絲的路上，我預期她會被自己的境況所擊倒，因而恐懼未來。但出乎我意料，珍妮絲散發出積極的態度與能量。她想學習冥想、觀想等能量技能，這樣她才能用這些技能改善健康。

我們談話時，她說：「當導管被放在我體內的時候，老實說我覺得自己很可憐，更不用說我有多愧疚了。我覺得我不只變成了我先生財務上的負擔，也不是一個賢妻良母。然後，我沿著醫院走廊走了一會，看到了一些其他人所面臨的情況。我確定我的情況並沒有那麼糟，於是我告訴自己，我能夠處理這一切。」

最後一次手術完畢之後，珍妮絲回到學校繼續完成她的護理學位。正當她努力讓生活重回軌道時，她的先生卻要和她離婚。她打電話給我約了見面時間。這次見面時她說：「霍華德要和我離婚，我並不吃驚。過去這十二年來，他給了我他所能給予的一切支持，但我們的婚姻對他而言，卻不像是婚姻。我現在負擔不起傷痛的後果，我還有個需要我的兒子，而且我深信，負面思考只會讓我的身體問題惡化。但是我很害怕：我現在能做什麼？有沒有一種觀想能突然使人勇氣倍增？」

我們兩人決定，走過離婚的傷痛是她的當前要務。未來這幾個月，她應該盡可能尋求所能得到的支持。等離婚手續處理到最後階段時，珍妮絲在當地的一家醫院找到工作。她和十歲的兒子搬到新公寓，而她也非常努力認識新朋友。

她將自己的心靈生活視為第一要務，每天早上，她和兒子都會觀想自己過得快樂、充實。這種作法，能注入與第三脈輪相關的心靈能量：堅忍、毅力、自尊自重。珍妮絲下定決心，要獨立走過這個嚴酷的考驗。最後，她成功了。在這段過渡時期，她的健康狀況維持穩定。

離婚一年後，她遇到了一位很棒的男性，也嫁給了他。珍妮絲的故事說明了，人類的心靈有能力選擇要如何回應身體限制與個人挑戰，從而超脫這些限制與挑戰。珍妮絲也有過難熬的日子，這無庸置疑，但她明白，自艾自憐對她自己造成的傷害，比對身體狀況的傷害更嚴重。她的態度以及她每天做的心靈修持，使她身心保持平衡，這象徵著聶札賀、候德這兩道神聖光輝，以及堅振禮的能量支持。

堅振禮的象徵意義是：內心有力量，才算內心真正「活著」。自尊與自己意識到的個人力量，有時會在生命中難忘的時刻產生，這個時刻表示自己正開始進入心靈成熟期。也許在一閃即逝的視見中，你會看到自己如何完成先前艱鉅無比的任務。也許你看到自己強而有力，領悟到你能完成各式各樣的目標，包括身體健康和財務成功。

發展追求目標的信心，是個人力量促使個人改變的一種方式。在這時候，有個同樣令人難忘的改變，將發生在個人心靈或象徵生活中。內在變得強而有力，能將重心從外轉向內，這是心靈成長的徵兆。

多數文化會為年輕人實施一種過渡儀式，一種表示心靈成熟的儀式，如猶太文化的成年禮，以及基督教的堅振禮。在許多美國原住民傳統中，年輕人有段時間會被部落送到荒野獨自生活，以成為武士，至少歷史如此記載。這些儀式，表示年輕人象徵性地終結他對族群保護能量的依賴，並接受自己為身體及心靈生活負起責任。這種儀式也表示族群認可年輕人接受這份責任。一旦獲得「啟蒙」，親友們便會期待這位年輕人變得更成熟。

有力量的自我觀念也能在生命歷程中，在一連串小型的啟蒙階段裡，逐步發展出來。每次自尊提升，甚至只是小幅提升，我們就必須改變某些外在動力模式。一般人大多厭惡改變，但啟蒙卻表示必須改變。我們可能結束一段關係，因為我們已有足夠的力量，因而需要一位更強健的伴侶。或者我們可能辭去一份工作，因為我們需要打破讓自己感到安全而熟悉的模式，試著讓自己的創造力起飛。

一時之間改變太多，可能會讓人承受不了，因此我們一次只從事一項改變，藉此試著管理自己獲得力量的能力。當我們一項一項改變時，我們所經歷的改變，就會成為邁向個人力量路程中的模式。

個人力量四階段

從一九六〇年代開始，「自尊」成為廣受歡迎的字眼。這個年代是革命的年代，在這十年中，何謂有力量的個人，獲得了新的定義。直到那時，大家才接受自尊是健康不可或缺的要素這個觀念。無論男女，都需要自尊，而健康，也被重新定義為包含心理、心靈與身體等三種健康。

接下來三十年，自尊的新定義，似乎每隔十年就被更進一步地推敲。從象徵意義上來看，在一九六〇年代到一九九〇年代這段期間，社會趨勢反映了自我力量的發展階段，我們每個人都會以個人身分經歷這些階段。一九六〇年代這革命的十年過後，一九七〇年代，一個內在革命（involution）的時代來臨。一九六〇年代釋放出的粗略能量打破了外在藩籬，引導了一九七〇年代破除內在藩籬的任務。在這十年間，心理治療成為家喻戶曉的名稱。

一九七〇年代融合了兩股新的心理力量。首先，「自我」（self）這個極端有力的字，從原有的清教徒桎梏中解放出來。從前清教徒文化時，「自我」這個字字尾只能接「屬於……的」（ish）。「自私」（selfish）這個詞，負面意味強烈到好幾世紀以來，多數人都無法追求任何形式的個人發展。一九七〇年代讓「自我」變成了一個可接受、而且是廣為使用的字首，例如「自我」動機、「自我」治療、「自我」覺醒等。這個簡單的轉變，等於給了每個人一把屬於自己開啟「祕密花園」的鑰匙；在這座祕密花園裡，稍經協助之後，每個人都將發現自己能靠自己的雙腳行走。

可想而知，對自我的迷醉在當時也走上極端。為了測試這新的自我力量究竟有多大效用，於是一九八〇年代的主題變成了自我耽溺，也就是自戀。一九八〇年代自戀的氣氛，使大家覺得自己好像突然能夠自由自在地滿足自己的身體欲求，而我們也的確沉溺其中。我們能多快致富？我們能多快傳遞資訊？我們能多快將這世界轉變成科技星球？我們能多快瘦身？我們能多快痊癒？即使是「讓意識覺醒」這個從前需要耗盡畢生心力的神聖任務，現在大家也覺得自己能夠在一星期內完成——如果錢花得夠多的話。

即使自我沉溺已達到飽和點，在進入一九九〇年代之前，鐘擺又再次從外在世界擺盪回內在世界，同時將所有能量模式導向個人演化，也就是形成一個力量夠大到能「身在此世，卻不屬此世」的自我，一個能夠享受物質世界的莊嚴美麗，卻又能不讓這個世界的浮華不實耗盡靈魂的自我。

外在革命、內在革命、自戀、演化，是邁向自尊與心靈成熟的四階段。具靈性的成人（spiritual adult）悄悄地在每日所做的決定中，灌注自己的內在靈性特質。「靈性」的思想與活動，無法與其他生命層次分離：萬物終為一體。

有些人需要耗費好幾年的時間才能完成一個階段；有些人卻只需數月就能完成。但是，不管每個階段持續多久，只要完成這個階段的人，都一定會設法解決該階段帶給他個性、倫理、道德與自尊等特殊的挑戰。

我們必須努力發現自我，了解我們為何保有祕密，或為何成癮，或為何會因自己的過錯而責怪別人。我們必須努力了解，為什麼我們會覺得接受恭維或恭維別人，是很困難的一件事。我們必須了解自己心中是否有愧。我們必須在以自己的個性和他人的恭維引以為傲時，覺得舒適自在。我們需要學得自己個性的各個參數，學習我們自己能妥協到什麼程度，以及我們在何處劃地自限，或為何我們要劃地自限。為自己創造身分，要以發現自我為基礎，而不是以生物和種族傳承為基石。這是發現自我的第一步，也就是外在革命。

第一階段：外在革命

發展自尊需要革命行動，或數個小型的革命行動。透過這些革命，我們開始與群體思想分離，並建立自己的主權觀念。也許我們會突然領悟到，自己所抱持的想法與家人或同儕不同，但在這兩種情況中，我們都很難讓自己脫離群體能量。反對個人表現的人數越多、反對聲浪越強，群體力量也就越大。

找尋自己聲音的行動，即使是在小型革命中，也具有心靈上的重要性。心靈成熟與否，並不是用個人意見的複雜程度來衡量，而是看這個人的意見是否真誠，以及這個人是否具有表達意見、維持意見所需的勇氣。我所說的勇氣，並不是指雙方僵持不下的那種頑強固執，這種動力是第二脈輪的力量遊戲。相較之下，心靈成熟是堅守自己立場的能力，反映出的是真誠的內在信念。

傑瑞來找我看一看，因為他正受著潰瘍所苦。我接收到一個非常強烈的影像，顯示他正與一位違背他道德律的女性交往。我感測到他一方面想保護這個女人，另一方面卻又對她很失望，同時他也對自己感到失望，因為他無法當面對她訴說他的感覺。我告訴傑瑞我所感應到的影像，他告訴我，他的女朋友珍有毒癮。他遇到珍時，珍還未染上毒癮；一個月後，她搬去與他同住。之後大約兩個月，一切進行得都很順利，但之後珍的行為開始有所轉變。他問她是不是又開始嗑藥了，她回答說沒有，又說她的情緒化是因為她想辭職，卻又不知何去何從。一開始傑瑞相信了，但後來他注意到皮夾裡的錢開始不知去向。傑瑞問珍這是怎麼一回事，珍告訴他她需要錢買家用品，很抱歉沒向他提起這件事。有關珍說謊的事，傑瑞和我談了整整三十分鐘。

我請傑瑞將所有事串連起來。和珍同居之前，他從未得過潰瘍。我告訴他，他的問題並不在珍，而是他絕望地想告訴她，他並不相信她的藉口。傑瑞頓了頓，然後說他不想認為他會得潰瘍是因為珍的關係。他已對她立下諾言，而且，遺棄一個需要幫助的人是不對的。他怕如果他與珍對質，她就會離開他。我問他：「你想失去哪一個，你的健康，或是珍？」我又說，他其實已經開始正面挑戰珍了，只不過替他說話的是他的潰瘍。兩天後，傑瑞打電話給我，說他已經請珍搬出去了。他說，出乎他意料的是，他覺得這個決定讓他如釋重負。

「我沒想過自己能有這股勇氣，但我就是無法繼續這樣子生活下去。我寧願形單影隻，也不要活在謊言中。」

對傑瑞而言，挑戰珍是一次個人革命。在那次經驗中，他學到了必須尊重自己的價值觀，也知道他的確有勇氣做出他所必須做的決定。

發展出這種內在力量之後（即使只是小幅發展），我們便更有能力自省，更有能力自我檢視。如此一來，我們就能逐漸以自己的內在或直覺指引，取代族群或群體意識。這個過程一旦開始，第二步驟自然就是「內在革命」，也就是探索內在自我。

第二階段：內在革命

每個新的遇合、每次新的追尋，都會讓我們詢問內在的自己：「我還相信什麼？我還有什麼其他的想法？我想要更了解自己。這是對資訊的要求。」每個新的情境，都讓資訊傾洩入我們的內部。我們獲得了有關新人事、新環境的資訊。在內在革命階段，我們評估自己所處的外在世界，也衡量這個外在世界如何滿足我們的需求。這種自我檢視常使我們想要專注在我們和上帝，以及我們和生命目的之間的關係，但是，我們必須先發展出某種程度的內在毅力，以賦予自己力量，處理自我檢視想法的後果。在我舉辦的工作坊中，不少成員向我坦承，當我問他們某些自省的問題時，他們寧願「神遊太虛」，因為他們不想這麼了解自己。或者，他們可能會說：「我不知道，我從沒想過這個問題。」這時我的反應是：「是嗎？那就現在想。」為何這種反應如此普遍？因為認識自己之後，將促使你選擇與行動，但許多人覺得他們尚未準備好做選擇，也尚未準備要採取行動。

有次工作坊，我遇到了艾瑪，一位年屆六十的婦女，她剛完成大腸癌的化療。她有六個子女，都已長大成人。她告訴我，她的癌症已成為她的靈感。在復原期間，她了解到，雖說孩子們確實深愛著她，但他們最喜歡的，卻是她表現出「佣人」的那一部分。讓她悲嘆的是，在她休養的這段期間，有四位子女曾說，他們現在得找另一個人替他們做這做那。他們問，她到底什麼時候才能出院？艾瑪明白，她必須重新評估她在自己生活中的角色，以及痊癒所需做的事。

這項革命帶領著她走入一段內在革命時期。在這段期間，她大量閱讀有關自我治療和自我覺醒的書籍；最後她明白，她一直都是為了子女而活，現在，她要為自己而活。她花了好幾個月的時間，鼓起勇氣改變家中規則，最後也終於變革成功。她對子女宣布，他們不能再依賴她做永無止盡的保母工作；她不要再忙著料理三餐，也不要再放下手邊的事，只為了聽候他們差遣。簡單地說，她要求自己有說不的權力。

她的這番宣言讓子女手忙腳亂，還召開了家庭會議（族群集會），討論該如何處理這件事。艾瑪堅守立場，並告訴子女，他們必須調整自己的心態，承認她不只是他們的母親，還是個有需求的個體；她要永遠辭去做母親的角色。

艾瑪的故事，說明了當內在革命階段過後，一個以自己為中心、全新的自我形象，將如何誕生。

第三階段：自戀

雖然「自戀」這個詞有負面的意涵，但對我們來說，在我們努力發展強壯的自我意識時，自戀有時是迫切需要的能量。給自己一個全新的形象，如新髮型、新衣服，甚至是自己鍛鍊出的體格，表示改變也在我們內在發生。在這個脆弱的階段，族群成員和群體同伴可能批判我們，但是，自戀能量卻能在我們面對反對力量時，賦予我們重建自己、重劃界限的骨氣。這個階段的改變，使我們準備好迎接隨之而來更重大的內在轉變。

有次工作坊，蓋瑞適切地描述了這個階段。他說，他突然開始穿著正式服裝參加會議或宴會，在這之前，他一向只穿牛仔褲和運動衫出席。即使一想到自己掙脫周遭朋友的習慣就會讓他冒出一身冷汗，但他仍將這次改變視為個人成長的一個階段。他想知道，被別人「嫉妒的眼光盯著瞧」是何種滋味。他並不是想要別人嫉妒他，而是想脫離朋友在他身上施行的群體控制，不再讓自己以他們所投射的謙卑形象出現。

蓋瑞說他是同性戀，我問他家人是否知情，他回答說：「還不知道。我正在朝向那種層次的自尊邁進，一次前進一步。等到我敢穿自己想穿的衣服，我就會努力成為我所想成為的人。」

成為自己想成為的人，也就是第四階段的意義：演進。

第四階段：演進

發展自尊這個最後階段，是一個內在的階段。能夠堅守原則、保有尊嚴和理念，而不妥協自己心靈能量的人，他們的內在正在演進，如甘地、德蕾莎修女，以及尼爾森．曼德拉。當然，世界各地充滿著已經完成自尊這個階段的人，只不過他們名氣較小，不過以上三位名人的精神掌管了他們的物質環境；而他們所處的環境也有所改變，以容納他們的精神力量。

要附帶一提的是，甘地、德蕾莎、曼德拉這三位人士，在成長的某個階段，旁人都覺得他們很自戀。

以德蕾莎修女為例，早年她差點被迫離開兩個宗教團體，因為她對服務窮人的看法是其他修女所難以忍受的。那段期間，她被認為是個不管他人、自私自利的人。德蕾莎修女必須經歷一段深沉的心靈審視期，等時機成熟，她便依照自己的直覺指引行事。就像甘地和曼德拉，德蕾莎修女進入了演進的階段，此時個性將成為人格面具（persona），亦即一種千萬人都能從中取得靈感的原型驅力。等到自己的心靈大權在握時，全世界也將屈服於這份心靈的力量。

路途中的挑戰

發展自知、獨立與自尊，一點兒也不簡單，即使這段路程只有四階段。我們的個人野心、我們的責任感、我們對自己優缺點的尊重，以及我們未準備好要面對的恐懼和祕密，這些事件的能量，盈滿了第三脈輪。個人內心的矛盾衝突，常使我們心力交瘁，因此我們在遇到「先倒空自己，才能被充滿」的心靈挑戰，在遭逢舊習慣與舊的自我形象死去，以便新生的挑戰時，心中會充滿恐懼驚慌。不過，發展獨立成熟的過程，不只是一種心理健康的行為。熟知自我詢問和象徵性洞見的內在過程，是導向個人信念成長的重要心靈任務。

我極愛恰克（Chuck）的故事，因為他的故事掌握了尊重自己的靈性精華。

恰克出生在非常傳統的東歐家庭，家庭在各方面，包括社會態度和宗教價值觀，對他的影響很大。大家都認為，小孩子長大後會和父母親一樣，但恰克卻像家裡的外人：他不喜歡運動，討厭啤酒聚會，喜歡開放的想法、開明的朋友。上高中之前，他就已過著雙面人的生活，將自己的興趣、朋友，與家庭生活分離。高中即將畢業之前，他知道自己是同性戀，這更強化了他雙重生活的需求，因為他知道家人一定無法面對他是同性戀的問題。恰克於是離鄉背井，到國外旅行，也在其他國家教書。這讓他精通數國語言。

等到他回故鄉定居之前，他已獲頒許多榮譽學位，但仍處在沮喪狀態。我遇到他的時候，一眼就看出他需要結束外在的旅程，鼓起勇氣面對自己。我們從象徵的角度談他的生活，並找出他旅居國外的真正動機，是因為他像家裡的局外人，讓他覺得很不自在。他絕望地想要家人接受他，但他也知道他必須先接受自己。他仍無法公開自己是同性戀的事實，這使他憂心忡忡，因為，就像他自己說的：「如果知道我是同性戀的人只有我那些同性戀朋友的話，我並不認為我已經接受自己是同性戀的事實。最讓我害怕的是，如果我探索自己的感覺，將發現真相其實是：連我都無法接受自己。那時我要怎麼辦？」

恰克將全副心力放在神祕學研究上，也持續從事心靈修持，包括祈禱、冥想，和到教堂禱告。我建議他到他喜歡的靈性地點做一趟朝聖之旅，將自己的心靈意念導向接受自己。他引述一位朋友對他說過的話：「朝聖是外向的神祕主義，正如同神祕主義是內向的朝聖一般。」

次年夏天，恰克動身前往歐洲，並參觀了法蒂瑪（Fatima）、露德（Lourdes），以及其他在他眼中代表聖地的地方。每到一處，他便會進行心靈儀式，釋放部分痛苦的過去，並請求上天賜給他完全接受自己的能力。在他回家之前，恰克已然改變，並以一種所有人都該如此的方式，自由地「活著」。他已擺脫陰影，而且隱隱發出光芒。

他回家後做的第一件事，就是告訴家人他是同性戀。他已準備好接受任何反應，但讓他欣喜的是，家人接受了這個消息。恰克的心靈之旅使他擺脫過去的牽絆，不再恐懼未來，也讓他對自己充滿信心。

每個人都在從事心靈之旅，雖然我們並不一定要真正到聖地去從事釋放過去的儀式才算朝聖。但是，做一趟心靈之旅，擺脫阻礙我們認清生命之美的恐懼，並抵達一個能治療自己、能讓自己接受自己的地方，卻是必要的。我們可在每日祈禱和冥想時，從事這種旅程。

已逝詩人桃樂絲・派克（Dorothy Parker）曾說：「我討厭寫作，但卻愛完成作品。」同樣的話，也可運用在發展個人力量上：一旦抵達，彷彿身在天堂，但通往天堂的路程，卻很艱辛漫長。生命無情地帶領我們，讓我們領悟波隆尼爾斯（Polonius）所說的：「對自己忠實」這句話的重要性。因為若缺少了個人力量，生命便是一場讓人害怕而痛苦的經驗。

依直覺行事，並不能使我們躲避「面對自己的恐懼」這項挑戰。要成為完整的個人，並無捷徑。直覺感應能力當然不是唯一的答案，而只不過是有了自尊之後的必然結果。

我們生理上的各部分互相合作，要我們學習以下課題：心靈茁壯，身體也會強健。第三脈輪象徵著「敬重自己」這則神聖真理。支撐著這則真理的，是聶札賀和候德神聖光輝的象徵意義，以及堅振禮這個基督教聖禮。當我們有自尊地活著，因而獲得力量與毅力時，我們的直覺感應能力便油然而生。

自省問題

1. 你喜歡自己嗎？如果不喜歡，你不喜歡自己的哪個部分？爲什麼？你正積極努力改變自己所不喜歡的部分嗎？
2. 你誠實嗎？你偶爾會說報眞相嗎？如果是，爲什麼？
3. 你會批評別人嗎？你需要用責怪別人來保護自己嗎？
4. 你能夠承認自己的錯誤嗎？你能廣納別人給你的意見嗎？
5. 你需要他人的贊同嗎？如果是，爲什麼？
6. 你覺得自己很強壯或很虛弱？你害怕照顧自己嗎？
7. 你是否曾和自己並不愛的人交往，但覺得這樣總比一個人孤孤單單來得好？
8. 你尊重自己嗎？你能否做出改變生活方式的決定，然後堅守自己的承諾？
9. 你害怕承擔責任嗎？或者，你覺得自己對每件事、每個人都有責任？
10. 你是否一直都希望自己過著另一種生活？如果是，你是否曾做出任何改變生活的事，或者你只是聽天由命，接受自己的狀況？

• CHAPTER 4 •

第四脈輪：情感力量

The Fourth Chakra: Emotional Power

第四脈輪是人類能量系統的中央發電廠。它是位於正中央的脈輪，斡旋在身體和心靈之間，決定身心的健康與力量。第四脈輪的能量本質是情感的，有助於我們推動情感發展。這個脈輪象徵的心靈課題，教導我們如何發自愛和憐憫去行動，以及如何看清自己所擁有最重要的能量：愛。

所在位置：胸腔中央。

與此能量有關的身體部位：心臟和循環系統、肋骨、胸部、胸腺、肺部、肩膀、手臂、雙手、橫膈膜。

與此能量有關的情感／思想體：第四脈輪與我們的情感知覺相互共鳴，而情感知覺比思想知覺更能決定我們的生活品質。幼年時期，我們是用廣泛的情感，如愛、憐憫、信心、希望、絕望、厭惡、嫉妒、恐懼等，對自身所處的環境有所反應。長大成人後，我們所面臨的挑戰是，要培養情感，保持情感穩定，並藉此有自覺地行動、用同情憐憫心來做事。

與此能量有關的象徵與知覺：第四脈輪比其他脈輪更能代表我們「放手讓上帝接手」的能力。我們憑著第四脈輪的能量，接受自己的情感挑戰是上天計畫的延伸。上天的計畫，是要我們的意識有所演進。釋放情感上的苦楚，放棄想知道事情為何就是這樣發生的需求，就能到達一種安寧的境地。但是，為了達到這種內在寧靜，必須擁抱寬恕的治療能量，釋放對人類自決正義的那些較次等的需求。

與此能量有關的神聖光輝與聖禮：第四脈輪與梯孚瑞特神聖光輝相當，象徵著上帝內心的美善與憐憫。這個能量，表示神的內心是不斷滲出滋養生命力的泉源。婚配聖禮也符合第四脈輪的能量。婚姻是一種原型，表示與自己最初且最重要的關係，也是自己與靈魂的內在結合。

第四脈輪與生俱來的挑戰，類似第三脈輪的挑戰，只不過第四脈輪的挑戰較具有心靈層面的複雜性。第三脈輪的焦點，在於我們對自己與物質世界關係的感覺，而第四脈輪的重心，是我們對自己內在世界的感覺，也就是我們對自己思想、想法、態度、靈感的情感反應，以及我們對自己情感需求專注程度的情感反應。這種層次的承諾，是與他人建立健康關係最重要的因素。

原始恐懼：害怕孤獨、害怕承諾；害怕「聽從心聲」；害怕無能力在情感上保護自己；害怕情感脆弱、害怕背叛。失去第四脈輪的能量，可能導致嫉妒、痛苦、憤怒、憎恨，和無能原諒自己、寬恕別人。

原始力量：愛、寬恕、憐憫、奉獻、靈感、希望、信任，以及治療自己和他人的能力。

神聖真理：第四脈輪是人類能量系統的力量中心，因為「愛是神的力量」。雖說智慧或

「思想能量」常被認為優於情感能量，但事實上，情感能量才是人類身心真正的發動者。最純淨的愛，亦即無條件的愛，是神的本質，有著無窮大的能力，能原諒我們，並對我們的祈禱有所反應。人類的內心，被設計成要表現美、憐憫、寬恕和愛，否則就是違反了人類的心靈天性。

沒有人一生下來就精通情愛；終其一生，我們都要學習有關愛的事物。愛的能量，是純淨的力量。我們被愛吸引，也對愛恐懼。愛引發我們動機，控制著我們；我們因愛而產生靈感，因愛而痊癒，也因愛而毀滅。愛是我們身心的燃料。每一項人生挑戰，在某層次上都是愛的課題。我們對這些挑戰的反應，都被記錄在細胞組織中；也就是說，我們活在自己傳記選擇的生物性結果中。

學習愛的力量

因為愛有著這樣的力量，我們將按部就班了解這份能量。每一個階段的功課，都以愛的強度與形式呈現，如寬恕、憐憫、慷慨、仁慈，以及照顧自己、照顧他人。這些階段順著脈輪的設計：我們先在族群裡開始學習到愛，從家庭成員身上吸取許多愛的能量表現。族群之愛可以是無條件的，但同時也傳達著忠誠與支持族群的企盼。在族群背景中，愛是一種與自己族人共享的能量。

等第二脈輪甦醒後，我們便學到了友情聯繫，同時愛也有所成長，將範圍延伸到「局外人」身上。我們與非血親共享一切，並照顧他們，透過這種方式，我們表現了愛。等第三脈輪甦醒後，我們發現了對外在事物的愛，發現我們個人、身體與物質的需求，這些需求，可能包括運動、學位、流行、約會、性愛、成家立業及身體。

以上三個脈輪，都將愛放置在外在世界裡。我們文化中的某個階段，以上三種愛的行為，就是人生所需的全部。幾乎無人需要族群或同伴愛以外的事物。然而，隨著心理治療和心靈運動出現，愛被認為是影響或決定生理活動的力量。愛能幫我們治療自己和別人。

以愛為核心的生命危機，如離婚、所愛的人逝世、精神虐待、遺棄、通姦等，常是疾病的導因，而不是剛好在生病前發生的事件。身體的治療通常需要、而且也可能必須治療情感的議題。

傑克是一位四十七歲的木匠，他幾乎將畢生積蓄投資在姪子葛瑞格所創立的事業中。傑克將自己描述成「商場新手」，並告訴我葛瑞格看起來好像對自己所投資的事業瞭如指掌，並向他保證這次投資一定會有足夠的利潤，能讓傑克提早退休。傑克的妻子琳恩，對於將所有積蓄投資在並不保證能還本的事業有所顧忌，但傑克信任他的姪子，覺得一切都會如預期一般。

四個月後，葛瑞格事業失敗，人也消失無蹤。事發後兩個月，傑克在工作時發生意外，傷到了下背部。他出現高血壓的症狀，漸漸足不出戶，而且意志消沉。他出現在我所舉辦的一次工作坊中，因為琳恩強迫他和她一起參加。琳恩不顧一切地想幫助傑克脫離這種無能力的狀態。

傑克的生活明顯出了差錯，任何旁觀者都能看出端倪，找出原因。傑克財務上的壓力，再加上他覺得被姪子利用了，這無疑成為他心中的一把憤怒之火，最後導致他下背部虛弱及坐骨神經痛。一想到他竟愚蠢地相信姪子所說賺大錢的承諾，他就怒火中燒，血壓升高。葛瑞格的背叛，加上他覺得自己讓妻子失望，導致他悲痛消沉。

當我演說到寬恕的主題時，傑克變得暴躁易怒，因此他要求離開會場。我不想讓他離開，因為我知道他有必要聽到我所傳達的訊息。可是，當我看著他的臉，我清楚地知道，繼續留下來聽演講，只會讓他更坐立難安。於是，琳恩開始對傑克說話，彷彿整個演講會場裡只有他們兩個人。

她握著他的手，告訴他，雖然他正因自己現在覺得很愚蠢的行為而懲罰自己，但對她而言，他的行為是出自於愛。「我永遠都不會相信愛的舉動會換來痛苦，」琳恩繼續說：「我相信如果你肯改變想法，並掌握住這個事實——你支持的是你所愛的人，因為你覺得這是對的——然後，整件事就會否極泰來。我不要你對姪子的憤怒破壞我們的餘生，所以我說，我們只要繼續走下去就好。」

傑克開始啜泣，口中喃喃說著對琳恩抱歉和感激的話。其他參加工作坊的成員深受感動，於是離開會場讓傑克和琳恩獨處。我正要離開會場時，琳恩請我加入他們，然後告訴我：「我想我們現在可以離開了。傑克和我會好好的。」

數月後，我聯絡傑克和琳恩，想知道他們過得怎麼樣。琳恩說傑克已經重返工作崗位，他的背還是有問題，但卻不像以前那麼痛了。他的血壓正常，心情也不再沮喪。他們兩個人都覺得自己脫離了財務逆境，大感如釋重負，因為他們兩人能夠真正寬恕已發生的事，繼續向前邁進。「我們還沒收到葛瑞格的隻字片語，」琳恩說：「但我們懷疑，這些日子以來，他花在思考這場混亂的時間，會比我們還多。」

傑克夫婦示範了內心能量的靈性力量。從琳恩的心所流溢而出的同情憐憫，流入傑克體內，給了他所需的支持，使他能夠原諒姪子、原諒自己，繼續生活下去。

「愛自己」是上達天聽的路

「無法愛自己，就無法愛別人。」這是大家耳熟能詳的一句話。然而對許多人來說，愛自己，仍然是一個模糊的觀念。我們常透過物質的方式表現愛自己的行為，如逛街大採購、好好度個假等。但是，用旅遊、玩具來獎勵自己，其實是第三脈輪的愛，也就是用物質喜悅表達對自己的讚賞。雖然這種獎勵方式令人愉快，卻也能阻礙我們與內心深層情感波濤的接觸。這種情感波動，在我們需要評估一段關係、一份工作，或其他影響健康的麻煩情境時就會出現。

愛自己，是第四脈輪的挑戰，言下之意是：愛讓人有勇氣傾聽內心的情感訊息和心靈指引。在我們心中，最常引導著我們、讓我們痊癒的，是「受傷孩童」的原型。

每個人心中那位「受傷的孩童」，包含著年少時受損或發育不全的模式、痛苦回憶的模式、負面態度的模式，以及機能障礙的自我形象的模式。不自覺地，長大成人後的我們可能繼續以這些模式運作，儘管是用一種新的方式。例如，害怕被遺棄的恐懼轉成為嫉妒；性虐待變成性機能障礙，並常讓我們對自己的小孩重施同樣的凌虐行為。小孩對於自己的負面形象，日後可能演變成機能障礙的起源，諸如厭食症、肥胖症、酗酒及其他的成癮行為。以上模式，會損害我們與情感的關係，也會傷害我們私人生活和職業生活，同時也會侵蝕我們身體健康。要愛自己，就要開始對抗在我們內心的原型趨力，革除受傷孩童對我們的駕馭。倘若無法療癒，傷痛將使我們一直活在過去。

德瑞克是一位三十七歲的生意人，他想解決痛苦的童年經驗，於是前來參加工作坊。他小時候受到嚴重虐待：不斷挨父母打，餓的時候沒飯吃，也曾被迫穿尺寸過小的鞋子作為懲罰。

高中畢業後，德瑞克離鄉背井，半工半讀唸完大學，之後從事銷售工作。我遇到他時，他有著幸福美滿的婚姻，也已是兩個孩子的父親。用他的話說，現在是他處理童年記憶的時候了。直到當時，他都還設法與這段記憶及父母保持距離。德瑞克的父親前陣子剛過世，而他母親則熱切地想重拾與他的聯繫。德瑞克同意和她碰面；第一次見面時，德瑞克要求母親告訴他，為什麼她和父親在他小時候對他那麼糟。

一開始德瑞克的母親矢口否認曾虐待過他，但後來她想起一些事，於是將所有罪過推到他父親身上。她對德瑞克說，如果她知道他過得那麼不快樂，她一定會想辦法。接下來她變得很情緒化，並問德瑞克他怎麼能這麼刻薄地對待自己的母親，尤其她還是一個剛守寡的人。這是虐待子女的父母在被長大成人的子女質問時，最常出現的反應。

德瑞克專注聽我談論個人記憶和族群記憶的演說。他告訴我，他並不認為他父母是壞人，他們只不過是受到驚嚇的兩個人，也或許他們並不明白自己行為的後果。工作坊近尾聲時，德瑞克說，他父母給了他許多可思索的事，他對此心懷感激。

工作坊結束後四、五個月，德瑞克寄一封信給我，信上說：生命太過短促，因此他決定，不該總是心懷過去的殘酷記憶。他決定相信，母親重返他的生命中，給了他一個機會，讓他能透過自己的婚姻生活和為人父的方式，向她展示一個更有愛的生活。現在他定期探視母親，也相信總有一天「一切都會變好」。

德瑞克的故事，說明了來自於梯孚瑞特神聖光輝的治療指引。這個指引告訴他，他需要重新思索自己的情感記憶。這種指引在德瑞克成熟到能依照這種指引行事時才出現，對我們也總是這樣。聽從直覺引導，是預防保健的最高形式。德瑞克心中的心靈指引警告他，負面的記憶可能已經開始損害他的心理健康。每個人的直覺系統都以這種方式運作；在負面電流可能或即將傷害我們的時候，直覺系統幾乎都會警告我們或讓我們知道，一旦這些負面電流轉變成生理疾病，我們能做何選擇，來釋放這些負面能量。

寬恕的舉動能讓我們痊癒。耶穌的人生及其教義均顯示，寬恕是完美的心靈活動，但也是一種心理治療行為。寬恕不再只是一種選擇，而是痊癒所必需的事物。耶穌一向先治療病患所受的情感痛苦，之後生理上的痊癒自然會尾隨而來。雖然耶穌的治療行為被許多神學家或主日學校教師，詮釋成是上天送給那些告解自己偏差行為者的獎勵，但寬恕卻是一項一定要發生、且不可或缺的心靈活動，如此一來，才能開放自己，完全接納愛的療癒力量。

愛自己，指的是照顧自己到能夠原諒存在於我們過去的人，如此一來，我們過去所受的傷害才無法再傷害我們。我們的痛苦並不會傷害那些傷了我們的人；它只會傷害我們自己。不再懸念過去的傷痛，能讓我們脫離與前三個脈輪的神性有關的幼稚關係，繼而向前進入另一種關係。在這種關係裡，我們依第四脈輪的愛與憐憫形式與神同在。

第四脈輪的能量，推動著我們進一步達到心靈成熟的境界，超越我們與神之間的父子對話，超越我們向神祈求、請神解釋事情發生原因的情況，也超越恐懼未知的狀態。

受傷的孩童將神視為操縱獎懲系統的角色，並用人類邏輯解釋所有痛苦的經驗。受傷的孩童不明白，在所有經驗中，不管這種經驗有多痛苦，心靈視見都存在於其中。只要我們還像個受傷的孩童般思考，我們的愛就是有條件的，而且我們會非常害怕失去。

我們的文化整體，原本強調傷痛、受害，但現在正朝著痊癒演進。然而，雖然已進入我們傷痛的力量中，但我們還是很難看出自己是如何脫離這個負面力量、如何向前邁進，變成「未曾受傷」、自己給自己力量的人。我們的文化，是「第四脈輪」的文化。這個文化，尚未走出我們的傷痛，也尚未走入心靈成熟的狀態。

喚醒自覺

唯有經歷過第四脈輪，學習第四脈輪的課題，我們才能走出這個脈輪。等到走進內心深處，我們便能拋去前三個位置較低脈輪的思想模式，尤其是族群的情感，讓自己從「以家人需要為優先」、「我不能換工作，因為我太太需要安全感」等習慣性定義的保護中解脫。在心門入口處，只有一個問題迎接著我們，那個問題就是：「那我呢？」

這個問題是一種祈求，將數年來受壓抑但記錄完整的情感資料拉向我們自己，這些資料能在轉瞬之間替我們決定新的路途。我們也許會試圖重返族群意識的保護中，但族群意識安撫我們的能力，此刻已然消逝。

藉由發現自己的情感本質（這與任何人、任何事無關，而只和我們自己有關），我們便開始進行自我了解這項艱鉅的任務。無論有無他人扮演重要的角色，每個人都要問：我喜歡什麼？我愛什麼？讓我快樂的是什麼？我需要什麼來維持平衡？我的長處是什麼？我能靠自己嗎？我的弱點在哪裡？我為何要做我所做的那些事？我為何需要別人的認同與注意？我是否強壯到能與另一個人親近，但仍能尊重自己的情感需求？

這些問題與族群意識的問題不同。族群意識的問題教導我們問：我喜歡**和別人有什麼樣的關係**？我能夠有多強壯，同時仍吸引得了別人？我需要從別人身上得到什麼才能快樂？我必須改變自己的哪一部分，才會**有人來愛我**？

追求這些自我探索的問題並不容易，因為我們知道，這些問題的答案，將要求我們改變自己的生活。一九六〇年代之前，這類型的自我反省，只屬於社會非主流成員探索的領域。所謂的社會非主流成員，是指神祕主義者、藝術家、哲學家，以及其他有創意的天才。遇見「自己」，將啟動人類意識轉變。許多藝術家和神祕主義者遇見「自己」的結果，是沮喪、絕望、幻覺、預知、自殺，和無法控制的情感混亂等戲劇性的情節，另外還包括高升的狂喜狀態，再加上身體的和超凡的性慾。一般人相信，對多數人而言，靈性覺醒的代價太高、風險太大，因此這種事只屬那些「有天賦」的少數人所有。

然而，一九六〇年代的革命能量，讓成千上萬的人反覆地說：「那我呢？」之後，人類意識運動推動著我們的文化，走過第四脈輪的原型門檻。這種運動挖掘出我們心中的祕密，細訴著那些塑造我們大部分成人性格的創痛童年。

由此可知，在這個第四脈輪的文化中，全國離婚率與日俱增，也就沒什麼好驚訝了。第四脈輪開啟後，將婚姻的原型轉化成伴侶的原型。結果是，大部分的現代婚姻若想成功，需要的是強烈的「自我」感，而非傳統婚姻所要求的自我抹滅。婚配禮的象徵意義，是人必須先與自己的個性和心靈結合，等到清楚了解自己之後，就能創造出成功的親密伴侶關係。因此，離婚率增加，其實是直接根源於第四脈輪的開啟。

第四脈輪開啟，使人類有史以來第一次想發掘自己。許多人將婚姻失敗，歸咎於伴侶未能支持他們的情感、心理與知性需求，結果使他們必須尋求另一段全新的伴侶關係。

第四脈輪開啟，也改變了我們對健康、治療，以及疾病成因的看法。儘管疾病曾被認為是起源於基本上位置較低的脈輪，也就是遺傳和細菌，但我們現在認為，疾病是源自於有毒的情感壓力。情感傷害修復時，治療便已開始。我們的整個醫療體系如今正以內心力量為核心重新塑造。

以下故事反映了上述轉變。我在一場我所舉辦的工作坊中遇到派瑞。他是一位執業醫師，病患眾多，因而造成他典型的職業壓力與個人壓力。當整個醫療界充斥著另類醫療理論與實務的資訊時，派瑞也淺嘗一些相關資料，但仍繼續開給病人傳統藥方，因為他對另類醫療了解不足，因此無法將這種療法推薦給病人。

大約五年前，派瑞決定參加一場探討另類治療的研討會。那次研討會所呈現的資料，具有相當高的科學正確度，讓他印象深刻，而在場同僚所討論的個案也讓他難以忘懷。返回工作崗位後，他馬上用不同的角度觀看所有病患，並在正常的問診過程中，開始詢問病患與他們有關的個人問題。

派瑞閱讀整體醫療的書籍，也參加了更多場主題為他最有興趣的疾病之情感因素的講演和研討會。漸漸地，派瑞對傳統醫學失去了信心。他想和同事討論他的感覺，但他們並沒有和他相同的感受。最後，他再也無法安心開藥方給病人，但卻也還沒有足夠的信心推薦病人尋求其他的治療方法。最後他甚至害怕走進辦公室，考慮要離開醫界。

之後有一天，派瑞正準備替一位新病患看診，當時已五十二歲的他正坐在桌前，突然心臟病發。在身體復原期間，他要求會見心理治療師和心靈諮商師。他接受諮商好幾個月，之後暫時歇業，研讀另類醫療書籍。最後，他創辦了一家治療中心，在那裡，除了身體需求之外，還兼顧到病患的情感、心理和心靈需求。

「我那次心臟病發情況非常危急，」派瑞說：「我這輩子都相信，我能恢復健康，是因為我進入了治療，也因此進入了自己。過去我從不明白我的心病源於我的醫療工作，直到我的心臟真的生病。還有什麼能比這更明顯？為了我自己，為了我的病人，我需要用我現在知道他們需要的照顧與覺知，來治療他們。我也需要用不同的方式照顧自己，所以我看診的時間不再像從前一樣。現在我的第一要務是照顧自己。我的整個生活變得更健康，因為我生過病，這使我決定相信，我的心臟病所代表的意義，遠比冠狀動脈系統發生電流問題還深刻。」

超越創傷語言

我們的文化是第四脈輪的文化，而我們的親密語言，目前是立基於創傷上。一九六〇年代之前，大家所能接受的談話內容，主要是用來交換第一、二、三脈輪的問題，如姓名、出生地、工作、嗜好等。當時很少有人會吐露自己的性慾，或告知他人自己在心理上、情感上遭受的折磨。我們的文化上尚無法自在地接受這種程度的討論，而我們也缺乏相關的語言。

然而，在成為第四脈輪文化後，我們在治療方面變得伶牙俐齒。在這過程中，同時也創造了一種新的親密語言，我稱之為「創傷語言」（woundology）。現在，我們揭露、交換自己的創傷，以作為與人交談的內容，事實上，我們是將創傷當成人際關係的黏著劑。我們已經太擅長這麼做了，因此我們將自己的創傷轉化成一種「關係貨幣」，用這種貨幣控制人或情況。

無數互助團體助人走過虐待、亂倫、成癮、暴力等創傷的歷史，但這些團體卻只是將「創傷語言」強化成當代的親密語言。在這些善意的互助團體環境中，參加成員接獲、而且通常是第一次感受到有人認可他們承受的創傷，而這種認可是他們迫切需要的。互助團體成員傾洩而出的同情，就好像是在炎炎夏日喝下的一大口沁涼冰水。

數年前，我在和一位女性朋友共聚午餐的事件中，領悟到「創傷語言」有多氾濫。在等候這位女性朋友的時候，我和兩位男性友人一塊兒喝咖啡。瑪麗出現之後，我便將她介紹給伊恩和湯姆。就在這時候，有位男士走過來，問瑪麗她六月八日有沒有空，因為有位貴賓即將蒞臨他們社區，而他們需要有人陪這位貴賓四處逛逛。注意，那位男士問瑪麗的問題是：「妳六月八日有空嗎？」回答這問題，只需要說「有空」或「沒空」。

但瑪麗的反應卻是：「六月八日嗎？你是說六月八日嗎？絕對不行。其他時間都可以，就是六月八日不行。六月八日是我們亂倫倖存者協會聚會的日子，我們從不讓彼此失望。我們承諾要互相支持，無論如何，我們都會彼此支援。絕對不能在那一天。你可得另外找人。我就是不能破壞對那個團體的承諾。我們都曾有過被人毀約的歷史，因此絕不會做出同樣忽略對方的事。」

韋恩——那位問問題的男士——聽了之後，簡單地說：「好吧，很好，謝謝。」說完後便離開。但我卻呆住了，伊恩和湯姆也是一樣。

之後，瑪麗和我共進午餐。等我們兩人獨處時，我問她：「瑪麗，我想知道，韋恩問妳六月八日有沒有空的時候，妳為什麼給他一個這麼戲劇性的回答？我是說，妳和伊恩、湯姆見面才不過十二秒而已，就迫不及待地要讓他們知道，妳小時候曾經歷亂倫事件，而且妳到現在還很生氣。讓他們知道這些，顯然對妳極為重要。妳就是想確保那些男人知道這件事。從我的角度來看，妳顯然想讓妳的情感歷史控制我們這一桌的談話。妳想要那兩位男士在妳身旁小心踱步，妳要他們把妳看做是受過傷的人。妳傳播以上訊息，可是韋恩不過是問妳，妳六月八日有沒有空？當時妳必須做的，只不過是說『不』而已。為什麼妳必須讓所有人知道妳曾遭遇亂倫事件呢？」

瑪麗看著我，好似我背叛了她，並對我說：「因為我的確遭遇過亂倫。」

「這我知道。瑪麗，我問妳的問題是：妳為什麼一定要讓他們知道這件事？」

瑪麗對我說，顯然我一點也不明白情感支持這種事，尤其是對亂倫倖存者而言。我向瑪麗解釋，我了解她曾經歷非常痛苦的童年生活，但是，治療的目的，是要她走過創傷，而不是要她「行銷」創傷。身為她的朋友，我有必要告訴她，她已經讓創傷嚴重控制她，她並未真正地治療創傷。她告訴我，我們必須重新考慮彼此的友誼。那天，當我們離開那家餐廳時，我倆的友誼也遺留在那裡了。

然而，我所目睹的事件卻讓我思索再三。瑪麗從未真正回答我的問題；她完全用創傷將自己牢牢防護住，最後甚至讓創傷成為一種社交貨幣。她覺得痛苦的童年給了她某些特權：當她需要「處理」一段記憶時，她可以打電話到公司請病假；因為父親曾對她做過的事，因此她有權要求父親給她財務支援；她有權要求朋友給她無止無休的情感支持。對瑪麗而言，真正的朋友，是能夠了解她的危機，並在她承受不了過重的責任時，能一肩挑起的人。

很奇怪，就在第二天，我依約到某社區做簡短的演講。當天我提早到，於是坐在一位前來聽我演講的女性身邊。我問她：「妳好，請問貴姓？」她回答問題時，甚至不曾轉過頭來看我。

她說：「我今年五十六歲，曾經歷過亂倫事件。當然，現在這件事已經不再能困擾我，因為我參加了一個亂倫倖存者團體，我們每個人都是彼此的支援系統。因為這些人，我的人生得以圓滿。」我震驚莫名，不只是因為這次互動情形，簡直就是我和瑪麗之前經驗的翻版，也是因為我不過問了她尊姓大名而已。

將創傷當作親密語言，已在人際關係和治療互助團體中，找到了表達的競技場。若說我們這一代的浪漫關係幾乎需要有個創傷才能「觸發」，這一點也不誇張。

典型的關係建立模式似乎是這樣：兩人初次相遇，彼此互換姓名、出生地，或許還交換了一些種族或宗教背景的參考資料（第一脈輪）。之後，兩人的談話內容轉移到第二脈輪的相關主題：職業、從前的關係（包括已婚、未婚、離婚、子女等），也許還會談到財務狀況。接下來兩人分享第三脈輪的事務，通常是由個人的飲食習慣、運動時間、休閒活動等角度切入，或許還會提到個人的成長計畫。倘若這兩個人還想進一步建立更親密的關係，接下來便會談論第四脈輪的主題。其中一人揭露自己還「有著」的創傷。假如對方也想用一種「建立關係」的方式回應，就會提出與那個傷口同樣重大的事件。如果配對成功，這兩人就會成為「創傷伴侶」，他們的結合將包含以下心照不宣的協議：

1. 我們將在這裡支持對方度過任何與此創傷有關的痛苦回憶。
2. 這樣的支持還包括以受過傷害伴侶的需求爲中心，重組自己社交生活的任何一部分，有時甚至還需要重組自己的工作生活。
3. 在有需要的時候，我們將替受傷的伴侶承擔責任，以表示自己對他是眞心的。
4. 我們將一直鼓勵伴侶與我們共同處理他的創傷，並鼓勵他從創傷中復原。只要有需要，無論花多長的時間都行。
5. 既然接納對能否痊癒非常重要，因此我們將以最小的摩擦，接受根植在創傷中所有的

簡單的說，以創傷親密為基礎的關係，隱約保證這些脆弱的伴侶將永遠需要對方，彼此通往對方內心的通道將永遠開放。從溝通的角度切入，這種關係代表一種全新的愛，這種愛的目標，是提供痊癒所需的支持，並相互承諾提供對方痊癒所需的養分。從力量的角度來說，情侶或夫妻從未能如此輕易地進入對方最脆弱的地帶，或從未能如此開放地接受對方用傷痛來命令或控制這段親密關係。「創傷語言」徹底而重新地定義了親密關係的參數。

創傷親密在整體醫療團體，尤其是在談論痛苦與疾病、治療情感創傷與恢復健康之間關係的文獻裡，得到了相當大的支持。社會上出現了各式各樣的支持團體，支持可能遭受的各種情感創傷，如亂倫、受虐兒、家庭暴力，以及家中有人服刑的悲痛。電視脫口秀節目也因為將痛苦赤裸公諸於世而蓬勃發展。（現在我們不只生活在自己的傷痛裡，還能以他人的痛苦為娛樂。）司法系統也已學會如何將傷痛轉化為經濟力量：電視廣告鼓勵人將法律訴訟當成是處理傷害的一種方式。

一九六〇年代前，對成熟與力量的定義是：將個人痛苦與脆弱隱藏在內心深處。但是，我們這一代卻將成熟與力量，定義為向別人坦露自己內在弱點的能力。雖然這些互助團體原先的意圖，是要讓人感受到有人對他們的個人危機提供溫暖、同情的反應，但是，沒有人期待這些團體必須在成員從危機中恢復之前，一直提供同情與溫暖，更別提要作為他們治療的動力。這些團體只不過被當作過渡之河上的一艘船而已。

但是，參加互助團體的成員在到達彼岸後很少會想下船。相反地，他們將生命中的過渡階段，變成了終其一生的生活方式。一旦他們學會用創傷語言說話，要他們放棄在第四脈輪文化裡因受傷而伴隨的特權，是極為困難的一件事。

若未安排療癒時程，我們將可能習慣於自己認為是支持和同情的表現，因而成癮，也將發現自己相信自己需要「處理」傷口的時間越來越長。由於等了這麼久才感覺受到支持，因此參加互助團體的成員往往會牢牢抓住這些團體，心裡熱切地想著：「我永遠都不會離開這裡，因為這是我唯一找得到支持的地方。我在平日的世界裡得不到支持。因此我將一直活在『傷痛處理中』，與那些了解我遭遇的人同在。」

這種支持系統的問題是，我們很難告訴這些人，他們已經有了足夠的支持，他們需要繼續生活下去。從許多方面來看，這個問題反映出我們對同情的曲解。

同情、憐憫，是第四脈輪的情感，是梯孚瑞特神聖光輝的心靈能量，也是尊重他人所受的苦、同時將力量帶回自己生活的力量。由於我們的文化長久以來並未准許我們花時間療癒自己的內心，也未領悟這麼做的必要性，因此一旦能夠用這種方式治療，我們便無法限制治療時間，以此來彌補過去對內心治療重要性的忽略。雖然如此，我們仍需建立一個健康的親密關係模型，這個模型已被我們賦予力量，但仍極為脆弱。目前，我們將「痊癒」定義為「需要」的相反詞；因此，痊癒的定義是：完全自給自足，永遠積極，永遠快樂，永遠肯定自己，而且永不需要任何人。也難怪很少有人認為自己已經「痊癒」了。

讓內心有力量的方法

療癒很簡單，但卻不容易。步驟很少，但需要很大的努力。

步驟一：專心致力，一路治療到痛苦的根源；也就是說，轉向自己的內心，逐漸認識你的痛苦。

步驟二：一旦「進入」痛苦根源，便要看清自己的痛苦。傷痛已成為你目前生活一種「傷痛力量」的形式了嗎？如果你已將傷痛轉化為力量，那就質問自己：為何你害怕痊癒？在看清自己的創傷時，找個人「目睹」這些傷口，也目睹這些傷口對你成長造成的影響。你至少需要一個人，也許是治療師，也許是朋友，他要能夠以這種方式和你一起努力。

步驟三：一旦你說出自己的傷痛，觀察看看，你是如何使用這些傷痛來影響、甚至是控制你身邊的人，包括你自己。舉例來說，你是否曾因為這些傷痛而說你不舒服，好取消原定的約會，但其實你身體好好的？你是否曾對別人說，他的行為讓你想起了你的父母親，用這種話來控制對方？你是否曾沉溺於過去，好讓自己放棄一件事，或壓根就不去嘗試，因而強化自己沮喪的情緒？你是否害怕痊癒之後，將失去和生活中某個人的親密關係？你是否害怕痊癒之後，必須拋去生命中熟悉的那部分或大部分？這些是你必須誠實回答的問題，因為這些問題，是人之所以害怕變健康最重要的原因。

在你觀察自己一天的言行時，仔細留意你選擇的字眼、你使用的治療語言，以及你在創傷語言上的流暢度。之後，整理出一種與他人互動而不依靠創傷力量的新模式。改變你的用字遣詞，包括你對自己說的話。如果你發現改變這些模式很困難，你要知道，釋放從創傷中獲得的力量，常比釋放痛苦經驗的回憶還要艱難許多。

無法拋去創傷力量的人，就是對創傷上癮的人。而就像所有成癮的事物，創傷癮也不易戒除。別害怕尋求治療協助來幫自己走過這個階段或任何階段。

步驟四：找出可能、或已來自於你創傷的好處。開始活在讚美與感恩的意識中：如果你一定要「假裝自己已是如此，才能做到」的話，那就這麼做。開始做一種心靈修持，貫徹始終。別對你的心靈鍛鍊漫不經心。

步驟五：一旦你建立起感恩的意識，就能肩負起寬恕的挑戰。雖然寬恕理論很讓人動心，但對多數人而言，寬恕其實很不吸引人，主要是因為寬恕的真實本質仍受人誤解。

寬恕和對傷害你的人說「沒關係」並不一樣。大部分人或多或少認為，寬恕就是說「沒關係」。但事實上，寬恕是很複雜的意識活動。寬恕，是讓心理和靈魂，從需要報復、需要把自己想成是受害者的執著中解放出來。寬恕不只是不再責怪傷害自己的人；寬恕也表示不讓受害的情緒控制自己的心理。寬恕所產生的解放，出現在通往更高層意識境界的過渡期中，不只理論如此，在能量上、生理上，也是如此。事實上，由衷的寬恕行為所產生的後果，與奇蹟只有一線之隔。我認為，由衷的寬恕本身，可能就包含著造成奇蹟的能量。

評估看看你必須做什麼才能原諒別人。如有必要，看看你要如何才能原諒自己。如果你需要聯絡別人，把所有事情說清楚，要先確定你這麼做的目的不是要責怪對方。如果你的確打算責怪對方，那麼你就不是真正準備好要放手，繼續向前走。如果你需要用寫信的方式與那個人分享你了結一切的想法，那就這麼做；但同樣的，要確定你這麼做的目的，是要從過去手中取回你的心靈，而非寄出另一紙憤怒的信息。

最後，為你自己創造一個正式的儀式。在這場儀式中，你從過去手中喚回心靈，並釋放所有傷痛的負面影響。無論你喜歡公開的儀式或私下禱告，都要用「正式」的方式，演出你寬恕的訊息，以便建立全新的開始。

步驟六：想想愛。生活在讚美與感恩中。邀請變化進入你的生活之中，即使你只是改變自己的態度。不斷提醒自己：心靈領袖之所以能成為心靈領袖，是因為每一位心靈領袖都將心靈保持在當下。用耶穌的話來說，也就是：「離開過往，繼續生活。」誠如佛陀所教導：「只有當下。」

與療癒有關的一件怪事是：你談話的對象會影響你，讓你要不是相信沒有事比這更容易，要不就是相信沒有事比這更複雜。

第四脈輪是人類能量系統中心。在我們生活中，與生活相關的每件事，都來自於我們內心的燃料。所有人都會經歷到原本就是要「讓我們心碎」的事——不是讓我們的心裂成兩半，而是讓整顆心都打開。無論你是為何而心碎，你都只有以下選擇：你將如何處理你的痛苦？你會用痛苦作為恐懼控制你的藉口，或者你能透過寬恕的行為，釋放物質世界對你的操控？第四脈輪的問題，將不斷於生活中呈現在你眼前，直到你給的答案讓你獲得解放為止。

梯孚瑞特神聖光輝和婚配禮微妙的能量，不停引導我們去發現自己、去愛自己。我們相信，快樂存乎於外；但心靈文本卻提醒我們，快樂只能向內求。愛，是找到這份快樂不可或缺的鎖鑰。太多人害怕了解自己；他們相信，認識自己意味著要孤單生活，失去目前的朋友和伴侶。雖然「認識自己」短期內可能造成改變，但長期的發展（由意識、而非恐懼所點燃的發展）將更圓滿。努力讓自己的直覺清醒，卻又要設法讓這種清醒狀態不至於擾亂生活，這沒有意義。通往靈性意識的唯一途徑，就是透過心。無論我們選擇用哪個心靈傳統作為認識上天的媒介，這個真理都是不容妥協的。**愛是神的力量**。

自省問題

1. 你有待治療的情感記憶是什麼？
2. 你生活中有哪段關係需要治療？
3. 你是否曾使用情感創傷來控制別人或控制情況？如果是，請描述。
4. 你是否曾讓自己受制於他人的創傷？讓這種事一再發生，你的感覺如何？你打算採取哪些步驟，以防自己再次受到這種控制？
5. 你爲何害怕情感變得健康？
6. 你是否認爲情感健康就是不再需要親密關係？
7. 你對寬恕了解多少？
8. 你需要原諒哪些人？是什麼阻止你拋去與這些人有關的痛苦？
9. 你做了什麼需要別人寬恕的事？有哪些人正在努力寬恕你？
10. 你對健康的親密關係了解多少？你是否願意不再利用創傷，以開放自己去獲得一段健康的親密關係？

• CHAPTER 5 •

第五脈輪：意志力量

The Fifth Chakra: The Power of Will

第五脈輪具體表現出，將自己的意志力與精神交給神的這種挑戰。從心靈角度來看，人類最高的目標，是將自己的個人意志完全釋放到「上天手中」。耶穌、佛陀，以及其他偉大的宗師，都代表著對這種意識狀態的精通，也就是與上天旨意徹底的結合。

所在位置：喉嚨。

與此能量有關的身體部位：喉嚨、甲狀腺、氣管、食道、副甲狀腺、下視丘、頸椎、口腔、下顎、牙齒。

與此能量有關的情感／思想體：第五脈輪回應著無數與學習選擇力量本質有關的情感與心智掙扎。所有的疾病都與第五脈輪有關，因為選擇涉及生活中的每個細節，因此也涉及每一種疾病。

與此能量有關的象徵與知覺：意志輪的象徵挑戰是：藉由意志成熟而有所進步。這個過程是：一開始，你的想法與族群認知相同，你認為周遭每個人、每件事，都能控制你；到後來，你認為只有你自己能控制自己；最後你認為，真正的主權，是讓自己與神的意志並列。

原始恐懼：與意志力有關的恐懼存在於每個脈輪中，每個脈輪都有對應的恐懼。我們害怕失去對自己生命的主權或選擇力量，起初是在族群內，之後是在個人或職場關係中。接著我們害怕在物資、金錢、力量，以及當其他人對我們的情感控制影響我們的生活幸福時，我們會無法控制自己的反應。最後，我們害怕神的旨意。將自己選擇的力量交給神力，對想要意識清醒的人而言，仍是最大的挑戰。

原始力量：信心、自知、個人主權；有能力做決定，並知道無論做出何種決定，我們都能謹守對自己或對他人的承諾。

與此能量有關的神聖光輝與聖禮：第五脈輪和黑系德神聖光輝一致，表示神的愛與慈悲。第五脈輪也與葛夫拉神聖光輝一致，表示神的評斷。這兩道神聖光輝是神的左右臂膀，描繪出上天旨意的均衡本質。這兩道神聖光輝的涵意是：神是慈悲的，而且只有神才有權力評斷我們所做的選擇。黑系德神聖光輝提醒我們，要使用慈愛的話語和人溝通；葛夫拉神聖光輝則提醒我們，說話要注重名譽和品德。告解禮與第五脈輪並列，所象徵的事實是：每個人都要為自己使用意志力的方式負責。透過告解禮，我們有機會從「負面任務」中拯救心靈，而心靈之所以陷入負面任務中，可能是我們的負面思想或行動所造成的。

神聖真理：第五脈輪是選擇和後果的中心，也是心靈業力的中心。我們所做的每次選擇，所產生的每個念頭和感覺，都是一種力量活動，有著生理、環境、社會、個人和全面性的後果。思想在哪裡，我們就在哪裡。因此，我們個人的責任，還包括我們的能量貢獻。

如果真能看到選擇造成的能量後果，我們將做何選擇？只有透過「**將個人意志交予神的旨意**」這則神聖真理，我們才能獲致這種先見之明。第五脈輪的心靈課題顯示，由信任上帝主權的個人意志所引發的行動，將創造出最佳的效果。

接受更高層的指引，也將使個人思想及態度受益。有位女性曾告訴我，她在經歷瀕死經驗之後，便認為自己所做的每個選擇，都將對整個人生造成能量方面的影響。因為當她處在物質和非物質世界之間的境界時，她回顧了自己這一生所做的每個選擇，並目睹了這些行為在她、在其他人身上，以及對她整個人生所造成的後果。顯現在她面前的是，上天的指引一直都在試著滲入她的思想，不管她是在挑選一件洋裝，或是在選擇一項工作。沒有任何選擇會微小到讓上天置之不理。在購買洋裝時，這位女性看到了那次「買賣」立即的能量結果，沿著一長串曾參與過這件洋裝的創作和經銷的人而流。現在，她每次在做必要的決定之前，都會先請求上天給她指引。

了解我們的思想、信念，以及行動的能量結果，可能迫使我們變得誠實無欺，而且是一種全新層次的誠實。此時，無論是對別人或對自己說謊，都將變得不可能。真正而徹底的痊癒，需要對自己誠實。無能誠實，對治療所產生的阻礙，就像無能寬恕一樣嚴重。誠實和寬恕，能從「過去」的能量維度中，恢復我們的能量。

第五脈輪及其心靈課題告訴我們：個人力量存在我們思想和態度之中。

代價最高昂的能量結果，來自於因恐懼而起的行動。即便出於恐懼而做出的選擇，能讓我們得到自己想要的結果，但這些選擇也常產生我們不想要的副作用。這些意料之外的副作用教導我們，出於恐懼而做的選擇，僭越了我們對上天指引的信任。

我們多少都會想像自己的生活是在自己掌握之中。我們追求金錢和社會地位，以便擁有更大的選擇力量，好讓我們不必遵從別人替我們做的決定。意識需要將個人意志交給上天，而這個觀念，與我們目前認為怎樣才是一個有力量的人的看法，是完全相反的。

因此，我們可能重複「恐懼——意外——恐懼——意外」的循環，直到某一刻，我們在禱告時說：你選擇，我聽從。一旦我們說出這樣的禱告，指引就會進入我們生活中，另外再加上源源不絕的、同時發生的巧合，這是「上天」盡最大努力的「介入」。

恐懼的後果

三十五歲的艾蜜莉是一位小學老師。十三年前，就在大學畢業後不久，她因癌症失去左腿。復健期間，她搬回去和父母同住。父母原本以為她只會在家待一年，誰知艾蜜莉一待就待了十年，因為艾蜜莉未能重獲獨立，反而越來越沮喪，而且一想到要自己照顧自己，就越來越害怕。她將自己的肢體活動範圍減到最低，最後她步行的範圍不超過居住的那塊街區。一年一年過去，艾蜜莉越來越瑟縮在父母家中，最後變得足不出戶。

艾蜜莉的父母建議她接受治療，但卻毫無效果。她母親告訴我：「艾蜜莉日復一日做的事，就是沉溺在自己的想法中。她認為失去左腿，毀了她結婚、組成自己家庭，或過著自己想要的任何生活的機會。她覺得自己身上被『烙下』了癌症的烙印，有時她會說，她希望癌症再次復發，『完成它的工作』，這是她自己說的。」

因為女兒生病的關係，艾蜜莉的母親開始對另類醫療感興趣。在我遇到她之前，她和先生正準備鼓起勇氣請艾蜜莉搬出去自己住。艾蜜莉必須學著照顧自己的物質需求，治療自己的心理狀態。她需要再次依靠自己的意志力。

艾蜜莉的父母為她租了一間公寓，也替她裝潢好。她搬了進去，心中充滿憤怒與恐懼。她告訴父母，她覺得被他們遺棄了。不到一個月，她便遇到一位叫蘿拉的鄰居，她是一位單親媽媽，有個十歲大的兒子。這個兒子名叫提傑，他放學回家的時間，總是在母親下班回家前。艾蜜莉可以聽到他在公寓裡忙來忙去的聲音，看電視、吃點心，每天幾乎要孤伶伶地等三小時，才能等到蘿拉回家。

有天下午，艾蜜莉從店裡回來，剛好蘿拉也下班回家。兩人開始聊起提傑，蘿拉告訴她，她很擔心提傑的課業，也擔心他每天放學後，要一個人待在家裡這麼久。艾蜜莉突然主動提議，她可以每天下午陪提傑，而且既然她是合格教師，也可以指導他學校課業。蘿拉欣然同意，第二天下午，艾蜜莉便成為提傑的家庭教師。

幾星期之內，整棟公寓都傳聞，公寓裡有一位「很棒的教師」，她不但能當家教，還可兼任保母。一大群忙於工作的父母蜂擁而來，讓艾蜜莉應接不暇。於是她問公寓管理員，是否有房間能讓她每天下午租用三小時。房間租到了，租約事宜也談妥了；於是艾蜜莉在離開父母家三個月內就「重獲新生」，這是艾蜜莉自己的用語。

艾蜜莉在告訴我她的故事時，數次提到她一時興起、自願擔任堤傑家教這件事。她說，這項提議就這麼「脫口而出」，甚至連讓她思考片刻的機會都沒有。她又說，如果她有思考的機會，她可能永遠不會提議要幫助堤傑。正因為這件事與她個性相差太多，因此有一瞬間，她認為是上天告訴她要當堤傑的家教。最後，艾蜜莉決定相信，她本該當堤傑的家教，也本該教導另外十一位她次年秋天重返教學崗位前所照顧的小孩。

不管是因為何種理由，艾蜜莉都獲得了領悟上天指引的恩典。等她一開始照顧別人，她害怕自己無人照料的恐懼便緩和許多。她知道自己是上帝照顧所有人需求活生生的例證，而這恢復了她的信心。

信心

第五脈輪的基本要素是信心。對某個人有信心，就會有一部分的能量流向那個人；對某個想法有信心，就會有一部分能量流向那個想法；若相信某一種恐懼，部分能量便會流向那份恐懼。能量流出的結果是，我們（包括我們的思想、心靈和生活）會被編織在能量流出的結果裡。我們的信心，以及我們的選擇力，事實上就是創造的力量。能量透過我們這個容器，在這一生轉化成物質。

因此，在我們生活中的心靈試煉，要我們去發現，是什麼激發了我們做出自己所做的選擇，以及我們是對自己的恐懼有信心，或是對上天有信心。我們都需要從心靈思考或生理疾病結果的角度，探討這些問題。

我們都會有提出以下問題的時候：誰掌控了我的生活？為什麼事情未按照我要的方式進行？無論我們有多成功，有時我們都會覺得自己不完整。某種突如其來的事件、關係或疾病向我們顯示，我們的個人力量，並不足以支撐我們走過危機。我們原本就要認清，自己的個人力量是有限的。我們本來就要懷疑，是否有某種其他的「力量」在我們生活中運作，因而去問：為什麼這會發生？你要在我身上得到什麼？你要我做什麼？我的使命是什麼？

了解自己的侷限性，會使我們考慮其他時候不可能做的選擇。在生活似乎最混亂的時刻，我們或許能接收到先前不受我們歡迎的指引。然後我們的生活，可能往我們從未想過的方向行進。大部分的人最後會說：「我從沒想過我會這麼做，也從未想過我會住在這裡，但這的確發生了，而且一切都很好。」

如果你能用象徵性洞見，將自己的生活看成只是一趟心靈之旅，或許能夠幫你走到將自己交給上天的那個時點。我們都知道，有人從悲慘的景況中恢復；我們也相信，他們讓上蒼接管一切。這些人當中，每一位都曾向上天說：「這不是我的意志，而是你的。」如果這個禱告就是所需要的一切，那我們為什麼這麼怕它呢？

但我們還是很害怕。我們怕如果承認上天旨意的存在，我們怕如果將自己的意志交給更偉大的旨意，我們將脫離那帶給我們物質舒適的一切。所以我們用自己的意志與上天的指引搏鬥：我們邀約上天指引進入，但又奮力阻擋。我在工作坊裡，一而再、再而三地看到陷入這種困境的人：他們尋求直覺指引，但又害怕那個聲音將對他們說的話。

切記，你的物質生活和你的心靈路徑，是一體而相同的。享受物質生活的愉悅和使身體健康，都一樣是個心靈目標。兩者都是聽從上天指引的結果，上天引導我們依信心和信賴而行動、生活。降服於上天的權威，指的是從物質幻影裡解放，而非脫離物質生活的快活安適。

第五脈輪的心靈能量，引導我們走向降服的那一刻。黑系德神聖光輝透過愛，將偉大的上天能量轉入我們第五脈輪。而這種愛引導我們在任何環境中，都盡量滿懷愛心。有時候，愛最偉大的舉動，是壓抑自己批判別人或自己的衝動。我們一再被提醒：批判是一種靈性上的錯誤。發展意志紀律，能抑止我們對別人或對自己釋放負面想法。不批判，就能獲得智慧，消滅恐懼。葛夫拉神聖光輝教導我們，別一味想要知道為什麼事情會這樣發生，並教我們要相信，無論理由為何，事件背後的原因，都是更崇高心靈設計的一部分。

四十四歲的瑪妮是一位治療師，一位真正經過「點化」的治療師。她曾經歷為時七年的「靈魂暗夜」。在這段期間，她必須治療自己。之後，她便開始從事治療的工作。瑪妮三十歲的時候，在蘇格蘭從事社會工作，她非常喜歡自己的工作，而且生活活躍，朋友眾多。後來醫師診斷她患有「無法診斷出」的疾病。

時間一天天過去，瑪妮的疼痛也越演越烈，有時是背痛，有時是劇烈的偏頭痛，有時是腳痛。最後，疼痛迫使她暫時離開工作崗位。她花了將近兩年時間，看過一位又一位專科醫師，但卻無人能幫她了解為什麼她會長期疼痛，為什麼她會偶爾失去平衡，也無人能開給她有效的治療方法。

瑪妮陷入沮喪狀態。朋友建議她尋求另類健康治療師的協助，但她從未相信過這些人。有一天，有位朋友帶著一大堆另類健康保健書籍，出現在她家門前，其中有幾本是賽巴巴（Sai Baba）的著作，他是一位居住在印度的心靈大師。瑪妮讀了這些書，但卻把這些資料當作是「只有狂熱之徒才會相信」的東西，棄之不理。

又是六個多月的疼痛。瑪妮於是到印度旅行，嘗試私下會見賽巴巴，而這迫使瑪妮收回她先前對另類醫療的錯誤觀念。她在賽巴巴的聚會所待了三星期，但從未私下見到他。於是她返回蘇格蘭，心情比之前更沮喪。但是，返家不久後，瑪妮卻做了一連串的夢，夢中她不停地問到同一個問題：「你能接受我已經給妳的東西嗎？」一開始，瑪妮以為這些夢只是她到印度一遊，並和人討論過無數次「神對人類的旨意的本質」的影響而已。之後，有位朋友建議她，把這些夢當作是真的有人在問她一個靈性問題。用瑪妮的話說：「我也沒什麼好失去了，所以為何不這麼做？」

等下一次又做這個夢時，瑪妮便回答了這個問題：「是的，我會接受你給我的。」她一回答說**是的**，馬上就覺得身體沐浴在亮光中，多年來，她第一次渾身毫無痛楚。醒來後，她希望自己的病已經好了，但情況並非如此。事實上，接下來四年，她的病日益惡化。她不停不停思索這個夢，堅決相信那絕不只是個夢，但她心中仍充滿著憤怒與絕望的情緒，覺得上帝莫名其妙要她受這場苦。

有天晚上，瑪妮在啜泣，她說她「臣服」了。她以為在做了那個夢之後，她早就在這樣的意識狀態中，但那天晚上她才明白：「我只是認命，而非臣服。我一直用『好吧，我會做，現在獎勵我吧，讓我覺得好過些』的這種態度在生活。然後，那天晚上，我明白也許我永遠都不會好轉，如果真是這樣，那我會怎麼對上帝說？我完全投降了。我說：『無論祢為我做何選擇，我都接受。只要給我力量就好。』」

瑪妮的痛楚立即減緩，雙手滿是熱氣，那並不是一般身體的熱氣，而是「心靈熱氣」。她馬上知道，流經她雙手的熱氣，讓她有治療其他人的力量，雖然諷刺的是，她自己也許不能「飲用那口井的井水」。事實上她笑說自己的情況「就像那些我讀到的古代神祕主義者的故事一般，只不過誰會想到我竟然有資格和他們擔負一樣的任務呢？」

瑪妮現在是一位受人熱愛與景仰的治療師，雖然她的身體大致上已從無法診斷的疼痛中恢復，但還是有難熬的時刻。不過，用瑪妮的話說：「以我今天的身分，以及我所知道的一切，我願再次經歷這一切，為了我現在能夠幫助別人的這項榮寵。」

對我而言，瑪妮的故事之所以出色，是因為她深刻了解臣服與認命之間的差別，也因為她熬過了「一旦我們對神說好，一切就會立刻變完美」的迷思。接受我們的狀況，是第一步；這個舉動不一定能改變我們的狀況。接受神安排的時機，則是第二步。

告解的行為，將靈魂從我們選擇的後果中拯救出來。學到更多有關能量的本質，能讓我們明白，我們的靈魂還多麼依附著過去與現在的負面事件和負面思想。告解不只是公開承認錯事。從能量的角度來說，告解是承認我們已經察覺到（也因此有力量去控制）過去支配著我們靈魂的恐懼。象徵意義上，告解從過去的恐懼和負面思考模式中，解放我們的靈魂。持續依附負面事件和負面信念，將毒害我們的思想、精神、細胞組織與生活。

「果報」是我們所做選擇的能量結果與實質結果。負面的選擇，將導致一些情況不斷出現，以教導我們如何做出正面選擇。一旦我們學到這個課題，並做出正面選擇，這種情況便不再發生，因為此時心靈已不再依附在引起這個課題的負面選擇。在西方文化裡，社會俗諺將這種果報的課題，說成是「怎麼去就怎麼來」或「你無法逃脫任何事」。告解的行動，表示我們對自己造成的事負責，表示我們了解自己選擇的錯誤。從能量的角度來看，這種儀式將我們的靈魂從痛苦的學習循環解放出來，並重新引導我們走向有創造力、積極正面的生命能量。

正因為告解對我們的思想、身體和心靈健康如此重要，因此我們絕不能不告解。洗淨靈魂中充滿愧疚的回憶，這項需求，比要求我們默默接受的需求還要強烈。有位獄官告訴我：「許多罪犯被捕，是因為他們必須至少告訴一個人他們做了什麼事。他們說的時候可能是自吹自擂，但事實上那卻是一種告解的形式，而我認為那是一種街頭告解。」

心理治療師已經變成現代傾聽告解的神父。有了這些人之後，我們公開探索自己的本性、心理的黑暗面和控制的恐懼，以試圖解決自己內心和情感的掙扎。每次破除恐懼對我們生活的控制，並以一種更有力的自我知覺取代恐懼，此時痊癒的甜蜜能量便將傾洩入我們的能量系統內。用告解的語言說，這些治療的里程碑，等於從負面任務中喚回我們的靈魂，而叫靈魂去從事這些負面任務的，是我們自己。

那麼，知道了第五脈輪教導我們如何使用自己的意志，並記錄下我們給心靈的指令之後，我們又該如何管理這個脈輪的課題呢？

心腦之間

既然意志中心位在心與腦的能量之間，因此我們需要學習如何平衡自己對這兩股衝力的反應。小時候，我們通常被導向這兩股統治力量的其中一種：小男孩通常被鼓勵使用思考能量，而小女孩則被鼓勵使用她們的情感能量。

思考能量給外在世界動力，但情感能量卻給了我們個人領域動力。

幾世紀以來，我們的文化教導我們，情感能量會削弱我們當機立斷的能力，思考能量在情感領域內幾乎無用武之地。就像有句古老的諺語說：「理智無法贏得與內心選擇的交戰。」幾世紀以來，直到一九六〇年代，這種非黑即白的分法廣為人所接受。之後，思考（腦）遇見情感（心）的時代來臨，重新定義了何謂平衡的個人：能同時操作心與腦的人。

倘若心與腦無法清楚地與彼此溝通，其中一方便會支配另一方。當腦掌握大權時，我們便會在情感上受苦，因為這時我們會將情感訊息當作敵人。我們會設法控制所有情況和所有關係，並保有自己對情感的控制力。而當情感佔優勢時，我們則傾向於維持一切都很好的假象。無論是思想或情感領軍，引發意志的，不是內在的安全感，而是恐懼和無效的控制目標。

心腦之間不平衡，會讓人成為癮君子。從能量角度來說，任何因畏懼內在成長而引起的行為，都可說是一種上癮的行為。即使平常看起來是健康的行為，如運動或冥想，如果被用來逃避痛苦或逃避個人視見，都可能變成一種上癮的行為。任何修練，都可能成為橫梗在意識與潛意識之間頑強的阻礙，高唱著：「我要指引，但不要給我任何壞消息。」我們甚至會試著引導我們找尋的那份指引。最後，我們會活在一種似乎永無止盡的循環裡，一方面我們的理智想要改變，但另一方面內心卻害怕隨處可能發生的轉變。

破除這個模式唯一的方法，就是用心腦合一的力量來做選擇。

讓自己附著於固有的模式，宣稱自己不知道接下來該怎麼做，這很容易，但這往往並非事實。倘若我們陷在固有的模式中，那是因為我們清楚知道自己接下來該做什麼，但卻害怕這麼做。打破生活中一再重複的循環，只需要一個強有力的選擇，這個選擇針對的是明天，而非昨天。那些訴說著：「到此為止，我再也不接受這種治療了」，或「我無法在這兒再多待一天，我一定要離開」的決定，包含著結合心腦能量的力量，而我們的生活，因為那個強力選擇的威力，幾乎立刻產生變化。

無可否認，離開熟悉的生活使人惶恐，即使原來的生活常令人絕望難過。雖然如此，改變仍然令人恐懼。在採取行動之前，等待安全感到來，只會引發內心更深沉的焦灼，因為獲得那種安全感唯一的方法，就是進入改變的漩渦，從另一端出來，感覺到自己重獲新生。

愛琳・凱帝（Eileen Caddy）是北蘇格蘭號角（Findhorn）心靈社區的三位創辦人之一，在學著信任上天的指引、向上天指令投降時，她過著變化與挑戰的有趣生活。她聲稱接收到基督指引，要她離開第一任丈夫和五位子女，去和一位名叫彼得・凱帝（Peter Caddy）的人共同合作。雖然她聽從了這個指引，但接下來幾年卻混亂不堪，部分原因是因為彼得當時已經結婚。最後彼得離開妻子，娶了愛琳，並在北蘇格蘭一個叫佛萊斯（Forres）的小鎮上，接管了一家生意搖搖欲墜的旅館。

彼得和愛琳生了三位子女。由於愛琳提供指引，因此彼得很快將這家品質低落的旅館，搖身變為一家四星級的企業。在這幾年當中，愛琳和先前的五位子女少有聯繫，雖然她所獲得的指引告訴她，她終有一天會與他們和解，而最後也證實是真的。愛琳的指引，來自一個深具靈性特質的地方，她和彼得後來才了解到這一點。

正當旅館事業如日中天時，出乎大家意料的，彼得被開除了。這項消息讓彼得和愛琳大吃一驚，兩人從未想過他們悉心管理所得到的報酬，竟是解雇通知。但是，愛琳的指引再次指示他們，要他們在當地一個叫做「號角」的活動房屋集中區，租下一間活動房屋。

在那裡，他們被指示要開闢花園。從氣候、地點，以及當地陽光幾乎照射不到等條件來看，這似乎是一項荒唐至極的指令。儘管如此，彼得和愛琳還是遵照指示去進行。過了不久，一位叫桃樂絲・麥克林（Dorothy McLean）的女性也加入了他們。

和愛琳一樣，桃樂絲也是一個傳遞神旨的管道，只不過她的指引來自「自然能量」，指示她如何用互相創造的方式與愛琳他們合作。這個自然能量允諾要讓這座花園在七年內蓬勃發展，用以顯示當心靈、人類與生命的自然力量一同努力時，能完成何種創舉。

正如桃樂絲的自然能量所承諾，這座花園花團錦簇，種植的草木尺寸大得驚人。有關這個「魔法」花園的傳言，很快散播到各個傳播媒體，於是來自世界各地的人，遠道來到這個遙遠的地方，親眼見識這座魔法花園。沒有人敗興而歸；即使原先心存疑竇的園藝家，也必須承認，這座花園蔚為奇景。當桃樂絲、彼得和愛琳被問到，這麼壯觀的植物是如何得來時，他們便實話實說：「我們聽從上天的旨意。」

最後，這座花園四周形成了一個社區。愛琳開始她卓越的冥想訓練，從午夜到清晨六點，在公共浴室裡，公共澡堂是她唯一能獲得隱私的地方。他們那間狹小的活動房屋，大小幾乎容不下一人，現在卻擠了六個人。每天早上愛琳會回到活動房屋，將她晚上接收到的指示轉告彼得。他謹遵指示，並運用自己的管理能力，留意社區成員是否遵照他的命令。建築物蓋了起來，生活常規建立了，不久後，一個新生的社區便開始成立、運作。

七年後，正如桃樂絲的自然能量所預示，花園植物重回正常大小。接下來，愛琳接獲一項指令，說彼得再也不會得到指引，他現在必須自己尋找屬於自己的聲音。這項消息使他們關係緊繃，也使彼得轉向社區其他人尋求指引。很快地，社區裡有些人便爭著要影響彼得，結果造成一片混亂，愛琳也變得很沮喪。最後，彼得告訴愛琳他要離開她、離開社區，也告訴愛琳他從未真正愛過她。彼得的告白和他們的離婚，讓愛琳的情感被蹂躪殆盡，她懷疑，為什麼聽從上天指引會得到這樣的報酬。

到了今天，愛琳說，她的掙扎、絕望，甚至是離婚，都是因為她「抗拒神」。她說，雖然她聽從她接收到的指引，但其實她並不想這麼做，結果是，大半時間她都處在矛盾衝突當中。她需要在自己與「基督意識」（這是愛琳提到她的指引時所用的字眼）的連結中，學習信任和信賴。這是她個人的心靈任務。

現在，愛琳說，神的力量是存在她心中的實相，時時刻刻為她指引方向。她現在全心從事服務事務，也覺得自己獲得了許多報酬。「從原型的觀點來看，我有一個家庭；我被一個社區圍繞著，他們就是我的家人。我有個漂亮的家，與所有的孩子關係良好，彼此互敬互愛，而且和神有著親密的關係。我覺得深受祝福。」

愛琳與「基督」能量的關係，反映了一條現代神祕主義的路徑。她的生活包含著新舊兩種靈性路徑：在舊的靈性路徑中，心靈領袖承擔艱困的任務，忍受孤獨的沉思，而沉思是上帝與人類之間的媒介；在新的路徑中，人們生活在靈性社區裡。愛琳與上天指引的試煉、天恩、報賞同在。她的生活盈滿奇蹟，也時常出現許多機緣巧合。

將個人意志交付給上天旨意，可能導致痛苦的經驗，同時伴隨著宏偉的視見。這可能會讓人必須終結生活裡許多層面，如婚姻或職業。但是，我還未遇到有人認為，與上天權威結合的最後結果，不值得先前所付出的代價。沒有任何故事，比約伯的故事，也是最早臣服上帝的教訓，更能掌握以上提到的經歷。

約伯是一位充滿信心、生活優渥的人，而他也以此為傲。撒旦請求上帝允許他測試約伯，宣稱他可因此讓約伯失去對上帝的信心。上帝同意了。於是撒旦先讓約伯失去財富與子女，但是約伯仍保持對上帝的信心。他相信，如果這是上帝對他的旨意，那就這樣吧。接著，撒旦讓約伯生一場病，於是約伯的妻子規勸他，要他「責難上帝」帶給他們與日俱增的苦難。但是，約伯對上帝信心不變。最後，約伯的妻子也離開了人世。

三位朋友來拜訪約伯，他們是以利法（Eliphaz）、比勒達（Bildad）和瑣法（Zophar）。他們向約伯表達同情之意，也爭論上帝公理本質的問題。他們相信，上帝永遠不會處罰「公正的人」，因此約伯一定是做了什麼冒犯上天的事。

約伯抗議說他是無辜的，並說他所受的苦，是普天之下眾人皆體驗到的不公平的一部分。就在約伯開始認為，也許上帝終究是不公平的，因為祂讓他受了這麼多苦。就在這時，有位叫做以利戶（Elihu）的年輕人加入了這場辯論，嚴厲批評他們自以為能夠知道「上帝的心意」，自以為上帝欠他們一個解釋。

最後，上帝開口對約伯說話，並教導他人類意志和上天旨意的差別。上帝問約伯：「當我設立這個世界的基礎時，你在哪裡？」「你是否曾對早晨下令，或曾讓黎明不來？」

約伯那時才明白，自己挑戰上帝旨意是多麼地愚蠢，於是他告知友人他所學到的真理：沒有人能知曉上帝的想法，而唯一真正的信仰行為，就是去接受上帝要求我們的任何一件事，上帝並不欠任何人類關於祂所做決定的解釋。接著約伯將自己的意志交到上帝手中，說：「我已經說過一次，我再也不會說了。」於是上帝賜給約伯另一個家庭，也使他的世俗財富加倍。

我們所面臨的挑戰，使我們再三詢問：上帝到底對我有何旨意？我們常將上帝對我們的旨意，想成是一項任務、一份工作、一種替自己累積力量的憑藉。然而，事實上，上天的旨意，主要是要引導我們去學習心靈的本質，以及上帝的本質。

我們能將精神灌注其中的最偉大的意志行動，就是選擇依照以下規則生活：

1. 不評判。
2. 不抱期望。
3. 放棄想知道事情爲何會這樣發生的需求。
4. 相信生活中突如其來的事件是心靈指示的一種形式。
5. 有勇氣做需要做的選擇，以及接受無法改變的事實，並有智慧分辨這兩者。

自省問題

1. 你對「意志堅定」的定義是什麼？
2. 在你的生活中，能控制你意志力的人是誰？為什麼他們能控制你？
3. 你是否企圖控制他人？若是，你想控制的人是誰？為什麼你需要控制他們？
4. 你是否能在必要的時刻，誠實開放地表達自己？如果你做不到，原因何在？
5. 當你接收到行事的指引時，你察覺得到嗎？
6. 你能信賴那些無法證明有何後果的指引嗎？
7. 你對上天指引有何恐懼？
8. 你是否祈求上蒼幫你完成個人計畫？或者，你是否能夠說：「上天引導我做的，我都會去做」？
9. 是什麼讓你無法控制自己的意志力？
10. 在你知道自己需要改變，卻遲遲不採取行動的情況下，你會不會與自己討價還價？如果會，說出哪些情況會讓你這麼做，並解釋你不想採取行動的原因。

• CHAPTER 6 •

第六脈輪：思想力量

The Sixth Chakra: The Power of the Mind

第六脈輪包含我們的思考和推理能力，以及我們評估自己信念和態度的心理技能。思想脈輪與我們的精神能量、意識和潛意識心理驅力共鳴。在東方心靈文獻中，第六脈輪是「第三隻眼」，是心靈中心，思想和精神在此的互動，能引發出直覺視見和智慧。第六脈輪是智慧的脈輪。

第六脈輪的挑戰，是開啟思想，發展出一種超然心智（impersonal mind），從做作、「錯誤的真理」中，拯救個人力量，學習依照內在的指引行事，並分辨由力量所引發的思想，和由恐懼、幻象所引發的思想，兩者之間的差異。

所在位置：前額中心。

與此能量有關的身體部位：大腦和神經系統、腦下垂體和松果體，以及眼、耳、鼻。

與此能量有關的情感／思想體：第六脈輪讓我們與我們的思想體、智能和心理特徵相連。我們的心理特徵是我們所知道和我們所相信事實的組合，這是種獨一無二的組合，結合了事實、恐懼、個人經驗，以及在我們思想能量體中持續活躍的記憶。

與此能量有關的象徵與知覺：第六脈輪啟動了帶領我們走向智

慧的課題。透過生活經驗，以及透過獲得抽離的辨別感知能力，我們獲得了智慧。象徵意象一部分就是學習得來的「抽離」態度，一種不受「個人思想」或「新手思想」影響的思想狀態，能引發「非關個人」或開放思想的力量和視見。

與此能量有關的神聖光輝與聖禮：代表著上天理解力的庇納神聖光輝，以及代表上天智慧的侯克瑪神聖光輝，與第六脈輪並列。庇納是神聖母親的子宮，神聖母親從侯克瑪那裡接收到懷孕的種子，這被認為是「開端」。這兩種驅力相互結合，創造出較低層次的神聖光輝。庇納和侯克瑪象徵著一則普遍的真理，這則真理就是：「思想」先於「形式」，創造始於能量層面。

庇納和侯克瑪神聖光輝提醒我們，要清楚我們自己創造了什麼；在我們命令能量成形時，要使出全副心力。這種觀點，將這兩道神聖光輝與基督教的按立禮連接在一起。

在象徵層面上，按立禮代表的任務，是受召喚去做服務他人的事。從原型角度來說，按立禮表示別人知道你有卓越的視見和智慧，使你能夠以母親、治療師、老師、運動員或忠實朋友的身分，去幫助別人。神職人員當然是傳統上與真正舉行的按立禮有關的角色。然而，在象徵上，按立禮是一種經驗或榮譽，透過這種經驗或榮譽，你所屬的社區承認受惠於你內心引導的服務路徑，正如同你自己承認受惠於社區。這種互惠的因素，確認了你「命定」的天職。按立禮象徵意義之美，在於這個聖禮榮耀了以下真理：「每個人都能對他人的生活做出極具意義的貢獻，其憑藉的不只是所從事的職業，更重要的，是透過自身的為人。」按立禮在象徵層面上，不只是要承認我們對自己任務的貢獻，更是要認清我們的心靈對他人生活的貢獻。

原始恐懼：不願看入自己的內心，不願挖掘自己的恐懼；當自己舉棋不定時，恐懼真相；恐懼正確而真實的判斷；恐懼依賴外在諮商，害怕磨練；恐懼自己陰暗的一面及其相伴的特質。

原始力量：思考能力和思考技能；評估意識和潛意識的視見；接收靈感；產生偉大的創造和直覺推理行動，即所謂情緒智商。

神聖真理：第六脈輪的神聖真理是：**只追求真理**。這個脈輪迫使我們持續不斷地追求真實與幻象之間的差異，而真實與幻象這兩股力量無所不在。分辨真實與幻象，與其說是頭腦的任務，毋寧說是思想的任務。頭腦指揮身體的行為，但思想所指揮的，卻是能量體的行為，而能量體是我們與思想、知覺的關係。頭腦是生理儀器，透過這個儀器，思想被轉換為行動；但知覺，以及與知覺相關的所有一切，例如澄澈的意識，卻是思想的特色。有了清楚的意識之後，才能抽離主觀知覺，看到情況的真相或象徵意義。抽離並非意味著不再在乎；它指的是平息個人由恐懼所驅策的聲音。內心超然的人能獲得一種自我感，這種自我感如此完整，以至於外在影響力無法主導他的意識。這種心智清明、自我清明的狀態，是智慧的核心，也是第六脈輪的神聖力量。

運用抽離的態度

我們如何在現實生活中運用抽離的態度呢？比特的故事說明了，使用這種技能的一種實用方法。

在一次嚴重的個人危機期間，比特請我為他看看。與他結縭十七年的妻子，對他說她已不再愛他，要和他離婚。可以想見，比特不知所措，而他們共同生育的四個子女也錯愕莫名。我建議他花幾分鐘時間讓自己抽離這個狀況，從超然的角度看待整個情形。據我猜測，比特的太太正在重新定義自己的身分。她不想再當個照顧別人的人；她這大半輩子都在照顧別人：小時候她要照顧年幼的弟妹；她十七歲結婚，十八歲就生了第一胎；現在，四十歲的她自我覺醒，使她察覺到自己的需求，也或許她現在有了婚外情。我告訴比特，他太太或許也對自己的感受惶恐不安。倘若她對治療方面有更多的知識，或許她就能描述自己正經歷到的情感能量，而非像現在這樣，對這種能量感到恐慌。

她的婚外情，是她嘗試逃離內在發生的事情的一種表現。她也許毫不在乎與她發生婚外情的那位男士，即使當時她可能並未察覺到這一點。她選擇發生婚外情，是因為她無法想出其他離開丈夫和孩子的方法。而尋求治療協助，並不是她成長環境或思考過程中的一部分。

我告訴比特，雖然這可能很難接受，但事實是，不管今天她太太的丈夫是誰，她都會在她生命的這個時點做出同樣的反應，因為她正在經歷一場自我發現的過程，而這段過程和他無關。她自己並不知道，她已經進入了一種「暗夜」體驗。雖然比特是她情感憤怒的標的，但他應該要努力別太介意他太太拒絕或憤怒的舉動，因為她生氣的主要對象並不是他，而是她自己的茫然困惑。

比特聽進了以上訊息，並依此訊息而努力。儘管他和他太太決定離婚，但每當他發現自己又沉溺在家庭破裂的傷痛中時，他很快又能用一種更客觀的方式來看待這場危機。我和他談話不久後，他發現他太太和他的一位朋友曾有過婚外情的關係，但這段關係已經結束了。他明白他太太並不愛那個人，而是試著找出能發現自己困惑的出口。我告訴他，她很可能會繼續嘗試用換情人的方式來解決自己的危機，但這種方式絕對不會成功。每段關係都注定要結束，因為找到另一段關係，將使她再度成為照顧別人的人，這並不能解決她的痛苦。最後她將被迫進入自己內心，努力治療她痛苦的真正源頭。

變得抽離而意識清楚，指的是從我們思緒中得到某些知覺，並將這些知覺注入體內。這意味與蘊含真理的知覺融合，並實踐這些知覺，如此一來，這些知覺的力量，才能與我們的能量合一、融合。

舉「生命恆無常」（Change is constaut）這句真理為例。在思想層面上，我們能毫不費力地吸收這個教誨。但是，當改變發生在生活中，當我們注意到自己變老了，當我們所愛的人過世了，或者當一段關係從親密、充滿愛意，轉變成疏離遙遠時，這則真理又脅迫著我們。我們常需要花上好幾年的時間從某些轉變中復原，因為我們希望一切（任何事）都像從前一樣。我們知道，到最後事情終將轉變，但卻就是無法不希望，改變的能量可以饒過我們生活的這一部分。

即使「生命恆無常」感覺像是一位敵人，會掃除我們生活中快樂的那一部分，然而，我們孤獨的時刻終將結束，新的人生又將展開。「生命恆無常」所允諾的，就是柳暗花明又一村。

意識是解放過去、擁抱未來的能力，同時明白，所有事情都將在適當的時刻結束，所有事情也將在適當的時機開始。這則真理讓人難以忍受，因為人類所追求的是穩定，也就是不要有任何改變。因此，變得有察覺力即是完全活在當下，並清楚知道，沒有任何狀況或任何人，到了明天還能和今天一模一樣。當改變真的發生時，我們會努力將這改變詮釋為生命自然的一部分，同時，就像《道德經》所說，我們應「順應自然」，而非抗拒改變。試著讓一切維持原狀，不但徒勞無功，也是緣木求魚。我們的任務，是將最好的能量貢獻給所有的情況，同時明白：我們能影響、但不能控制自己明天將經歷的事件。

在我演講完「抽離」這一部分之後，常有聽眾反應，「抽離」聽起來太冷酷、太事不關己。但這並非正確的認識。有次工作坊時，我請每位參加的人舉出一個他們覺得特別具有威脅性的情況。有位男士說，如果他走進辦公室，發現上司已將他權力外放，他會覺得難以接受。我請他想像，他從自己對公事的依附中解脫，並想像他能夠做出任何他所想要的選擇。我請他觀想，公事只不過是他生命中的一小滴能量，而非如汪洋大海般的能量，也請他想像充沛的創造力在他身上流竄。接著我又請他想像，有一天他走進辦公室，發現自己被開除了。我對他說，現在，你會有何反應？他笑說，若照此時他對自己的形象判斷，開除對他一點也不重要。他說，他會好好的，因為他能夠為自己找到下一個工作。

這就是抽離的意思，也就是明白沒有人、也沒有團體能決定你這一生所走的路。因此，若有變化進入你的生活，那是因為有一股更強大的動力正推著你走。或許這看起來像是有一群人計謀著要讓你離開你的工作，但這只是幻象。如果你選擇相信這個幻象，這個幻象就俘虜了你，甚至可能牽絆你一輩子。但是，如果這並非發生在你必須向前邁進的正確時刻，這場「陰謀」也無法成功。這是這種生活轉變的更高層真理，而伴隨著抽離而來的象徵性洞見，能讓你看清這則真理。

顯而易見，我們沒有人會在某天早上醒來，便宣布說：「我想我今天會變得意識清醒。」我們渴望延展自己的思想界限，穿透遭遇到的難解奧祕。我們每個人都會經歷到、也會一直經驗到各種人際關係與事件，使我們重新檢視自己對現實的理解是否正確無誤。我們的思想本身，就會驅策我們去懷疑事情為何是這樣，即使這件事只不過造成了自己的困惑。

丹尼請求我協助，因為他被診斷罹患了攝護腺癌。他對我唯一的要求是：「只要幫我了解，我在做什麼不該做，以及想什麼不該想的事。」

當我評估丹尼的能量，發現他對每個人都很好，但就是對自己不好。

我問他現在想做什麼，他回答說：「我想辭去推銷員的工作，搬到鄉下，自己種菜，當個木匠。」接下來我們討論這種轉變的後果：他對公司有責任義務，他也是許多團體的活躍分子，最重要的是，他的家人很滿意目前的生活方式。以上這些關係都會結束。然後丹尼說：「我一直都想要用別種方式思考。我不要讓銷售數字在我的腦子裡。我想要思考其他的事，如大自然。當然，大自然不會幫我付帳，所以我從未真正這麼做。但現在我可以感覺到上天在召喚，要我去過不同的生活。我有這種感覺已經很久了，但直到現在，我才覺得我需要聽從這種感覺。」

我回答說，他已經充滿了指引。他應該要聽從這項指令，更何況，聽從自己的感覺，能讓一個全新的世界在他眼前開展。在這個世界裡，他的身體會越來越健康。兩個月後，丹尼打電話告訴我，他的家人支持他搬到鄉下的決定，而且明年夏天就會搬到美國西南部。他還說，他從未有過這麼好的感覺，而且他知道，惡性腫瘤永遠都不會在他體內成長。

丹尼願意、也能夠卸除推銷員的生活，擁抱另一個全新的人生。藉由解放自我認知，並放開職業，他也解放了「自己的力量在這個物質世界裡是有限的」這種想法。聽從內在的聲音，使他能夠開放自己去評估他的內在現實：生命是什麼？我注定要做什麼？什麼很重要，是我該學習的？丹尼能夠說：「外在世界對我並沒有這麼大的力量。我選擇傾聽我內在的世界。」

這就是我們意識變清晰的方法：有件神祕事件出現，我們採取行動，另一件神祕事件又繼之而起。等我們選擇停止這個過程，我們將進入一種漂浮的境界。我們浮游其中，與生命的壓迫漸行漸遠。不過，從個人主觀到超然客觀的演進，卻可能很自然、毫不費力。

有位名叫凱倫的女性參加我舉辦的工作坊，她在一年內被開除三次，因此她不得不懷疑問題的根源是自己。一旦問了這個問題，她就想找到答案。等花時間了解自己之後，她便明白造成問題的，就是她自己。她對之前的三個工作一點興趣也沒有；她真正想要的，是轉行。這是一種啟示。

如今，凱倫參與了許多不同的活動，在每次新的經驗裡，她也持續發現自己新的好惡、新的野心、新的恐懼。對她而言，這是有意識的生活的自然演進。每當她回想起「燈亮」之前她的生活方式，她便懷疑自己怎麼能就這樣一天過一天，從未思考過讓她生命有意義的事物。「無意識的生活就是那樣，毫無知覺。你甚至不知道自己對任何事毫無所知。你只考慮到生活的基本面，如食衣住行。你從未想過自己來到這個世上的目的是什麼。然後，一旦你問了這個問題，你就停不下來，你將一問再問。這個問題總是會導向另一則真理。」

意識與治療

過去這四十年來，有關思想在健康上所扮演的角色，已有了大量資訊。我們的態度，在創造或毀壞身體健康上，扮演了重要的角色。舉例來說，沮喪不只影響痊癒能力，也會直接損壞免疫系統。惱怒、痛苦、憤怒和憎恨，將阻礙治療過程，或使治療完全中斷。想要痊癒的意志，有著強大的力量，若缺少這股內在力量，疾病通常能在體內暢行無阻。由於這些新的領悟，如今，意識的力量正獲得健康與疾病醫療團體的正式重視。

若知道有多少人相信自己生病的經歷是一種驅力，讓自己將注意力由外轉內，更深入看待自己的態度和生活方式，我們將會驚訝不已。無可避免的，這些人描述的康復過程基本上大同小異——一種從個人主觀轉向客觀思考的歷程。

一開始得知自己生病時，這些人心中充滿恐懼。但是，一旦他們努力面對自己，他們多半會說，其實自己早已察覺到有事不對勁，但卻因為恐懼而漠視這種感覺。這是很重要的一件事，因為這表示直覺指引在警告我們，體內有力量正在流失。

但是，這些人說，等到恐懼逐漸平息之後，他們便轉而內求，回顧自己思想與情感事件的內容。這就是人開始讓思想、情感相互符合的過程，或是開始察覺到自己所思所感之間的差距。治療需要思想與情感一致，而且通常是思想需要為感覺而調整。我們平常在做選擇時，太常忽略自身的感受。

因此，每個人一遍又一遍訴說著採取行動、重組生活的故事，並將自己的感覺描述成一種有創造力的聲音。席薇雅的故事敘述著進入思想意識與感覺意識中的旅程。

席薇雅診斷出得了乳癌，而且兩側乳房均已切除，但癌細胞仍擴散到淋巴結。罹患癌症的人，會不停想到自己得癌症這件事，本來就很正常，但席薇雅卻脫離自己得癌症的情緒，反而將思緒專注在污染自己能量的生活壓力上。

她回顧自己感受到的恐懼，也檢視這些恐懼對她心理的控制力。她發現自己害怕孤獨。癌症在她離婚不久後出現。對她而言，將思緒集中在孤獨度日及離婚的痛苦上，本是件很自然的事，但席薇雅反而承諾要在每天生活中找到有價值的事。她下定決心，不沉溺於昨日，反倒要去感激發生在她身上所有好的事情，並釋放自己痛苦的經驗，包括離婚這件事。席薇雅常為自己的狀況感到難過，但她並不浸淫在難過的情緒裡，反而在放聲痛哭之後，繼續向前邁進。

席薇雅後來投入支持其他癌症病患復原的活動，這賦予她新的生命意義與目的。從象徵角度來看，她已經被「按立」，也就是說，那些得到席薇雅幫助的人，對她的褒揚與感激，將使她帶給他人的力量反射到自己身上。她從未經歷這種程度的自我價值感。六個月內，席薇雅體內的癌細胞便完全消失。

變得有察覺力的其中一個層面，就是活在當下，欣賞每一天。席薇雅能夠脫離自己的過去，創造有意義、有目的的新生活。這就是對自己的生活危機抱持超然態度的定義。雖然罹患癌症，但席薇雅仍努力實現下列真理：有力量的心靈能夠治癒染病的身體；超然客觀的思想能影響個人經驗。我不斷目睹療癒與自覺有關——並不是指意識到自己生病，而是指人察覺到自己從未擁抱過的生命力量。

意識與死亡

這是否意味著，未痊癒的人，就是未能擴展自己意識的人？絕非如此。但是，這些人畢竟失敗了，這件事已成為整體論思想中備受爭議的一點。我們思想中的某個機制，堅持要把所有情況解釋成非黑即白、非贏即輸、非好即壞。如果有人不能治好自己的病，其他人可能會下不正確的結論，說這個人只不過是不夠盡力罷了。

死亡並不表示無法痊癒。死亡是生命中無可避免的一部分。事實是，許多人的確治好了自己的情感和心理折磨，因此死的時候是「痊癒的」。

傑克森的故事說明了何謂有意識的死。傑克森聯絡我，請我察看他的身體，因為他長了顆惡性腦瘤，而且劇烈疼痛不斷。他說，無論他是否能活下去，他都要努力做自己能做的每件事，好讓自己成為完整的人。我們討論了能在他生活中找到的每一件未竟事務，從需要終結的關係，到需要面對的恐懼。他甚至還想動筆寫他早該寄出的感謝信。傑克森致力完成每件事，但他強調，他並不是想完成自己這一生；他要用自己的意識，完成他的未竟事務。他不停自問：「我這輩子是要來學習什麼？」每一次有福至心靈的想法或答案出現，他便依據這個想法或答案做事。例如，他注意到他從未對前妻解釋他為何要離婚。他只是有一天告訴她，他已經受夠了這個婚姻，想要解除婚姻誓約。這是他對前妻說的話。他知道這讓前妻不知所措、一頭霧水。雖然她曾要求他解釋，但他就是故意不說清楚。

傑克森明白，這種行為是他的一種模式，而他前妻只不過是他用這種方式傷害過的其中一人；她是受害最深的人。傑克森坦承，當他離開別人或離開某些情況，當他看到自己在別人身上製造的錯愕，就能獲得一種權力感，而他很喜歡這種感覺。製造混亂的能力，讓他覺得自己很重要。

現在，他選擇製造清明。他與每位他認為曾被他的行為傷害的人聯絡，並寫信給他們，向他們解釋他的行為，並致上歉意。傑克森再三檢視自己陰暗的一面，並採取每個他能採取的步驟，讓自己的陰暗面重見光明。但是，他仍難逃一死；不過，他對我說，一切都還好，因為他相信他已完成了這一生的課題。

變成有意識的人，這件事的目的，並非以巧智瞞騙死亡，更不是要對疾病免疫。意識覺醒的目的，是能夠毫無恐懼地處理生活中——以及身體內——所有的變化，並以吸收這個變化的真理訊息為唯一目的。將擴展意識（如透過冥想）視為對抗身體疾病的保障，是對擴展意識的錯誤詮釋。精通個人的身體狀況，並不是意識清醒的目的；掌握心靈狀況，才是真正目的。物質世界，以及人身肉體，這一路上只是擔任人師的角色。

有了這樣的認知，不再對死亡及死亡歷程心懷恐懼，這是人類心靈透過自覺的旅程所能獲致的一種寧靜狀態。有些人設法成功擴展了自己的意識，讓意識橫跨今世來生之間的橋樑。每次聽到這些人訴說他們對生命的延續感到舒適自在時，我們本身的某些恐懼便立刻瓦解。我自己就有過這樣的機會，那是在我遇到史考特和海倫．聶爾寧（Scott and Helen Nearing）時。我將這兩人的故事寫在這本書裡，因為他們幫助我了解人類意識的本質，也讓我明白，我們有力量療癒那些妨礙自己活在真理中的想法。

史考特與海倫．聶爾寧

史考特和海倫．聶爾寧推廣環保運動不遺餘力，並提倡自給自足的生活方式，因而遠近馳名。年少時代，他們被認為離經叛道，因為他們「回歸田野」的生活方式，在一九三〇年代幾乎是前所未聞，那是他們開始攜手同心的時候。他們徒手建造了自己的家園，以親手種植的蔬果裹腹。在七十幾年的歲月裡，他們與田野和諧共存，而海倫也一直過著這樣的生活，直到一九九五年去世方休。他們寫了許多如何讓人尊重環境、如何自給自足過活的哲學文章，也發表不少演講，還曾出版《農莊生活手記：新時代思潮的先鋒探險》（Living the Good Life）這本書。

在這本書中，他們描述「持續讚賞大自然的豐足」這種生活方式的好處。他們的理想，以及他們對上天因果關係宏偉循環的覺察，時至今日仍鼓舞了無數人。史考特於一九八〇年代初期過世，享年百歲。在一次我所舉辦的工作坊裡，我有幸認識前來參加的海倫，而她也和我分享了她先生選擇死亡這件事。她先生是在覺得自己再也無法以一種能支持他心靈成長的方式生活時，有意識地做出這樣的抉擇。

「有一天，史考特走進屋裡，手裡拿著壁爐要用的柴火。他將柴火放下，告訴我死亡的時刻已經來到。他說，因為他再也不能夠執行自己的任務，無法實現自己的責任，因此他知道自己該離開人世了。他說，在內心深處，他『感覺得到』這是他離開人世的時候了。他告訴我，他要用絕食來迎接死亡。連續三週，他躺在床上，滴水不沾，而我則陪伴在他身旁。我並未拿任何食物給他，也沒有試圖改變他的心意，因為我明白史考特做出這樣決定的深意。」

因無能過著自給自足的生活而決定死亡之後，不到三星期，史考特便離開人世。過著自給自足的生活，是史考特長達一世紀生命的主旨。海倫接著又說：「一旦我發現到自己幾乎已無法再照顧自己，我便會做同樣的事。死亡沒什麼好恐懼的。你只要接受自己離開的時間，以絕食表現你的合作態度。你所做的，就是離開肉體。這沒什麼大不了。」

史考特和海倫所獲致的覺醒和個人選擇層次，可能會引起爭議。但同樣的，他們的生活本來就充滿爭議。他們選擇離開人世的方式，挑戰族群抱持的干涉死亡歷程的信念，也挑戰我們的死亡時間只存在於上帝手中的宗教信仰。這也許是真的，但如果能夠領悟到自己的時候已到，我們不就能自由自在地與這種認知合作嗎？也許史考特已經得到恩典，被上天「從內心」告知他「時候已到」，這是他奮力過著幾乎全然客觀的生活、遵守唯一真理理想的果實。

他並非死於疾病，而是與自己的直覺合作，在完全清醒的狀態下離開自己的生命，直到最後一刻。這不就是意識變清明所想表達的嗎？有意識的生活，能獲得許多恩典，而有意識地死亡，無疑是其中一項。

一九九五年九月，我在寫這本書的時候，海倫撒手人寰。她在開車時心臟病發。她曾告訴我，當她完成下一本書時，她就會離開這世界。她說到做到。

我們的族群觀念對死亡的恐懼如此強大，因而使得死亡非常容易為迷信所支配。史考特與海倫不但提升了我們對自給自足的認識，也超越了人類身體形式、完成對生命延續的信仰。他們兩位應受世人永久緬懷。

索甲仁波切

索甲仁波切（Sogyal Rinpoche）是一位著名的宗師，也是《西藏生死書》（*The Tibetan Book of Living and Dying*）作者。他為自己贏得「大笑仁波切」這個享譽國際的封號，因為他這個人渾身散發著幽默的氣息。

一九八四年，我在仁波切位於巴黎的住所與他碰面。之前我從未和任何仁波切相處過，但我確實讀過許多有關西藏上師的資料，也非常渴望了解我所讀到的是否正確。例如，我曾讀過許多西藏上師能超脫一般的時空法則，有些上師能在空中漂浮，而且能以每小時四十英里的速度奔跑。我還讀到，無論何時，只要有人直接問西藏上師有關他的「力量」，他總會「閃避」這些人對自己的興趣，而寧願談另一位道行高深的上師。

在前往仁波切住家途中，我猜想我們晚餐會吃些什麼。因為我對西藏的社會風俗一點概念也沒有，因此我想到了各種荒謬的事，例如，晚餐前需不需要打坐好幾個小時？結果是，仁波切點了外帶的中國菜當晚餐，於是我們兩人坐在他辦公室的地板上，吃著直接從紙盒裡拿出來的食物。

一等到我們之間的社交氣氛適合嚴肅的討論時，我馬上開口問仁波切：「你真的能在空中漂浮嗎？」他大笑（在此補充說明，他的笑幾近歇斯底里），然後說：「喔，沒有，我不會。但我的師父，他會。」接著我又問：「因為常練習打坐的關係，你能夠以飛快的速度奔跑，這是真的嗎？」他再次用大笑回應我的問題，也再一次回答：「喔，沒有，我不會，但我的師父，他會。」他的反應正好與我讀過的資料吻合：被訪問的西藏大師都會把別人對他力量的興趣，轉移到另一個人身上。然後，我突然想到：也許仁波切正在讀我的想法，而且準確地知道我讀過什麼，也知道我的問題是從哪兒冒出來的。最後我問他：「我沒有任何問題了。你有沒有什麼事想告訴我？」

「我想告訴你我師父是怎麼過世的，」他說：「他把他的占星師都聚集在一起，請他們替他畫張圖表，記下他從這個世界的能量中撤回靈魂的最佳時機。他的靈魂極端有力，因此他想要在不造成任何一種能量變化的情況下離開。你也許不知道這種事，但只要有任何靈體離開這個世界，整個能量場都會受到影響。一個非常強有力的靈魂離開，對這個世界的影響會更強烈。

「然後，占星師們決定了最適合他身體死亡的時辰。於是師父告訴他的學生，他會在某一天的某個時辰離開。而這正是他所做的。到了那一天，他和學生們一起打坐，並祝福他們，然後閉上雙眼，將靈魂從肉體中釋放出來。」

我問仁波切，他的師父選擇死亡是不是因為生病了。這個問題再次讓他笑得樂不可抑。他說：「病了？生病跟這個有什麼關係？就像每個人都是在自己能量最適合進入這個世界的時刻誕生，每個人離開人世也有最恰當的時辰。我師父沒生病，他是完整的。我們本來就不是要在痛苦、疾病中死去。有意識的思想能將靈魂從肉身中釋放，而不必忍受身體衰敗的痛苦。每個人都能做出這樣的抉擇。」

仁波切將心靈做主的境界，描述為獲致「天人合一」境地的意識，如此個人抉擇即等同於上天的選擇。照仁波切的話說，他的師父活在一種意識境界中，在這樣的境界裡，選擇的兩難，也就是相信某個選擇會比別的選擇好的困擾，已不復存在。誠如仁波切所描述，在他師父獲致的那種完美狀態裡，每個選擇都是最好的選擇。仁波切說，他的師父是對於生死開悟之心的典範。

發展超然心智與象徵性洞見

史考特和海倫·聶爾寧，以及索甲仁波切的故事，已經約略點出了超然心智的力量。不過，在紙上描述意識，仍有其侷限，因為人類的心靈有著筆墨難以形容的特質。正如《禪宗公案》南嶽懷讓禪師所說：「說似一物即不中。」

我仍清楚記得那位將佛教和印度教思想介紹給我的教授。有次週末，她帶著我們五位學生到一處遙遠的清幽地，並頒布以下規則：不准說話，不准看時鐘或手錶，而且要我們把這次週末當作期末考試。夜裡她會叫醒一位學生，並請這位學生擺出瑜伽姿勢，然後問他以下問題：基督教徒對上帝的本質有何說法？佛教徒對真相的本質有何看法？永恆生命的真理何在？此生的目的為何？

這些問題深刻而銳利。這位教授要評量的，不是我們的反應，而是我們是否執著於任何特定的思想派別。如果她察覺到我們較信服某項真理，就表示我們沒有學到她那一門課的課題，也就是：在真理本身的層次上，所有真理都是一樣的。真理受不同文化影響，這是虛幻不實的觀念。對這位教授而言，意識變清明的精髓是：追求與其社會或文化形式分離的真理。回顧她在我身上造成的影響，我認為是她為我鋪設了象徵性洞見能力的基石。

我們如何與自己的思想共同努力，以改善自己的思想感知能力，變得善於看透虛幻？正如所有有價值的目標，要有任何顯著的進步，就必須有某程度的訓練。接下來的故事，說明了讓意識變清明的錯誤方式。

奧利佛是位相當成功的生意人，但是他已抵達生命的某個時點，在這時候，他想做些更有意義的事。於是他嘗試參與各種他覺得有意義的社會活動的計畫。然而，他還是覺得不對勁。他祈求上蒼引導他，指引他該如何處理自己的人生。最後，他安排自己拜訪一位國際知名的心靈大師。那次拜訪只持續了十分鐘，在這段期間，那位心靈大師告訴奧利佛，他的任務是要「耐心等，準備好」。於是，奧利佛「等了又等」：他到巴黎等，到羅馬等，也到東方等。他到五星級旅館等，也到地中海沿岸等，口中啜飲著香濃的卡布奇諾。最後，他決定那要他「等」的指令是無用的。於是他重返過去的生活，不時參訪計劃案，也不時簽下支持這些活動的支票。但是，他仍感到內心空虛。依我之見，那位心靈大師給他的指令，是無法透過買賣行為來完成的。如果他能以一種心靈的方式「等」，「走進」並接受他被要求跨出的任何卑微的腳步，他便能開始得到他所想要的答案。

從許多方面來說，「等待」和成為不同品質的人，這兩項心靈挑戰，比出資與建醫院，對這世界的貢獻更大。這也許很難理解。我們不習慣賦予肉眼所無法看見的事物價值，也無法看到健康的心靈散發出的力量。因此，那些以「等待與蛻變」為任務的人，可能看來一無是處。

但是，「等待與蛻變」，卻是「被召喚接受按立禮」的象徵意義，也就是說，允許上天喚醒心靈的某部分，那部分的心靈包含著你能對他人、對自己有所貢獻的精髓。那位以「和平朝聖者」（Peace Pilgrim）名號聞名的女性，即象徵著允許上天開啟另一道門的心靈過程。

和平朝聖者，是這位女性人生最後二十五年唯一使用的名號。她過著簡陋但心靈充實的一生。在這一生當中，她祈求上蒼為她開啟一條服務的路徑。五十二歲時，她聽見自己內心的指引，這個指引要她代表和平，不停徒步遊走全美國。這是她「按立禮」的指令。於是，在身無分文的情況下，她開始徒步行走，一直走到「有人給她地方歇腳」，而且一路上「只吃他人布施的食物」。她的生命，成為完全信賴上天會提供自己需求的力量宣言。

在為時二十五年的長途跋涉後，和平朝聖者接觸了成千上萬的人，這些人們對於她與「神聖介入」之間的融洽關係深感敬畏。她告訴過我兩個令我深受感動的故事。

有一次，她沿著一條鄉間小徑行走，突然間，氣溫驟降。這個突如其來的轉變，讓她手足無措，也讓她嘗到寒風刺骨的滋味。環顧四下，無一處棲身之所。然後，她聽到一個聲音對她說：「到下一座橋下去。」於是她依照這個指令做。到了橋下，她發現一個大箱子，大到足以容納她整個人。箱子裡有一個枕頭和一條毯子。在說這個故事的時候，她假設我明白這些東西是神放置在那裡的。

和平朝聖者說，她在這一生經歷過好幾次關於衝突的學習循環。首先，她必須經歷外在衝突，接著是內在衝突。等她終於將自己的生命交付上帝，才獲得恩典，讓她可以無衝突的學習。和平朝聖者成為無窮盡智慧的泉源，而無窮無盡的智慧，就是侯克瑪神聖光輝的根本要素。和平朝聖者也是上天理解與思考之源，而上天的理解與思考，也就是庇納神聖光輝的根本要素。她成了天賦神命心靈的縮影，象徵性洞見源源不絕，並與上天和諧共處，全然信賴上蒼。與真理的本質一致，她給其他人的指示向來就是這麼簡單：「我不吃垃圾食物，也不做垃圾思考。」這句話也可轉譯為：尊重身、尊重心、尊重靈。

發展超然心智，是一種終生的課業。一方面是因為發展超然心智是很艱鉅的挑戰，另一方面則是因為這項任務將我們帶入自己深層的虛幻與恐懼當中。我們必須由內而外重新建構自己，這個過程常導致我們生活變化無常。我尚未碰到過有人從未經歷「等待」時光、卻又能讓意識覺醒的。在這段「等待」時間內，個人內在會被重新建構。誠如所有與心靈有關的事務，一旦踏上這條路，就再也不能回頭。

下列指示為發展超然心智、達到象徵性洞見，也就是看穿幻影、擷取情境背後力量的能力，提供了入門階梯。我在草擬這些指示時，一直將侯克瑪與庇納這兩個與第六脈輪相互共鳴的神聖光輝謹記在心。按照這些步驟做，或許能幫助你獲得象徵性洞見，也能提升你到達上天思考面向的能力。

- 培養反省習慣，並努力弄清楚自己相信的有哪些，以及爲何相信。
- 保持開放的心胸，並學習察覺自己何時會「關閉」思想。
- 明白當自己生起防禦心時，就是在企圖阻止新的視見進入思想領域。
- 將所有情境、每段關係都詮釋爲具有象徵上的重要性，即使你無法立即了解有何重要性。
- 放開胸懷，接受夢中的指引與洞見。
- 努力讓自己釋放任何鼓吹自憐、憤怒的思想；別因自己身上發生的事而責怪他人。

- 練習抽離的態度。你所做的決定，要根據你在當時所能做出最明智的評估，而不是要努力造成某種特定結果。
- 克制自己，別做任何評判，不只是對人、對事的評判，也包括那些與工作多寡或工作有多重要的評判。相反的，要隨時提醒自己，更高深的眞理是：你不可能看穿所有情境的每個事實或細節，也無法預見你的言行所造成的長期結果。
- 學會在被恐懼的模式影響時能有所知覺，並馬上觀察這種恐懼模式對你的思想情緒造成何種影響，藉以脫離這種恐懼模式。接著做出減弱這些恐懼影響的抉擇。
- 有些人的價值觀是：生活成功，表示達成某些特定的目標。你要擺脫這種價值觀，而且要認爲成功的生活，是一種達到自我控制、擁有能力克服生命帶給你的挑戰的過程。將成功想像成一種能量的力量，而不是一種物質的力量。
- 依照自己內心的指引行事，放棄你想證明「這個內在指引是眞的」的這種需求。你愈想要求證據，就越不可能得到任何證據。
- 將所有注意力集中在當下：不要活在過去，也不要擔憂未來。學著多信賴看不到的事物，少相信肉眼看見的景象。

意識變清明

讓意識變清明，絕不是件容易的事。在我得知抉擇，以及伴隨負責而來的選擇力量的更深層意義之前，日子其實比較好過。把責任拋給一個外在來源，至少在當時看來是容易許多。但一旦知道更多之後，你就無法長期戲弄自己，卻又能全身而退。

我非常同情那些努力釋放自己負面心態和痛苦回憶的人。「只要告訴我該怎麼做，我一定照做。」這些人這樣對我說。我們永遠都在尋求容易的冥想、容易的運動，並期望這些容易的事，能帶領我們走出迷霧，但意識並不是這麼運作的。諷刺的是，的確有個簡單的方法能讓人脫離困境。方法雖簡單，但卻不易做到。這方法就是：只要放下；放下你執著的生活，而擁抱那努力試著進入你意識層面的生活。

許多掙扎著要發現自己路途的人，都處在那個令人疑惑、但卻是必經的等待境地當中。他們每個人心中，都有一部分急切地想讓神旨引導生活，但是，他們卻仍受恐懼折磨。

他們害怕自己如果真的臣服在神旨之下，將失去所有物質層面的舒適安樂。於是他們一直停留在等待位置，直到自己夠強壯，能夠釋放這樣的恐懼，擁抱「一切都將安好」這則深層的真理。這裡所謂的「安好」，也許並不符合我們的定義，但卻一定符合神的定義。

托比與我聯絡，希望我幫他看一看，因為他正為重度憂鬱、關節炎以及性無能所苦。在評估他的能量時，我接收到的影像是：幾乎就在他五十歲生日過後，他的身體狀況立刻急轉直下。事實上，他相信一過五十歲，生命中最美好的歲月便已結束。我告訴他我接收到的影像，他的反應是：「嗯，你只要環顧四周。你有看到任何我這種年紀男人的商機嗎？我活在持續不斷的恐懼當中，因為會有比我年輕的人接手我的工作，那麼，我今後要做什麼呢？」

我建議托比開始運動，並將焦點放在重建身體健康上。他需要做件事，讓自己體驗力量重回體內的感覺，並將此力量延伸到生活中。讓我大吃一驚的是，托比馬上接受我的提議。他之前一直拖延上健身房的計畫，他說，但他同意做這件事。

然後我告訴托比，他可以閱讀佛教書籍中有關虛幻的說法，並要他開始將年齡、時間視為幻影。這項建議讓托比一時腦筋轉不過來。「時間怎麼可能是個幻象呢？」

「你可以決定不讓自己隨著線性時間老去。你可以決定拋開日曆，將最好的一面呈現給每一天。」我回答說。

托比開始大笑，說：「我倒很想看看這有沒有用。」

我說：「那就試試看。任何時候你都可以回頭去過老年人的生活。你一直都有這個選擇權。但請先試試這個辦法。」然後，因為托比說上一句話時帶著愉快的口氣，因此我問他：「你有沒有發現到，在過去這幾分鐘內，你並沒有沮喪的感覺？」

托比停頓了一秒鐘，然後說：「沒錯，我剛才一點也不覺得沮喪。」

「那你現在覺得關節在痛嗎？」我問。

「我必須說沒有，至少現在沒有。但是，剛才又痛了一下，但馬上又不痛了。」

「但是現在，正當你思索自己是否有可能再覺得自由健康的同時，你不但不沮喪，而且關節也不痛，對吧？」

「沒錯。」托比回答。

「那麼，就讓我們假設，你給自己正面思考的選擇越多，採取的正面行動越多，你的感覺就越好，你的力量也將恢復，包括你的性能量。」

托比說：「沒問題。但是，如果我沒辦法保持積極想法的話，該怎麼辦？這樣就會前功盡棄了，對不對？」

「沒錯。」

「所以妳是在說，我主掌自己的心情和關節炎，而沮喪則使關節疼痛加劇。因此我主掌所有的事。」

「看起來是這樣子。」我說。

「妳應該當律師才對。」托比回答。他接著又說：「妳給了我許多可思考的事，我會盡力而為。」

四個月後，我接到托比寄來的明信片。他們夫婦正在搭船旅遊。他在明信片上寫道：

「我們玩得很愉快；白天愉快，晚上也愉快。」

一次談話，就能如此徹底扭轉一個人的生活，這種事並不常發生，但托比願意正視自己的態度，願意承認是自己選擇要沉溺在負面思緒裡。每當有人做好準備要全心擁抱智慧的能量，我便忍不住想像，存在於我們能量場中的心靈力量，如侯克瑪神聖光輝，只不過是在等待時機滲入我們的意識。

凱麗，三十四歲，在電話中自我介紹說：「我有地方不對勁。」

「好，妳哪裡不對勁？」我問她。

「我沒辦法再做我的工作了。我無法再思考了，我沒辦法再做任何事了。」她說。

在掃瞄她的能量時，我立刻注意到，從象徵性的角度來看，她的思緒並不存在「她體內」。她滿腦子想著與她現在生活毫無干係的影像，這些影像與在美國某個遙遠地區的獨身心靈生活有關。

「妳平常都讀些什麼？」我問她。

凱麗說了一大堆書名，每一本都與靈性有關。接著她說：「我一直認為我屬於新墨西哥。一年前，我到那裡隱居，感覺很棒，我覺得我應該移居新墨西哥。在我那裡並沒有認識的人，但我卻無法拋去這個念頭。」她說。

當我們討論凱麗感覺的強度時，我用按立禮的象徵意義向她解釋，有時人會被召喚到某些地方，而聽從那種感覺，也許是個明智的抉擇。

凱麗開始哭泣，說她害怕離開，也害怕留在原地。「我覺得我這裡的生活好像結束了，我就是需要逃離，但卻又前途未卜。」

我問她當初隱居的動機是什麼。

凱麗告訴我，有位女性的故事給了她很大的啟發，她對上帝說：「只要向我展示真理。除了真理之外，我生活中什麼都不要。」。很明顯，當這位女性一說出這樣的禱詞，便開始過著非凡的人生。凱麗說：「我不是傳教士，但我想過真正的生活。我覺得我在這裡，在底特律當律師，一事無成。我尊敬與我共事的人，也很感謝這個工作能讓我有機會幫助別人，但是我總覺得空虛，而我再也無法忍受這種感覺了。」

我說：「我並會不告訴人們要住在哪裡，但我真的相信，妳需要聽從妳聽到的聲音。」

凱麗最後真的搬到新墨西哥。她放棄了執業律師的工作，而且，讓她自己大感意外的是，她一在新家定居下來，就發現助產士的工作很吸引她，這種職業是她在底特律當律師時想都沒想過的。

凱麗寫給我好幾封信，讓我知道她的近況。她在每封信上都會提到有一種生命進入她體內的感受。她在一封信上寫道：「我感覺到，每當我靠近孕婦，就有一股能量流進我體內。我開始了解那種叫做能量的東西。住在底特律的時候，我認為能量這種東西是想像出來的，因而將它排拒在外。但是，我現在認為，在這個宇宙中，真的有某種有意識的力量不斷支持著生命，而這股力量也流過我們。」

就我看來，凱麗已經發現了上天為她鋪設的道路。我永遠對那些生命中充滿上天指引的人感到敬畏。

通往意識清明的旅程，理論上很有吸引力，但一旦付諸實行，吸引力便會降低。透過書本和晤談，在理論上追求意識，能讓我們想像自己到達天國，而不必在實際生活中做出任何改變。即使只是想到天國存在這件事，也能暫時讓人覺得心曠神怡。就某程度而言，熱中參加工作坊的人所做的，正是這種事：晤談之後，神清氣爽，但一旦重回家庭、重返生活，卻和離開時一模一樣，毫無進展。

英國作家葛拉翰．葛林（Graham Greene）曾經等了兩年半的時間，只為了和居住在義大利一所修道院的天主教神祕主義者畢奧神父（Padre Pío）進行十五分鐘的約談。畢奧神父贏得「活聖人」這個特殊的封號，原因有許多，其中一項是，他身上帶有「聖傷」，也就是「基督的傷痕」，這個傷痕是畢奧神父還只是個年輕牧師時，烙印在他身上的。在預定要和這位神祕主義者見面的那一天，葛林先參加了一場畢奧神父主持的彌撒。兩人預計在彌撒結束後碰面。但是，做完彌撒後，葛林卻離開教堂，前往機場，直接飛回倫敦。當他被問到為何爽約時，葛林回答：「我還沒準備好接受那個人可能改變我人生的方式。」

但是到最後，當大腦負載了過多的資訊，使我們再也無法同時橫跨兩種認知層次，接受改變的那一天，終將來臨。無論我們如何嘗試，也無法永遠在真理和幻象間來回出入。到了某個時點，改變的過程本身會推動我們向前。

幾年前，我遇到一位名叫丹恩的男性，他當時正在修讀意識和商業實務的課程。他說，當時的課程主要是將整體健康的原則，例如採取積極的態度及結合理智與感情的力量，應用在商業上，這樣的內容讓他深受啟發。丹恩說，那次課程結束後幾星期，他公開與同事分享他獲得的知識。他相信他的熱情將感染其他人，也相信每個人都會深受啟發，因而將更深層的個人意識帶入工作。

等到公司開始一項新計畫，丹恩這種新的樂觀主義便受到職務上的考驗。他告訴其他同事，要「觀想」計畫成功與獲利良多的景象。新計畫開始第一天，他甚至還集合同事，一起練習冥想。之後，丹恩的老闆私下告訴他，如果丹恩讓自己新發現的「魔法」遠離公司，他會萬分感激。等計畫終告失敗，丹恩和他的新觀念便受到其他人無情攻擊，讓他不得不引咎辭職。接下來幾個月，他陷入困惑與絕望的漩渦。之後有一天，以前公司的同事約他見面。談話中，那位同事告訴他，當他因自己的新想法而興高采烈時，有好幾位同事卻很擔心他是否加入某種宗教狂熱團體。

也就在那次談話時，丹恩明瞭自己犯了判斷上的錯誤。正因為他已準備好要依照一套全新的內在規則而活，他便假定所有人都像他一樣，也已經都準備好了。但其實不然。他想立刻用自己的環境印證他在那次課程學習到的觀念。他想這麼做的主要原因，是因為他明白，他新獲取的內在規則，與公司的外在規則差距甚大，在這樣的條件下，他將很難繼續在公司服務下去。最後，丹恩終於接受：離開現有環境，以便找到更合適自己的工作環境，這份動機，就是他得到的最好禮物。沒過多久，他便開始追求新的生活。

意識覺醒，指的是改變我們依循的規則，也改變我們保有的信念。我們的記憶和態度，其實就是決定我們生活品質的規則，也是決定我們和他人聯繫強度的規則。改變意識，常需要有段孤單寂寞時期。這段期間可讓我們習慣新的真理層次。之後，我們常能交到新朋友。沒有人會長久孤獨。

我們擴展進入意識領域時，常使用到侯克瑪和庇納神聖光輝的能量，以及自己原有的那份發現命定路途的渴望。命定的路途，是一種服務的道路，能讓我們貢獻自己身、心、靈的最高潛力。

自省問題

1. 你有哪些導致你用負面角度詮釋他人行爲的信念？

2. 在你和他人的關係中，持續浮現的負面行爲模式有哪些？

3. 你有哪些削弱自己力量的態度？

4. 有哪些信念，你明知道不是眞的，卻又持續接受？

5. 你很愛評判嗎？如果是，哪些情況或人際關係容易引發你這種傾向？

6. 出現負面行爲時，你會幫自己找理由嗎？

7. 你是否曾有過以下經驗：你聽到一種眞理，這種眞理比你習慣的更深奧，使你心生畏懼？

8. 你想改變自己哪些信念和態度？你願意承諾做出這些轉變嗎？

9. 從客觀超然的角度看待自己的生活，會讓你覺得自在嗎？

10. 如果你該公開採納一種意識清醒的生活方式，你是否會害怕可能發生在你生活中的轉變？

CHAPTER 7

第七脈輪：靈性連接器

The Seventh Chakra: Our Spiritual Connector

第七脈輪能讓我們接觸到自己的靈性，使我們有能力讓靈性成為物質生活不可缺的一部分，同時由這份靈性引導著我們。雖然我們的能量系統，整體上是為我們的心靈所驅動，但第七脈輪，在尋求與上天建立親密關係的這件事上，卻有著直接的關連。第七脈輪，是祈禱的脈輪，也是我們的「恩典帳戶」。我們藉由仁善的想法與行動、透過信仰與祈禱行為所累積的能量，都儲存在這個帳戶之中。第七脈輪能讓我們用冥想與祈禱，獲得強烈的內在自覺。第七脈輪代表著我們與超凡生活層次的聯繫。

所在位置：頭頂。

與此能量有關的身體部位：第七脈輪是人類生命力的入口，而生命力川流不絕地，從更廣大的宇宙、從神或「道」，湧入人類能量系統。這股力量滋養著身、心、靈，遍布全身，也分布在位置較低的六個脈輪，將全身與第七脈輪相連。第七脈輪的能量，影響人體主要系統的能量，包括神經系統、肌肉系統和皮膚。

與此能量有關的情感／思想體：第七脈輪的能量，能引發奉獻、啟發和預知的思想、超脫的想法，以及與神祕產生連結。

與此能量有關的象徵與知覺：第七脈輪蘊含著「恩典能量」或

「生命本源」（prana）最純淨的形式。這個脈輪儲存著由禱告、冥想而產生的能量，同時防護我們象徵性洞見的能力。第七脈輪也是心靈視見的能量中心，同時也是遠超越常人意識的直覺能量中心。它是神祕的領地，與上天和諧一致的意識層面。

原始恐懼：與心靈問題有關的恐懼，例如「靈魂暗夜」；以及對心靈遺棄、失去身分認同、和失去與周遭人事物聯繫的恐懼。

原始力量：對神的存在有信心，也相信生活當中信心所代表的一切，如內在指引、治療的洞察力，以及超越常人恐懼的信任、奉獻的熱情。

與此能量有關的神聖光輝與聖禮：與第七脈輪有關的神聖光輝是科帖爾，意謂「冠冕」。東方心靈傳統稱第七脈輪為頂輪。科帖爾代表著「空無」，也就是實體顯現源起的能量。

第七脈輪被認為是永恆不滅、無始無終的一個脈輪。與第七脈輪有關的基督教聖禮，是臨終抹油禮（或稱為最後儀式），也就是為往生者施行的聖禮。在象徵層面上，臨終抹油禮代表從各式各樣仍帶著「未竟事務」的生活「角落」中，喚回個人心靈的過程，或者是代表釋放持續拉扯著個人意識的懊悔情緒，例如該說而未說的話、不該說卻已脫口而出的話，藉以尋回心靈的過程。未竟事務也包括我們原本希望用另一種方式結束的人際關係，或是希望踏上卻未踏上的路途。生命終結時，我們有意識地將這些記憶拉到一個最後時點，接受我們當時做的選擇，也釋放自己對事情應該用另一種方式處理的感覺。這就是「喚回個人心靈」，以便離開這個世界，完整返回心靈層面的意義。

耶穌被釘在十字架上的最後宣言，也許就是這個聖禮的濫觴。耶穌對聖母和使徒約翰說：「女人，看看汝子。約翰，看看汝母。」接著耶穌將注意力轉到上帝身上，並說：「原諒他們吧，他們不知道自己在做什麼，」又說：「到此結束。我將靈魂交付到祢手上。」這幾句話象徵有意識地終結自己的生命，並準備回歸永垂不朽的心靈身分。

從另一個不同的象徵角度來看，臨終抹油禮代表著人類生命該有的一種例行儀式。生命中許多時候，我們將走到某個交叉路口，此時我們需要讓某段過去的生命階段「逝去」。與物質世界的牽繫越少，就越能有意識地接近科帖爾或頂輪（我們與上天超然的聯繫）的能量。

神聖真理：第七脈輪的能量引發我們動機，讓我們想在所做的每件事中，尋求與上天親密的連結。對這種連結的心靈渴求，與企求和某宗教連結的意圖不同。首先，宗教是一種群體經驗，其主要目的，是保護這個群體，尤其是要保護群體不受疾病、貧窮、死亡、社會危機，甚至包括戰爭等實質威脅。宗教根植於第一脈輪的能量。但靈性，卻是一種直接導向釋放外在世界恐懼、追尋與上天聯繫的個體經驗。第七脈輪的神聖真理是：**活在當下**。

尋求一種個人的心靈聯繫，將徹頭徹尾撼動我們。我們有意無意、祈求能直接知道上天的禱詞，就像這樣：「我再也不想受到這群體保護，也不想讓一位中介者為我篩選我的指引。現在，我要祢直接進入我的生活，移除我的任何生活障礙，無論這個障礙是人、是地、或是職業，只要是阻礙我和祢建立親密結合的障礙，都請祢移除。」正如麥斯特・艾克哈特（Meister Eckhart）在《靈魂與神合一》（*The Soul Is One with God*）一書中所說，神祕主義者的終極目標，是身分認同：「神即是愛，在愛中的人，便是在神裡，而神也與他同在。」

尋求與上天合為一體，就是請求讓所有物質的、心理的和情感的「幻象」，從生活中移除。移除過程一旦啟動，內在主權的聲音也將被喚醒，也會立刻開始與我們生活中，所有能讓我們陷入內在騷亂，或甚至是「心靈的精神分裂症」的外在權威抗衡。

有位社工人員和我聯絡，因為他感覺到天使圍繞他左右。當時，他強烈覺得，自己其實對佔據他所有工作時間的那些貧苦無依的人，一點幫助也沒有。「有天晚上回家後，我跪下對神說：『祢到底有沒有跟這些人同在？祢能聽到他們的禱告嗎？他們需要幫助，但我卻覺得如此無助。』第二天，我和一個人坐在一起，試著幫她處理生活難題，這時，我卻看到有位天使就在她身旁，面帶微笑。我大吃一驚，但仍繼續和她交談，彷彿沒有任何不尋常的事發生，但我卻無法抑制那股開始盈滿我內心、莫名其妙的狂喜。我不停對那位女性重複：『相信我，我知道一切都會很好。』然後她說：『你知道嗎？我真的相信，由衷相信。』接著她便面帶笑容離開。我現在到處都可看到天使。我真希望我能告訴每個人，天堂圍繞在他們身邊。這次經驗之前，我陷入極度絕望的境地。我相信神，但我也感到絕望。我知道這聽起來有點矛盾，但其實不然。我只想做得更多，這是我發自內心深處的想法。」

靈性覺醒

目前已有許多書面資料，討論個人心靈旅程的本質問題。有些最早期的資料至今仍是最廣為人知的史料，其中一本書寫於十六世紀，書名為《靈魂暗夜》（*The Dark Night of the Soul*），作者是聖十字若望（Saint John of the Cross）。在這部經典著作裡，作者闡述與族群或群體心智（這是我的用語）分離的數個階段。若想意識清楚地與神建立關係，這幾個階段是必要的。每一階段都會出現絕妙的神祕超凡經驗，同時伴隨著沮喪、瘋狂，以及常人無法經歷到的特殊孤立感。

在天主教傳統中，聖若望的作品在某種程度上，使人能脫離群體的宗教經驗，追求個人的心靈成長。隱居生活已經成為超脫凡俗宗教對上帝有限了解的方法，超脫這種侷限之後，便能直接會晤上天。在接下來的幾個世紀裡，歐洲文化受到其他文明洗禮。這時人們發現，無論哪種文化都提到，密集的禱告、自我探索和自律自制能引發神祕經驗。

修道院和印度教道場，如同正式的宗教領袖，將上天的力量「容納」在門禁森嚴的磚牆內。那些曾眼見過異象、聽聞過奇音、經歷過不尋常的強烈感應溝通，以及透過禱告和觸摸獲得治癒的人，會在同一時間，齋戒至瀕臨餓死的邊緣，進行長達數週的冥想，並陷入幾乎會將常人帶到自殺邊緣的憂鬱。在旁觀看的人，即便是修道院裡的人，也會與這些神祕主義者保持距離，以免「神的聖眼」突然望向他們那個方向。大家都很清楚，沒有多少人能承受與神的「直接接觸」。

一九六〇年代，第二次梵諦岡大公會議召開，這是西方宗教世界的轉折點。由羅馬天主教神職人員所組成的那次聚會，解除了許多長達數世紀之久的傳統，而且，也為所有人開啟了全新的心靈自由，不論其宗教背景為何。光是「天主教」這個字，就帶有思想「普遍化」的涵義。羅馬天主教是最早的基督宗教，從這個角度看，「天主教」這個字的涵義，是個影響力非凡的象徵。現在由於第二次梵諦岡大公會議的關係，這個原初的力量結構，傳遞出普遍性心靈自由的訊息。

全世界的人都開始挑戰自己宗教傳統的侷限，也開始探討其他宗教傳統的靈性教誨。女性開始從事聖職；基督教徒蜂擁到佛教禪宗寺院和印度教道場；佛教徒和印度教徒也開始探索基督教義；東西方傳統的宗教領袖共同舉辦正式的會議。橫亙在東西兩方的藩籬正在崩解，這不只是由叛逆的平民百姓造成，也是由學者專家引起。所謂的學者專家，也就是像已逝的天主教特拉普會（Trappist）的教士湯瑪士．莫頓（Thomas Merton）這類的人，他在經典著作《湯瑪士．莫頓亞洲之旅》（*The Asian Journal of Thomas Merton*）一書中，闡述了探索佛教和基督教共同真理的必要性。

對靈性取向的人而言，這項新的心靈自由，是「認識神」這種能力的轉捩點，同時帶有自馬丁路德改革以來，無可比擬的革命意涵。既然那些「未受神職」的人，也學習到詮釋聖經更深層意義的技巧，世俗人的教育程度，削弱了神職人員或正式宗教領袖的角色。

從象徵角度來說，修道院長期以來容納最炙烈「神光」的高牆，現已土崩瓦解。的確，一九五〇年代，中國入侵西藏，強迫達賴喇嘛逃離自己修道的家園。雖然這位心靈領袖的流亡，是西藏歷史最痛苦的一頁篇章，但這位達賴喇嘛，以及其他許多資優教師的教誨，卻已進入並影響了全世界的靈性社區。神光被釋放，進入無數「無修道院的神祕主義者」的生活。所謂「無修道院的神祕主義者」，就是在自己生活中，接納超凡靈性教誨的那些人。

從宗教到心靈的這個轉折，不全然是因為文化趨勢。這是俗世社群的原型重整。現在我們這些世俗之人，也能透過象徵性洞見接觸到普遍的真理。象徵性洞見包括一種直覺第六感，這個第六感能感應到所有生命能量系統的關連。

在我的一次工作坊裡，有位女性陳述她與大自然的連結。

「每天，我準備到花園工作時，我都會禱告祈求捍衛自然的精靈協助我，而我馬上就能感受到這些能量開始聚集在我四周。如果在幾年前，有人告訴我，有一天我會說出這種話，我一定會說他腦筋有問題。但八年前，在目睹了一場環境的大劫難後，我滿懷哀痛，這種情緒我之前從未經歷過。我無法釋放這種哀痛。然後，有天下午我在森林裡散步，聽到一個聽起來是在我膝蓋高度的聲音。這個聲音說：『救救我們。』我哭了，因為從靈魂深處，我知道這是自然國度本身在對我傾訴。當晚我聯絡我的上司，向他表明我想辭去店長的職務。當時我甚至想都沒想過我要如何養活自己，我就是必須聽從那個聲音。之後我做了一次禱告，請求上天指引我一條明路，讓我幫助大自然。不到兩星期，一位當時我不常碰面的朋友問我，是否有興趣創立種植和販賣藥草的事業。對我而言，那是我人生的開端。」

這種對事物關連的直覺，推動著我們整個星球，對健康與疾病、環境與生物多樣性，以及以服務和慈悲為先的社會，有一個整體性的了解。這個朝向「天下為公」的行進，是將神光釋放到這世界的延伸。這似乎意味著，人類「受命」要讓心靈成熟到一種整體視見和整體服務的層次，而許多能夠完成這些使命的道路，都已在我們眼前開展。

有位在全球政治層面上，從事凝聚人與國，讓世界變得更美好的神祕主義者，名叫吉姆．蓋瑞森（Jim Garrison），他當時四十四歲，擔任戈巴契夫基金會董事長，也是國際外交政策協會總裁，同時還是戴奧米底斯公司（Diomedes Corporation）的董事長兼總裁。

他也是一位擁有劍橋大學神學博士學位的神學家。他的成就包括：激勵戈巴契夫創立戈巴契夫基金會；營造美國太空人和前蘇聯太空人之間的空橋；發起「第一屆全球論壇」，讓各國領袖，包括美國總統布希、英國首相柴契爾夫人，以及戈巴契夫，與心靈方面的權威會面，包括狄巴克．喬布拉（Deepak Chopra）和一行禪師，並討論全球社會的新景象。蓋瑞森是一位受夢想和人類心靈力量鼓動的人。

蓋瑞森在中國出生，雙親皆為美籍傳教士。他將自己第一次的心靈經驗描述如下：「五歲時，我閒晃到台灣小鎮上的一間佛寺裡，那是我第一次看到和尚打坐。我看著他的時候，注意到有隻蒼蠅爬到他臉上，我看得出了神，因為那個和尚一動也不動。那隻蒼蠅飛走後，又飛了回來，但那位和尚依然文風不動。我領悟到，那個和尚置身在一個全然不同的境地。我坐在寺廟裡，繼續看著他，當時我能想到的只是：『他身在何處？』

「到了下一個禮拜天，我父親在做禮拜傳教時，我突然明白東方是個充滿真理的寶地，東方文化應受尊崇，而不該被改造。後來我被送到一間清教徒的寄宿學校，七歲時我被打得很慘，因為我無法同意傳教士所說與上帝有關的教誨。被打的時候，那位和尚的影像又再度浮現在我腦海，提醒我，我們能到達一個超越時空的地方。那個影像幫助我度過寄宿學校的時光。

「九歲的時候，我變得很愛與人爭辯神學議題。我記得曾替一個名叫賈姬的天主教女孩辯護，她也是那間寄宿學校的學生。其他學生告訴她，因為她是天主教徒，所以她以後會下地獄，但我說沒有任何相信上帝的人會下地獄。我說她是不是天主教徒並不重要。就因為這件事，我被關禁閉兩個禮拜。不久後，有位舍監將其他學童聚集在一個房間裡，並給他們糖果吃。我從隔壁房間聽到她對那些學童說，如果他們同意在我接受基督之前都不和我玩的話，就會有更多糖果吃。那位和尚的影像再次出現在我腦海，提醒我那兒有個超越現實環境的地方，你可以到那個地方去，熬過外在世界的難關。

「一旦我開始去到那個地方，我便開始學習以下美德：面對肚量狹小的人時，你的任務便是要成為神光的一部分，去保護別人，抵禦想法負面的人。從這樣的想法，衍生出社會公理的概念，這也就是我現在的生活。我相信我們都是上天所選中的人，透過我們，神正為著促進人類成長而努力。這是我為自己生活做過的唯一一件事。我相信，就因為我拒絕放下遇見那位和尚的真切經驗，才開啟了我的靈性生活與靈性工作生涯。不知道為什麼，在我見到他的那一天，我一定和他一起到了那個內在洞天。從那之後，我從未返回凡俗意識。我相信，有時候我們需要冥想，有時候我們需要禱告，有時候我們需要所謂面對街上的挑戰。其他時候我們必須景仰萬物和神性的多樣性。這是人類心靈的任務。」

蓋瑞森以當代神祕主義者的身分生活著。當他將全球領袖聚集到「第一屆全球論壇」，以便「對人類發展的下個階段深思熟慮」時，他其實是人類心靈完滿潛力的模範，也是有信仰的人擁有治療地球的能力的榜樣。

心靈危機和奉獻需求

心靈危機的「症狀」，與心理危機的症狀幾乎完全相同。事實上，既然心靈危機原本就包含精神在內，因此「神祕主義新手」可能不會察覺到，這個危機的本質屬心靈層面，也或許會將他自己的窘境描述成是心理危機。但是，心靈危機的症狀很分明，並且是三重的。

心靈危機出現時，通常這個人會察覺到生活中**缺少意義和目的**，而這份空虛，無法只藉著更動生活的外在成分就能改善。這時人會感受到一股更深切的渴求，這份渴求無法透過加薪、升職、結婚，或一段新的關係獲得滿足。尋常的解決方法不具有任何吸引力。當然，有些人從未曾發現生命的意義和目的，但這些人可能錯誤地期待生命能將「意義」遞送到他們門口。抱怨成性的人和缺少野心的人，並非受心靈危機所苦，不過，處在心靈危機狀態的人，會有一種體內有東西正試著甦醒的感覺，但他們卻不知道該如何看待這種感覺。

心靈危機的第二個症狀，是**前所未有的恐懼**。這種恐懼並不尋常，並不像害怕被遺棄或害怕老去這類的恐懼。相反的，這種恐懼讓人覺得自己好像正在失去一種自我感或身分認同感。「我再也不確定自己是誰，也不確定自己想在這一生獲得什麼。」這是體內充滿第七脈輪能量的人，所謂的典型說法。

心靈危機的第三個症狀，是想要經歷「為自己更重要的事物而**奉獻**」的需求。在今日可找到的許多描述人類需求的心理學教材，鮮少提到人類基本的奉獻需求，但是，所有人在生物上和能量上，都需要接觸某個超越人類侷限和混亂的力量。我們需要接觸奇蹟與希望的源頭。奉獻會將我們意識思想的一部分，交給潛意識的永恆自我；而這個自我會反過來，直接將我們與神的臨在連結起來。即使與神及其無限力量的相逢有如雪泥鴻爪，這種遇合也有助於釋放思考意識對生命的恐懼，人類的力量也不再博取我們的注意。

這份奉獻給更高層次力量的需求，已經有了無數不當的替代物：為公司奉獻、為政黨奉獻、為體育隊伍奉獻、為個人運動計畫奉獻，甚至為角頭幫派奉獻。以上這些世俗的替代物品，最後將使這些奉獻的人大失所望。

不管做多少運動，你還是會老。也許在老化的過程中，你仍能保有強健的體魄，但你依然躲不過年華老去的宿命。許多人在被服務多年的公司解聘時，感到無比痛苦，這無疑是因為在他們對公司的忠誠內，蘊藏著一種潛意識的奉獻。我們預期自己對俗世人事物的奉獻，將回饋給我們一種能處理自己所有悲愁的力量，但沒有任何人、任何組織，支配著這種力量。沒有任何上師、牧師或神父，能長期管理這些奉獻者的能量，而不沾上某種醜聞。我們誕生在這世上，本來就不是要為某個人奉獻；奉獻是要導向上天，帶領我們朝上發展。

缺乏意義、失去自我認同、需要奉獻，這三種症狀，是已經進入「暗夜」時期最顯著的症狀。當然，這些症狀的特點，與一般人經歷的心理上的難局雷同。但是，如果這些症狀起源於心靈因子，那麼經歷這些症狀的人，將**不會有責怪他人的動機**。他不會怪別人引發這種危機，反而會明白這種危機起因於內。他生活的外在成分不足，是心靈危機的結果，而非起因。

有技巧的心靈指導，能幫助人度過「暗夜」。「暗夜」帶給人的挑戰，許多是要人面對強烈的心理問題。標準的心理諮商，會請人檢視從小到大人際關係的負面模式，藉此找出心理危機的導因。雖然找出這些負面模式，也能幫助心靈諮商，但心靈指導卻會先檢視個人與心靈問題有關的內在對話，例如：

- 你曾問過哪些與你生命目的有關的問題？
- 你有哪些與了解上帝有關的恐懼？
- 從心靈角度評估你的人生時，你是否曾覺得自己的生命毫無意義？
- 你曾有過哪些心靈幻想？例如，你相不相信追尋心靈路途將使你優於其他人，或是這會讓上帝注意你的程度，比那些追求心靈路途不若你這般強烈的人高？
- 私下禱告或思考時，你是否請求上蒼讓你看清你覺得難以信任上帝的原因？
- 你是否覺得，就某方面而言，你爲自己所做的決定是錯誤的？
- 你是否自覺違反自己的心靈守則？
- 你是否曾渴望痊癒？
- 你是否曾希望以一種比目前更深刻的方式認識上帝？

以上這些，並非一般的心理問題。如果能用移除心理和情緒障礙的方式，重新組織自己的生活，你將能更容易接受這些問題的答案。在經歷「靈魂暗夜」階段時，這類型的重整一開始會讓人覺得情況更糟，但透過這種方式，可得知自己思想和情感的內容，面對自己的恐懼與信念，有意識地追擊自己的陰暗面，挑戰那些若無人迎擊、就不會輕言放棄對人類控制的偽神。

疾病常是心靈蛻變和「暗夜」的觸媒。現年四十九歲的柏爾從事郵輪設計工作，這份工作讓他收入甚豐。數年來，柏爾足跡踏遍全球。他與有權有勢的商人交涉，也過著光華璀璨的社交生活。然後，到了四十三歲，柏爾診斷出HIV陽性反應。診斷後不到一年，與柏爾無話不談的母親也撒手人寰。這兩次重大創傷，讓柏爾陷入絕望與沮喪的情緒。

在這悲痛的一年之前，柏爾毫無心靈生活可言。正如他自己說的，心靈層面對他生活毫無意義。在母親過世後，他尋求一位牧師協助，但仍無法從中獲得慰藉。

這段期間，柏爾仍繼續工作，其他人對他的身體和心靈狀況一無所知。他越來越退縮，越來越害怕別人發現他的病。恐懼與寂寞這兩種感覺，讓他幾近崩潰邊緣。他減少工作量，並決定暫時離開城市。於是他回到母親的故鄉，那是個位在偏遠山區的地方。為了讓自己忙碌，柏爾翻修整間房屋。到了夜晚，他唯一能用來打發時間的事，就是讀書。因此有天早上，他便驅車前往最近的城鎮，找了一家書店。這是他接觸另類健康與心靈文獻的開端。

柏爾載滿閱讀資料回到母親的住處。數月下來，他除了教育自己另類醫療的知識，包括冥想和觀想對治療的好處，其他什麼事也沒做。同時他改變自己的飲食習慣，遵照治療所需，嚴格控制飲食。透過獨處、冥想，以及採行特定飲食來延年益壽，柏爾所過的生活，幾乎與僧侶無異。

幾個月過後，柏爾覺得自己變得比較樂觀，而且希望也逐漸增強。他練習讓自己的心靈留在「此時此刻」，並有意識地從事能除去他未竟事務的事。他開始在冥想時經歷一種超越的意識境界。一開始他並不知道發生了什麼事，只知道那種感覺很棒。

柏爾開始閱讀神祕主義領域的書籍，並發現書上描述神祕主義者的經驗，和他自己的超覺境界非常類似。之後，在一次冥想時（柏爾將這次冥想形容成是「拜訪天堂」），他感覺到自己靈魂出體，進入一種「超乎人類意識的狂喜」境界。在那種境界裡，柏爾所有的恐懼煙消雲散，而他也覺得自己「永遠活著」。

之後，柏爾決定重返工作崗位。日子一天天過去，他覺得自己身體越來越健康，於是他再到醫院做血液篩檢，結果雖然他的血液裡還存有愛滋病毒，但他的免疫系統卻已回復健康狀態。柏爾現在形容自己是「更完整地活著，因為我已面對過死亡」，他現在活得比從前任何時刻都完整。他說，他整個生活環繞著他的心靈經驗，甚至自己的創造力也邁向了新的層次。

「我不知道自己可以活多久，」柏爾告訴我：「但事實是，即使我沒有愛滋病毒，我也不會知道自己能活多久。諷刺的是，我相信這個病毒讓我的心靈變健康。每一天，我都過得比從前任何時候更加完整，也感受到自己跟某個地方的連結——那個地方對我而言，比當下的世界、當下的生活更加真實。如果有人告訴我，要獲得這些現在我已經知道且經歷過的一切，唯一的方法就是讓自己成為HIV陽性患者，我相信我也會欣然同意。因為這個內在的世界，比我經歷過的一切都還要真實。」

柏爾的心靈旅程不只象徵「暗夜」，同時也散發出讓心靈比身體更強壯的力量。柏爾的故事，是一個人發現他長久以來錯失的心靈路途的故事；這個心靈路途，也就是將自己奉獻給比自己更重要的事物。

承受「暗夜」

承受「暗夜」需要信心、禱告，如果可能的話，還需要一位心靈指導。如果找不到一位心靈指導，則可以尋求心靈文獻協助。找到一位了解心靈旅程本質的人，感覺可能像是找到一艘救生艇。每天寫日記，記錄你的思想和禱告，更重要的是，要堅守「所有暗夜結束後，都會有一道照亮新路途的光芒」這則真理。

每天全心全意祈禱，所說的禱詞要讓自己覺得自在。奉獻（不是沉迷，而是奉獻），是非常具有治癒力與撫慰力的力量。每天定時禱告：起床後，或許在正午時分，以及臨睡前。禱告的好壞並不是用時間長短來衡量，而是看禱告的心意。即便每天早晚只禱告五分鐘，也非常足夠。如果有些禱告能讓你心境安寧，那就讓這些禱告成為你每日奉獻的一部分。

五十七歲的朗恩之前是位天主教神父，因有治病的能力而享譽全國。在他還是一位年輕神父時，就已發現自己擁有這種能力。他描述自己成為治療師的經歷如下：

「一九七六年春天，有人請我對一群宗教背景各不相同的人，發表上帝力量的演說。當時，我正努力想銜接各個不同宗教傳統之間的鴻溝。那次演講結束時，有個人問我是否能為『聽眾席中的病患禱告』。我以為他是問我能不能私下在家裡為這些人禱告，因此我向他保證我一定會這麼做。我一說完這句話，他立刻走上演講台，對所有聽眾宣布：『朗恩很高興能為聽眾席中患病的人禱告，祈求上帝治療這些人。』

「他這樣宣布的時候，我的心跳幾乎快要停止。理論上，我相信上帝的力量，但『上帝治病的力量』，又是另一回事。在將近四百位聽眾裡，約有兩百位往前走，要我為他們禱告。我手足無措，請求上帝指引我。於是我也就直覺地被指引將雙手放在這些人身上，讓上帝的力量做出任何需要做的事。

「我清楚記得第一位站在我面前的人。我把手放在她頭上，然後習慣性地用另一隻手在她身上畫十字。我心中充滿恐懼，因此在實施完這些儀式之後，我便迅速穿越人群，好讓自己能盡快逃離現場。大約四個月後，這位女士出現在我服務的教堂門口，與我分享那次演說後發生在她生活中的事。那天，她感覺到有種像閃電的東西流過體內，同時又有一個內在的聲音告訴她，要她再去找醫生檢查自己的身體。她照做了，結果卻發現自己的癌症已經完全痊癒。我當時嚇呆了。

「從那時起，我的人生朝向我從未有意識規畫的方向發展。心靈治療成為我主要的重心。許多人開始向我求助，雖然我並不了解我如何能提供幫助，但聖方濟（Saint Francis）說的一句禱詞卻深印在我的意識裡。他說：『讓我成為祢寧靜的管道』。這句禱詞暗示的，是我需要臣服於一個比我更強大的力量，才能相信自己可以做好這份工作。我只需提供這個『心靈力量』一個能運作的器具。」

朗恩的「暗夜」始於一九八七年，當時他明白自己必須離開神職工作。那時發生了一連串事件，讓他相信自己無法躲過教會的政治氣氛，也無法全然信奉教會的教誨，因為他覺得教會的教誨有悖於耶穌的訓示。

「我完全充滿了絕望、沮喪和無能的感覺，」朗恩說：「但是，這還不足以讓我離開，因為我擔心其他人，尤其是我的家人，會說些什麼。我活在族群思想的恐懼中，不過，結果卻是，當我離開時，全家人都支持我。

「接著發生的一連串事件，強迫我在幾乎走投無路的艱困情況下，仍得面對自己、面對孤獨。我原本相信自己將畢生致力於發展自己的心靈意識，但是我卻和某位主教發生了嚴重衝突。在此同時，喬安．瑞佛絲（Joan Rivers）脫口秀節目邀請我上節目。當時我正處在身分認同危機當中。我有二十五年的時間是以神父的身分活著，但喬安．瑞佛絲介紹我時，卻說我是一位用禱告治病的心靈治療師。這就好像有人對我當頭棒喝，對我說：『這就是你現在的身分。』也就是那時候，光芒又重回我的生活中。

「上完那個電視節目，從紐約搭飛機回家時，我便下定決心要離開神職界。不久之後，我遇到一位非常有深度的心靈導師，他告訴我，我將能超越宗教，並且比身為神父時還要更有說服力。這番評論震撼了我。雖然我已經離開了教會組織，但我仍然覺得，在接受神職授任的最深刻意涵上，我仍是個神父。

「重獲新生後，我踏上了心靈治療師的道路，拋去所有我知道的牽連。我保有身為神父時學習到的神祕真理，但我卻拋去那些宗教教誨。我馬上接獲新的機會，例如醫療體系內的工作。」

朗恩目前是治療界的一位領導人物，不只是對那些需要他幫忙治病的人而言是如此，對那些有動機想成為治療師的人來說，亦是如此。朗恩對透過禱告來療癒疾病這件事的本質的洞見，對每個人都價值斐然：

「首先，讓我定義何謂一位上帝授命的治療師。命定的治療師透過禱告，接受上帝的能量，並使用這份能量治療個人，也治療這個星球。許多稱自己為治療師的人，雖是出於好意，但卻不是我所謂上帝『授命』的治療師。命定的治療師一定要經歷一段『暗夜』時期，忍受被上帝遺棄的感覺。我現在明白，遺棄之所以重要，是因為這件事代表著上帝提出的問題：『即使在最黑暗的暗夜裡，你也能夠相信我嗎？』

「你的心靈會在這種遺棄中粉碎，使你明白，穿越那地獄唯一的辦法，就是回歸上帝，接受上天的條件，無論上天從此要你做什麼。『暗夜』的記憶仍存在你的意識中，成為你的衡量標準，讓你與上帝合作，卑微謙恭，並且永遠知道，不管黑夜有多漫長，隨時都可能獲得重生。

「哪種人會來找我協助呢？癌症末期的人會來找我。無獨有偶，這些人大多覺得自己被上帝遺棄，也被上帝處罰。他們的態度暗示著：『如果上帝要這樣，那我就能接受。』但他們卻口是心非。他們的矛盾衝突昭然若揭，但除了自己身體的疾病之外，他們也害怕知道自己的心靈為何處在這樣的苦楚中。在我為他們禱告時，有些人鼓起勇氣對上帝說：『我願意承擔祢的恩典，像耶穌一樣用它，用這恩典來治癒我的恐懼，寬恕我必須寬恕的人。』我猜想他們真的接受了消除身體疾病的恩典。

「透過禱告而療癒，到底真正的意思是什麼？這表示請求上帝賜予能量，讓我們沉浸在恩典當中，讓我們能夠感覺到，自己比疾病還強壯。

「疾病能被治癒嗎？當然可以，但這並不表示每一種疾病都能被治癒。有時候，這個人因為某些理由，必須忍受這個疾病，而這些理由，能幫助這個人面對他自己的恐懼或負面思緒。有時候，這也是他該離開人世的時候。死亡並不是敵人；怕死才是。死亡也許是被遺棄的終極經驗。這也就是為什麼我們經常想與那些過世的人接觸，因為我們想確定，當自己也離開人世時，會有人在另一頭迎接我們。

「經由禱告而療癒的觀念，會因這種心靈意識的新時代而逐漸為人所接受嗎？答案是肯定的，如果我們能了解真正的禱告究竟是什麼。禱告代表一個人與上帝有意識的連接。真正的禱告，並不表示轉向上帝以獲得某樣東西；真正的禱告，意味著轉向上帝，以便與某人同在。禱告與其說是我們對上帝說話，不如說是我們與上帝同在的生活。等大家了解到這一點，那麼禱告就會成為『能量藥物』。

「那些求助於我的人一旦離開我之後，必須持續自己與上帝禱告的生活。認為我才是要負責的人，或認為我有他們所缺少的力量，這是錯誤的觀念。這項錯誤來自於認為神父與上帝的聯繫比一般人更深刻。這是一個重大的錯誤。每個人都必須尋求一種屬於自己、負責任的心靈生活。我能夠『發動』這能量，但那個人卻必須自己讓機器轉動下去。」

朗恩的工作，代表一種一直存在、而且本該一直存在的療癒方式再度出現。這種方式就是：用信心來療癒，並且活在當下。

我們在這世上的目標，是要超越幻象，發現自己心靈與生俱有的力量。我們對自己創造的一切有責任，因此我們必須學習用愛和智慧來行動和思考，並學習過著服務他人、服務所有生命的生活。

自省問題

1. 在冥想或禱告時，你曾問過哪些尋求指引的問題？
2. 你最怕這些問題出現哪些答案？
3. 你會和上帝討價還價嗎？你對上帝的抱怨，多於你所表達的感激嗎？你是否容易因爲某些特定的事物禱告，而非用禱告表達你的感恩之心？
4. 你是否爲某個特定的心靈路途奉獻？若否，你是否覺得需要找出一條道路？你是否曾發現可爲之奉獻的事物？如果是，請一一列出，並評估你和它們的關係。
5. 你是否相信，你的上帝比其他心靈傳統的神更眞實？
6. 你是否在等待上帝解釋你痛苦的經歷？若是，請列出這些經歷。
7. 如果上帝突然決定要回答你的問題，你的生活將出現何種轉變？如果你獲得的答案是：「我並不想在你生命中的這個時點，讓你看清你的問題。」你的生活又將發生何種轉變？屆時你會準備好要做什麼？
8. 你是否曾開始冥想，卻又無疾而終？若有，那麼讓你無法維持下去的原因是什麼？
9. 就你所知，你並未遵行的心靈眞理有哪些？請一一列出。
10. 你是否害怕和上天建立更親密的心靈關係，只因爲這種關係可能引發生活上的變化？

〈後記〉

給當代神祕主義者的指引

這是個人活著最興奮的時代，我知道我並不是第一個說這種話的人。我們活在一個與眾不同的時代，活在兩種力量範型（paradigm）、或兩種現實範型之中。這兩種範型，也就是內在與外在、能量與物質。我們正在重新建構自己，以及我們與人及與心靈權威的關係。無可避免，這種重新建構，將依循「萬物一體」這則神聖真理，從各個層面重新塑造整個世界文化。

現今國際社會，充斥著各種危機，影響了位在這個國際「體」內的每個國家、每個器官、每個系統。這則事實，具有象徵上的重要性。核子毒害；淨水缺乏；環境破壞；臭氧層變薄。以上只不過是許多不再屬於單一國家、而是全球性的問題當中，最先浮上檯面的問題而已。在宏觀世界的層次上，全球性劫難的威脅正迫使我們創立一種統合的政治，這非常像是罹患重症的人，必須結合身體和生活所有的力量，才能讓自己活下去。我們已經走到「先分化而後征服」的權力系統的盡頭，這個系統已被替換，取而代之的，是一種想結合各個不同國家力量的企圖，好讓各國都能存活下去，安全進入下一個千禧年。現在這個網絡四通八達的「資訊時代」，是全球意識的象徵符號。

資訊科技，是人類能量互動的實體表徵。人類已在外界創造出原本就存在於我們能量場內的事物。能量資訊廣為使用：使用在整體健康的模式中；在企業行號「健康與發展」計畫中；在教導積極態度的研討會中；也在體能訓練時使用：體能訓練時，思考態度與觀想技巧，被認為與運動員的身體技巧一樣重要。無論動機是金錢、是贏得運動競賽的渴望，或是治癒疾病的需求，各個領域的先驅，都轉而尋求能量方面的解決辦法，以發揮極致的具體效果。

從人類第一脈輪的角度來看，文明的能量時代，也就是一種「資訊時代」，支撐著這個時代的，是商業電腦化、教室電腦化，以及家庭電腦化。然而，從第七脈輪的角度來看，資訊時代可被視為是一種意識時代，這個時代需要神祕主義者的能量管理技能，如禱告、冥想、自省、全人類整合……等。反諷的是，以上兩種時代，其實都一樣；我們都是走在同一條道路上。

給當代神祕主義者的指引

用一種「合一」的語彙思考。

透過象徵性洞見的鏡片觀看。提醒自己，所有身體的、情感的障礙，都只是夢幻泡影。

永遠追尋事件的能量意涵，並追隨此意涵。

評估你平日所做的選擇，以及這些選擇對你能量系統造成的影響。這能幫助你察覺自己何時因恐懼或負面思考而失去能量。

閱讀生物能量系統的神聖文本（參照下頁圖6），作為你每日的指引。將身心的七則神聖真理牢記在心：

1. 萬物一體
2. 敬重彼此
3. 敬重自己
4. 愛是神的力量
5. 將個人意志交予神的旨意
6. 只追求真理
7. 活在當下

這些真理簡潔有力，能幫助你將身、心、靈重新定焦在與上天意識的接觸點上。只要將這幾則真理當作參考點，你就能評估出自己何時失去能量，並有意識地找出哪一則真理是你未尊崇的，以挽救自己的心靈。

圖6 人類能量系統對照表

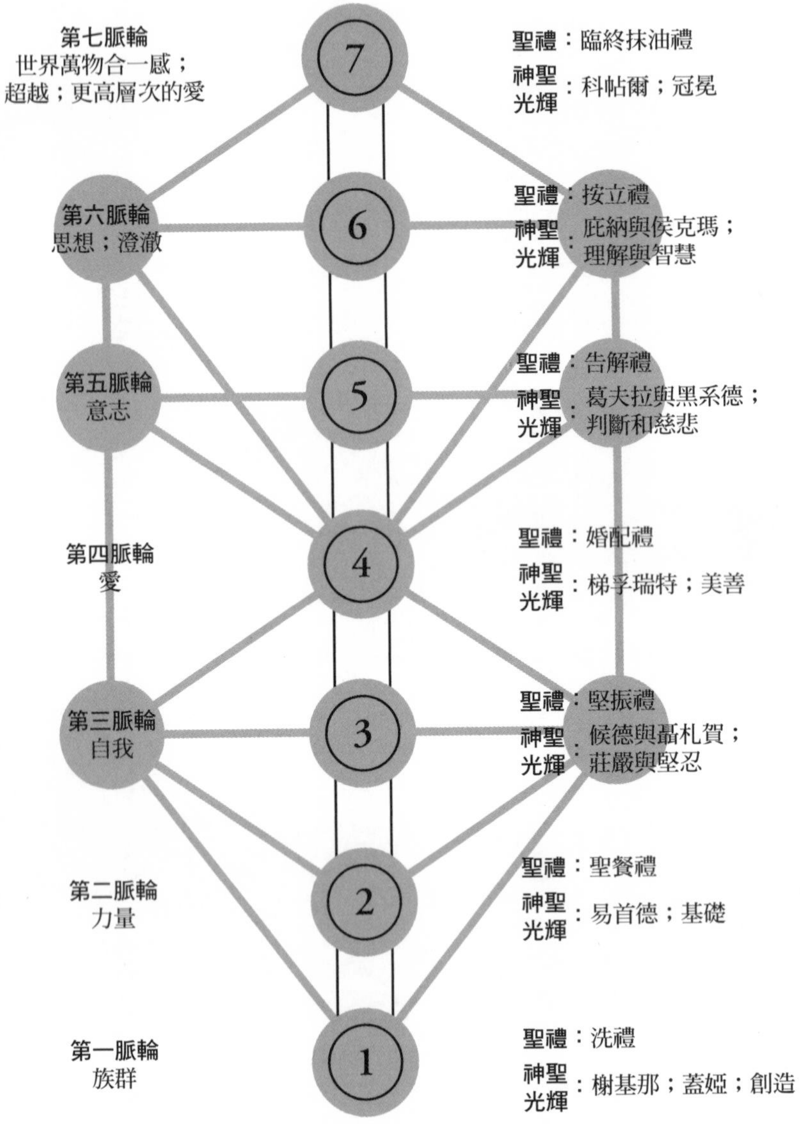

第七脈輪
世界萬物合一感；
超越；更高層次的愛
7
聖禮：臨終抹油禮
神聖光輝：科帖爾；冠冕
第六脈輪
思想；澄澈
6
聖禮：按立禮
神聖光輝：庇納與侯克瑪；理解與智慧
第五脈輪
意志
5
聖禮：告解禮
神聖光輝：葛夫拉與黑系德；判斷和慈悲
第四脈輪
愛
4
聖禮：婚配禮
神聖光輝：梯孚瑞特；美善
第三脈輪
自我
3
聖禮：堅振禮
神聖光輝：候德與聶札賀；莊嚴與堅忍
第二脈輪
力量
2
聖禮：聖餐禮
神聖光輝：易首德；基礎
第一脈輪
族群
1
聖禮：洗禮
神聖光輝：榭基那；蓋婭；創造

每日禪修

最後，每日冥想時，有意識地全神貫注在每個脈輪上，一開始先專注第一脈輪，之後逐漸將注意力往上方的脈輪移動。集中注意力時：

1. 問你自己下列問題：「我正在失去能量嗎？若是，是什麼恐懼將力量拉出我身體的這個部位？」深吸一口氣，有意識地切斷你的能量與那份恐懼的聯繫。
2. 召喚該脈輪心靈守護者（神聖光輝或聖禮）的保護能量。
3. 有意識地進入該脈輪的能量，感受身體那個部位之中，能量活動品質的提升。

對每個脈輪進行以上步驟，並以下列方式集中注意力：

第一脈輪：專注在樹基那神聖光輝的能量，感覺自己與所有生命體相連。之後專注於洗禮的象徵意義，祝福你自己同意過的生活，並祝福家人，包括自己家人和組成你人生的廣義家人。

第二脈輪：專注在易首德神聖光輝的能量，感覺自己將能量從身體這一部位釋放到創造活動中。如果你的能量受損，充滿了負面思想和恐懼，則重新檢視你的心念。將聖餐禮的能量帶入腦海：將生活中的每個人，都視為是帶著神聖使命的人。任何時候，只要你無法看清這份神性，就祈求神讓你有能量看穿控制著你的幻象。

第三脈輪：專注在聶札賀和候德神聖光輝的能量，也就是正直與堅忍。評估你自己的行為規約，看看自己是否以任何方式妥協了尊嚴。若是，則冥想榮譽的重要，並祈求上天協助你把持自己的標準。然後將堅振禮的能量帶入腦海，也就是對自己承諾，要尊重自己的尊嚴。

第四脈輪：專注在梯孚瑞特神聖光輝的能量，以及愛與憐憫的能量。評估你將愛延伸到其他人和自己身上的行為，做得有多完善，這也包括寬恕行動中的愛的能量。然後專注於你對自己的照顧，以及你是否尊重對自己宣示的婚配禮的象徵誓言。

第五脈輪：專注在黑系德和葛夫拉神聖光輝的能量，也就是慈悲與評斷的能量，評估你對他人、對自己所抱持想法的品質。評估你對別人說的話，如果你說了傷人的話，就將正面能量傳送給這些人。如果你說了謊，就有意識地承認你做出欺瞞他人的舉止，並檢視存在你心中的恐懼。這份恐懼，也就是欺騙行為出現的源頭。這樣就是使用告解禮的能量。請求神光進入那份恐懼，賜給你不再出現這種負面行為模式的勇氣。

第六脈輪：專注在侯克瑪和庇納神聖光輝的能量，也就是上天的智慧與理解，然後繼續評量你的日常生活。請求上天賜給你智慧與洞察力，讓你看清你覺得困惑或懼怕的情境。提醒自己按立禮的允諾：我們每個人都要給這一生一份特別的禮物；每個人都一定會走上那條路。我們不可能錯失自己生命的目的。

第七脈輪：專注在科帖爾神聖光輝，也就是連接你和神聖的能量，也專注在臨終抹油禮，有意識地完成並釋放你的未竟事務。允許上帝的能量進入你的身、心、靈，並將這份能量吸納進生命裡。

在這樣的每日冥想練習時，你將評量自己身體、思想和心靈的健康狀況。使用這種冥想方式，將使你感受到身心的健康狀態。你可以用這種冥想方式，增強你對自己能量系統是否平衡的覺察程度。

此外，以天國原型為例行基礎來提醒自己。這個原型並不是要激勵我們找出一個能一次解決所有問題的實質方法。這個原型，是要將我們拉進自己，要我們發現肉眼所不能及的力量。我們能透過心靈力量超越任何兩難的境地；這就是上天的承諾。

藉由這種自我評估的過程，將能發展出解讀能量、感知直覺指引的技能。要發展出這樣的技能，需要每日練習，在危機時刻要練習，甚至每小時都要練習。這個簡單的覺察行為，加上有意識地自經驗學習的承諾，將降低你的恐懼，強化你的心靈。

除此之外，更重要的是，學習自己心靈的語言時，要為自己建立一個能反應自己生物系統的心靈內涵的榮譽規約。我們所處的這個意識時代，並不僅只是促使我們沉迷於新的心靈理論之中，亦非要我們大玩結合物理學與佛教禪宗的遊戲。這個時代，是要我們朝向自我發現與心靈成熟的方向前進，要我們準備好、也有能力過著對自己以及對周遭的人而言，都極為重要的生活。

每個人心中都有聖典；每個人體內皆有神性。我們就是神。我們就是基督教堂、猶太教會堂和印度教道場。我們只需閉上雙眼，去感受基督教聖禮、神聖光輝與脈輪的能量，感受到它們是我們自身力量的泉源，是供給我們生物燃料的能量。反諷的是，一旦我們明白自己是什麼所構成的，除了過著靈性生活之外，我們別無選擇。

致謝

我要感激這麼多位幫助我撰寫本書，也支持我這份工作的人。感謝我的經紀人，奈德·李維特（Ned Leavitt），我向他致上最深的謝意，因為是他促成我寫這本書的計畫，也因為他個性廉直、學有專精。也感謝編輯這本書的人，萊絲莉·麥羅迪斯（Leslie Meredith），我將永遠感激她做的這麼多事：她永遠樂觀的心情、洗鍊的天分，以及溫暖關愛的性情。我將永遠在心中為她保留一個特別的位置，因為她能了解我必須寫進這本書中的願景，尤其是在我中途變更文稿的方向之後，她也還能欣然接受我的想法。我非常欣賞她學者的本色，以及她想讓每位作者的作品，包括我在內，公諸於世的那份誠摯的奉獻。同時也謝謝助理編輯，凱倫·伍德（Karin Wood），感謝她許多仁慈的話語和驚人的效率。我也要向珍妮特·畢爾（Janet Biehl）為她卓越的校對技巧表達深深的謝意。我也要向我私人的編輯，桃樂絲·密爾斯（Dorothy Mills），致上一顆充滿愛與感恩的心，因為她專業的支持和真誠的友誼。桃樂絲已成為我力量和樂觀的來源，我將永遠感謝命運，因為它讓我和桃樂絲在多年前相遇。

諾曼·席利，醫學博士兼執業醫生，是我這十多年來在研究方面的好伙伴。他也是我最好的朋友之一，聽我傾訴，提供我意見，指引我方向。倘若諾曼未曾出現在我的生命裡，我不相信自己今天能夠從事這項工作。他所給予我的，單是說聲謝謝，絕無法表達我內心的感激。也謝謝他優秀的妻子，瑪麗夏綠蒂（Mary-Charlotte），她已成為我的好友，也是我和諾曼工作時不可或缺的一份子。我要向她致上最熱忱的感激。也謝謝蘿貝塔．豪爾德（Roberta Howard），我們那位對工作駕輕就熟的處女座祕書。我誠摯感謝妳所提供我們工作上的協助。

在我的生活中，充滿了我所摯愛與讚賞的朋友，他們的生活與工作，已經成為我源源不斷的靈感來源。克莉絲汀．諾瑚普（Christiane Northrup），一位才華洋溢的醫師與作家，五年前請我與她共事。從那時候開始，我們共同學習，從未間斷，而我也在她身上，找到了幽默、精力、和對整體醫療致力奉獻的泉源。

瓊安．包利桑柯（Joan Borysenko）博士不斷以言語支持我的作品，這舉止深深觸動了我的心，而我也同樣支持她的作品。博士醫生蒙娜麗莎．舒爾茨（Mona Lisa Schulz），是一位有遠見、卓越出眾的女性。在我最需要有勇氣的時候，她給了我勇氣，並教導我許多與治療有關的知識。朗恩．羅斯（Ron Roth），一位天賦異稟的治療師，和保羅．方德森（Paul Fundson），一位好友，給予我精神支持，我將永遠感謝他們出現在我生命裡，尤其是最近這兩年，我心情最低落的時候。

剛開始動筆寫這本書不久，我便遇到了克萊麗莎．賓克萊．艾斯塔（Clarissa Pinkola Estes）博士，而她也成為我此生的摯友。我感謝她的機智、智慧、天分、心靈深度，也謝謝她與我共有的那份對心靈傳承的信心。也謝謝泰咪・賽門（Tami Simon），原音重現唱片公司（Sounds True Recording）創辦人，她對我作品的支持、她對我付出的友誼、她高尚的靈魂，以及她慷慨的天性，都讓我致上永不止息的愛意和感激。

我也希望能向艾爾摩・葛林（Elmer Green）博士，表達我對他的感激之意。他是推行生物回饋法運動「之父」，也是這次出書計畫的指導教授。葛林博士在人類意識領域上的貢獻，世界知名。這許多年來，有他支持我的作品，讓我覺得真是三生有幸。

南西・巴特利特（Nancy W. Bartlett）是一位電腦高手，在我創作本書期間，她不斷來拯救我。我對她的感激發自心底，感謝她多次到我家處理電腦問題，也謝謝她在我缺乏技巧、又沒能力學習最簡單的電腦指令時，還能保持耐心。也謝謝丹尼戴利公司（Danny's Deli）優秀的團隊，每天供應我熱騰騰的卡布奇諾咖啡，而且還記得不加肉桂。你們永遠都不會知道，你們的熱情款待，讓我覺得又再次回到從小生長的故鄉。

謹向柏克門（M. A. Bjorkman）、瑞娥・巴士金（Rhea Baskin）、卡蘿・西門斯（Carol Simmons）、凱薩琳・渥克（Kathalin Walker），以及「The Conference Works」視聽設備活動企劃公司的工作團隊，獻上我所有的愛。我在貴公司發現讓我感動到無法用言語表達的關懷。和你們一同工作，讓我備感榮幸，這不只因為你們真心關懷我的福利，也因為身為我事業伙伴的你們所具備的信用與清廉。你們是上天賜與我生命的祝福。

也謝謝多位好友，他們向來是我生命中最珍貴的寶石，在我寫這本書時，我尤其謝謝這些珍寶。我畢生感謝愛琳・姬（Eileen Kee）、蘇西・馬可（Susie Marco）、凱西・馬斯克（Kathy Musker）、蘇珊・費吉歐牧師（Reverend Suzanne Fageol）、大衛・盧斯（David Luce）、吉姆・蓋瑞森（Jim Garrison）、潘妮・湯肯斯（Penny Tompkins）、琳恩・貝爾（Lynn Bell）、卡蘿・海斯勒（Carol Hasler）、朗恩・羅斯（Ron Roth）、保羅・方德森（Paul Fundson）、湯姆・威廉斯（Tom Williams）、彼得・布瑞（Peter Brey）、卡爾・索潤生（Kaare Sorenson）、凱文・塔得許（Karen Todeshi）、梅約翰（John May）、賽賓・庫喬（Sabine Kurjo）、西斯卡・帕特夫（Siska Pothoff）、裘蒂・巴特納（Judy Buttner）、寶拉・達雷歐（Paula Daleo）、傅瑞德・馬茨（Fred Matzer）、德蕾西・塞雷朵斯（DeLacy Sarantos）。也感謝其他許多位，將我的人生編織成一幅豐富友情織錦畫的人。

另外，我還要將無限感激，傳遞給許多參加我工作坊和聆聽我演講，藉此支持了我作品的人。筆墨言詞難以盡釋我對你們所有人的感激。在我潤飾作品時，各位扮演了非常重要的角色。少了你們的熱情與回饋，我將無法產生繼續發展並傳授這些資料的靈感。

也感謝過去兩年來，受我忽略的許多人。由於我的行程緊湊，因此無法回信，也抽不出空回電，僅此致上我最深的歉意。

但是，我最最感謝的，還是我的家人，他們一直給我愛和支持，尤其是我親愛的母親。我認為母親是上帝在我人生當中，給予我最直接的恩賜。母親的關懷、慈愛，她堅毅的個性、虛懷若谷的胸襟，以及無限的精力，不只在我寫書時幫助我，也有益於我的自我治療。她總是全盤接受我的想法，不管這些想法有多偏激。我記得我還是研究生的時候，多次與母親討論有關上帝的新思想，有時還促膝長談至深夜。至今想起，心中仍溫情盪漾。她從未在我追求真理時潑我冷水。母親也是我心目中深諳信仰力量的女性模範，至今仍令我大受鼓舞。舍弟愛德華，和他的妻子，愛咪，以及他們的三位子女：瑞秋（Rachel）、莎拉（Sarah）和小艾迪（Eddie Jr.），讓我生活充滿喜樂。另外還有姪女安琪拉（Angela）和愛莉森（Allison），姪子喬伊（Joey），以及大嫂瑪麗派特（Mary Pat）和大哥約瑟夫（Joseph），他們也讓我的生活充滿歡笑。這些優秀的人，幫助我度過非常艱困的時期。而且，知道你們將永遠是我生命的一部分，讓我慶幸自己能活著。有你們每一位在的地方，都是我的「家」。

也感謝親愛的表親們，我非常非常地愛你們。感謝你們一向支持我、鼓勵我，即使我知道，大半時候你們根本不知道我在做什麼。知道你們無條件地相信我，這種感覺就是很好。也謝謝瑪莉琳（Marilyn）和米契（Mitch）、克莉絲（Chrissy）和瑞琪（Richie）、潘姆（Pam）和安迪（Andy）、汪達（Wanda）、密齊（Mitchie）、連恩神父（Father Len）、維琪妮雅姑媽（Aunt Virginia），也謝謝其他人。也感謝我那位很棒的潔恩姑媽（Aunt Gen），她最近離開了我們，駕鶴西歸。我向她致上所有的愛。我無限感激我們擁有彼此。

參考書目

Achterberg, Jeanne. *Imagery in Healing: Shamanism and Modern Medicine.* Boston: Shambhala Publications, 1985.

Assagioli, Roberto. *Psychosynthesis: A Manual of Principles and Techniques.* New York: Viking Press, 1971.

Atwater, P. M. H. *Coming Back to Life: The After-Effects of the Near-Death Experience.* New York: Dodd, Mead, & Co., 1988.

Bailey, Alice A. *Esoteric Healing.* New York: Lucis Publishing, 1953.

Becker, Robert O., and Gary Sheldon. *The Body Electric: Electromagnatism and the Foundation of Life.* New York: William Morrow, 1985.

Bennet, Hal Zina. *The Doctor Within.* New York: Clarkson N. Potter, 1981.

Benson, Herbert, and William Proctor. *Beyond the Relaxation Response.* New York: Berkeley, 1985.

Berkow, Robert, editor in chief. *The Merck Manual of Diagnosis and Therapy*, 14th ed. West Point, Penn.: Merck, Sharp & Dohme, 1982.

Borysenko, Joan. *Fire in the Soul: A New Psychology of Spiritual Optimism.* New York: Warner Books, 1993.

——. *Guilt Is the Teacher, Love Is the Lesson.* New York: Warner

Books, 1988.

——. *Mind the Body, Mending the Mind.* Massachusetts: Addison-Wesley,

1987.

Brennan, Barbara Ann. *Hands of Light: A guide to Healing Through the Human Energy Field.* New York: Bantam, 1987.

——. *Light Emerging: The Journal of Personal Healing.* New York: Bantam, 1993.

Bruyere, Rosalyn L. *Wheels of Light: A Study of the Chakras*. Arcadia, Calif.: Bon Productions, 1989.

Campbell, Joseph. *The Mythic Image.* Princeton, N.J.: Princeton University Press, 1974.

Cerminara, Gina. *Many Mansions.* New York: New American Library, 1978.

Chopra, Deepak. *Ageless Body, Timeless Mind: The Quantum Alternative to Growing Old.* New York: Harmony Books, 1993.

A Course in Miracles. 2nd rev. ed. Set of 3 vols., including text, teacher's manual, workbook. Found Inner Peace, 1992.

Diamond, Harvey and Marilyn. *Fit for Life.* New York: Warner Books, 1985.

Dossey, Larry. *Healing Words.* San Francisco: HarperCollins, 1993.

——. *Meaning and Medicine: A Doctor's Tales of Breakthrough and Healing.* San Francisco: HarperCollins, 1992.

——. *Space, Time, and Medicine.* Boston: Shambhala Publications, 1982.

Epstein, Gerald. *Healing Visualizations: Creating Health Through Imagery.* New York: Bantam Books, 1989.

Feldenkrais, M. *Body and Mature Behavior.* New York: International Universities Press, 1970.

Gawain, Shakti. *Living in the Light*. San Rafael, Calif.: New World Library, 1986.

Grof, Christina and Stanislav. *The Stormy Search for the Self.* Los Angeles: J. P. Tarcher, 1990.

Harman, Willis. *Global Mind Change.* Indianapolis: Knowledge Systems, 1988.

Hay, Louise L. *You Can Heal Your Life.* Santa Monica, Calif.: Hay House, 1982.

373374

Jaffee, Dennis. *Healing from Within: Psychological Techniques to Help the Mind Heal the Body.* New York: Simon & Schuster, 1980.

James, William. *The Varieties of Religious Experience.* New York: New American Library, 1958.

Joy, W. Brugh, M.D. *A Map for the Transformational Journey*. New York: Tarcher/Putnam,

1979.

Krieger, Dolores. *The Therapeutic Touch: How to Use Your Hands to Help or Heal.* Englewood Cliffs, N.J.: Prentice-Hall, 1979.

Kuhlman, Kathryn. *I Believe in Miracles.* New York: Pyramid Books, 1969.

Kunz, Dora. *The Personal Aura.* Wheaton, Ill.: Theosophical Publishing House, 1991.

Leadbetter, C. W. *The Chakras.* Wheaton, Ill.: Theosophical Publishing House, 1974.

Liberman, Jacob. *Light: Medicine of the Future.* Santa Fe: Bear & Co., 1991.

Masters, Roy, *How Your Mind Can Keep You Well.* Los Angeles: Foundation Books, 1972.

McGarey, William A. *The Edgar Cayce Remedies.* New York: Bantam Books, 1983.

Meek, George W. *Healers and the Healing Process.* Wheaton, Ill.: Theosophical Publishing House, 1977.

Merton, Thomas. *The Asian Journal of Thomas Merton.* Naomi B. Stone et al., eds. New York: New Directions, 1973.

Moody, Raymond A., with Paul Perry. *Coming Back: A Psychiatrist Explores Past-Life Journeys.* New York: Bantam Books, 1991.

The New Holistic Health Handbook, ed. Bill Sheperd. Lexington, Mass.: Penguin Books, 1985.

Orstein, Robert, and Cionis Swen. *The Healing Brain*. New York: Guildford Press, 1990.

Peck, M. Scott. *People of the Lie: The Hope for Healing Human Evil.* New York: Touchstone/Simon & Schuster, 1985.

Pelletier, Kenneth. *Mind as Healer, Mind as Slayer*. New York: Delacorte Press, 1980.

Psyche & Symbol: A Selection From the Writings of C. G. Jung, ed. Violet S. de Laszlo. New York: Doubleday & Co., 1958.

Reilly, Harold J., and Ruth H. Brod. *The Edgar Cayce Handbook for Health Through Drugless Therapy*. New York: Berkeley, 1988.

Reincarnation in World Thought, eds. Joseph Head and S.L. Cranston. New York: Julian Press, 1967.

Sagan, Leonard A. *The Health of Nations*. New York: Basic Books, 1987.

Schwarz, Jack. *Voluntary Controls: Exercises for Creative Meditation and for Activating the Potential of the Chakras.* New York: Dutton, 1978.

Selye, Hans. *The Physiology and Pathology of Exposure to Stress.* Montreal: Acta, 1950.

Shealy, C. Norman. *The Self-Healing Workbook: Your Personal Plan for Stress-Free Living.* Rockport, Mass.: Element Books, 1993.

Shealy, C. Norman, and Caroline M. Myss. *The Creation of Health.* Walpole, N.H.: Stillpoint Publishing, 1993.

Sheldrake, Rupert. *A New Science of Life.* Los Angeles: J. P. Tarcher, 1981.

Siegel, Bernie S. *Love, Medicine, and Miracles.* New York: Harper-Collins, 1991.

Simonton, O. Carl, and Reid Henson, with Brenda Hampton. *The Healing Journey.* New York: Bantam Books, 1992.

Smith, Huston. *The Religions of Man.* New York: Harper & Row, 1965.

Stearn, Jess. *The Sleeping Prophet.* New York: Doubleday & Co., 1967.

Weil, Andrew. *Health and Healing: Understanding Conventional and Alternative Medicine.* Boston: Houghton Mifflin, 1983.

Weiss, Brian. *Through Time into Healing.* New York: Simon & Schuster, 1992.

英漢名詞對照

A

Acquisitioner 寄居者
AIDS (acquired immune deficiency snydrome) 愛滋病（後天免疫不全症候群）
Ajna chakra 眉心輪
Anahata 心輪
Anima 陰性內我
Animus 陽性內我
Annunciation 天使報喜
Archetype 原型
Athabascan culture 阿撒巴斯卡文化

B

Baptism 洗禮
Binah 庇納（神聖光輝）
Buddhism 佛教

C

Caddy, Eileen 凱帝，愛琳
Caddy, Peter 凱帝，彼得
Campbell, Joseph 坎伯，喬瑟夫
Chakras 脈輪
Christian sacraments 基督教聖禮
Communion 聖餐禮
Confession 告解禮
Confirmation 堅振禮

D

Dalai Lama 達賴喇嘛
Detachment 抽離
Divine authority 神權
Dossey, Larry 多賽，賴瑞

E

Eckhart, Meister 艾克哈特，麥斯特
Emotional Power chakra 情感力量脈輪
Energy being 能量體
Energy field 能量場
Energy medicine 能量醫療
Extreme Unction 臨終抹油禮

F

False god 偽神
Fear 恐懼
Findhorn community 號角社區
First Global Forum 第一屆全球論壇
Forrest Gump 阿甘（小說人物）

G

Gabriel 天使加百列
Gaia 蓋婭
Gandhi, Mahatma 甘地
Garrison, Jim 蓋瑞森，吉姆
Gevurah 葛夫拉（神聖光輝）
Gorbachev, Mikhail 戈巴契夫
Great Spirit 大靈
Greene, Graham 葛林，葛拉翰

H

HIV 人體免疫不全病毒
Hanh, Thich Nhat 一行禪師
Hesed 黑系德（神聖光輝）
Hod 候德（神聖光輝）
Hokhmah 侯克瑪（神聖光輝）
Homeopathy 順勢療法
Host 聖餅

I

Immune system 免疫系統
Impersonal mind 超然心智
Inner vision 內在視野
Internal power 內在力量
Involution 內在革命

J

Jesus 耶穌
Job 約伯（聖經人物）
Judaism 猶太教
Judas experience 猶大經驗
Jung, Carl 榮格，卡爾

K

Kabbalah 卡巴拉
Kaposi's sarcoma 卡波西氏肉瘤
Keter (Kether Elyon) 科帖爾（神聖光輝）
Kundalini 拙火

L

Language of wounds 創傷語言
Laying-on-of-hands 按手之禮

Linear time 線性時間

M

Manipura 太陽輪

Marriage 婚配禮

Matt, Daniel Chanan 麥特，丹尼爾・加能

McLean, Dorothy 麥克林，桃樂絲

Merton, Thomas 莫頓，湯瑪士

Mind chakra 思想脈輪

Mother Teresa 德蕾莎修女

Muladhara 海底輪

N

Nearing, Scott and Helen 聶爾寧，史考特和海倫

Neuropeptides 神經胜肽

Nezah (Netsah) 聶札賀（神聖光輝）

Northrup, Christiane 諾珊普，克莉絲汀

O

Ordination 按立禮

P

Padre Pío 畢奧神父

Paladin, David Chetlahe 帕拉丁，大衛・契特拉

Paradigm 範型

Parker, Dorothy 帕克，桃樂絲

Partnership chakra 伙伴脈輪

Peace Pilgrim 和平朝聖者

Peck, M. Scott 佩克，史考特

Persona 人格面具

Personal Power chakra 個人力量脈輪

Pert, Candace 波特，康德喜

Power target 力量標的

Pneumocystis carinii pneumonia 卡氏肺囊蟲肺炎

Physical ego 身體自我

Prana 生命本源

Psychotherapy 心理治療

R

Rinpoche, Sogyal 索甲仁波切

Roosevelt, Franklin D. 羅斯福，富蘭克林

S

Sahasrara chakra 頂輪
Sai Baba 賽巴巴
Saint Clare 聖克萊爾
Saint Francis 聖方濟各
Saint John of the Cross 聖十字若望
Saint Teresa 聖女大德蘭
Salk, Jonas 沙克，強納斯
Sefirot 神聖光輝
Self 自我
Self-esteem 自尊
Self-indulgence 自我耽溺
Seven sacred truths 七項神聖真理
Shealy, C. Norman 席利，諾曼
Shekhinah 榭基那（神聖光輝）
Siddhartha 悉達多
Spirit chakra 靈性脈輪
Svadisthana 臍輪
Symbolic sight 象徵性洞見

T

Tif'eret 梯孚瑞特（神聖光輝）
Totem poles 圖騰柱
Tribal chakra 族群脈輪

V

Vibrational medicine 振動醫學
Vishuddha 喉輪

W

Willpower chakra 意志輪
Wounded child archetype 受傷孩童原型
Woundology 創傷語言

Y

Yesod 易首德（神聖光輝）

關於作者

凱洛琳・密斯是五次榮登《紐約時報》暢銷排行榜的作家，也是在人類意識、靈性與神祕主義、健康、能量醫療與感應醫療科學領域中享譽國際的講師。凱洛琳在二〇〇三年成立了自己的教育機構——凱洛琳・密斯教育機構（Caroline Myss Educational Institute，簡稱CMED），提供各種專門致力於個人成長的系列課程，吸引了來自世界各地的學員。凱洛琳一直都維持著充滿國際工作坊與演講的緊湊行程。

一九九六年，凱洛琳出版了《慧眼視心靈》；這本《紐約時報》的暢銷書已被翻譯成二十八種語言出版，銷量超過了一百五十萬冊。透過調查人們破壞自身療癒過程背後的原因，凱洛琳鑑別出一種她稱之為「創傷語言」的症候群，症狀是一個人不用他獨立且具有力量的健康狀態，反而靠著生病的力量來操控他的世界。如同凱洛琳其他開創性的研究一樣，如今這種症候群是一種公認的心理症狀。她的第三本著作《點燃療癒之火》（*Why People Don't Heal and How They Can*，繁體中文版由生命潛能於二〇一一年出版）成為了另一本《紐約時報》暢銷著作。

凱洛琳隨後對符號、神話與原型的語言產生了興趣，並進行研究，讓她得以描繪出一種屬於個人的「神聖契約」。這種神聖契約是由十二種原型模式所組成，在神話語言中反映了靈魂在出生前所做的約定。以這些為基礎，凱洛琳出版了《神聖契約》（*Sacred Contracts*），成為她第三本《紐約時報》暢銷著作。這本書被翻譯成十八種語言出版，銷量超過一百六十萬冊。二〇〇三年，歐普拉（Oprah Winfrey）在紐約市的氧氣電視網（Oxygen network）為凱洛琳開設了專屬的電視節目，節目並成功播出了一年之久。

凱洛琳接著又出版了兩本《紐約時報》暢銷書，分別是二〇〇四年的《隱形的力量》（*Invisible Acts of Power*）與二〇〇七年的《進入城堡》（*Entering the Castle*）。她同時也是《反抗重力：超越理性界限的療癒》（*Defy Gravity: Healing Beyond the Bounds of Reason*）與《凱若琳的人格原型書》（*Archetypes: Who Are You*，繁體中文版由生命潛能於二〇一四年出版）的作者。

除了寫書之外，凱洛琳還出版了超過八十部影音作品，主題包括療癒、靈性、個人成長以及原型研究。

想要獲得更多關於凱洛琳·密斯其他書籍、影音節目與工作坊的資訊，請參見她的網站：www.myss.com。

慧眼視心靈

覺察靈魂創傷，結合印度脈輪、基督教聖禮、卡巴拉生命之樹的心靈自癒之旅

Anatomy of the Spirit: The Seven Stages of Power and Healing

作　　者　凱洛琳·密思 (Caroline Myss)
譯　　者　張琇雲、謝宜暉
名詞審訂　李智倫
封面設計　兒日
內頁排版　高巧怡
行銷企劃　陳慧敏、蕭浩仰
行銷統籌　駱漢琦
業務發行　邱紹溢
營運顧問　郭其彬
責任編輯　劉淑蘭
總 編 輯　蔣豐雯
出　　版　豐富文化／漫遊者文化事業股份有限公司
地　　址　台北市松山區復興北路331號4樓
電　　話　(02) 2715-2022
傳　　真　(02) 2715-2021
服務信箱　service@azothbooks.com
網路書店　www.azothbooks.com
臉　　書　www.facebook.com/azothbooks.read
營運統籌　大雁文化事業股份有限公司
地　　址　台北市松山區復興北路333號11樓之4
劃撥帳號　50022001
戶　　名　漫遊者文化事業股份有限公司
初版一刷　2023年2月
定　　價　台幣580元
ISBN　978-986-94147-9-1

國家圖書館出版品預行編目 (CIP) 資料

慧眼視心靈: 覺察靈魂創傷，結合印度脈輪、基督教聖禮、卡巴拉生命之樹的心靈自癒之旅/ 凱洛琳· 密思（Caroline Myss）著. 張琇雲· 謝宜暉 譯.-- 初版. -- 臺北市 : 豐富文化, 漫遊者文化事業股份有限公司, 大雁文化事業股份有限公司發行. 2023.02
384 面 ; 17X23 公分
譯自 : Anatomy of the spirit : the seven stages of power and healing.
ISBN 978-986-94147-9-1
1.CST: 另類療法 2.CST: 心靈療法
418.995　　112000332